堀内れい子［著］
TAC衛生管理者講座［編集協力］

スッキリわかる 衛生管理者 第1種 テキスト&問題集

2024年度版

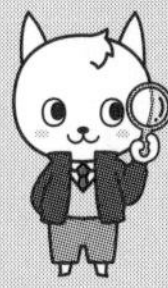
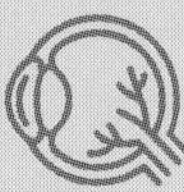
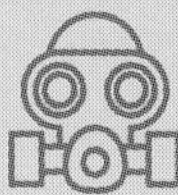
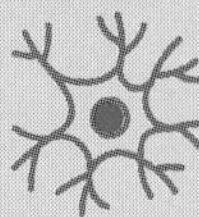
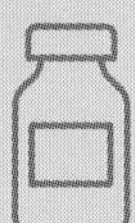

TAC出版
TAC PUBLISHING Group

はじめに

みなさま、こんにちは。数ある衛生管理者の参考書の中から、本書を選んでくださり、ありがとうございます。

本書は、私が衛生管理者試験の受験指導に関わる中で、「短期間」に「この１冊だけの情報」で合格することを目的に作成したものです。

衛生管理者試験は「暗記が中心」の試験ですが、テキストに書かれている内容をただ暗記すればよいというものではありません。短期間で合格するためには、年に２回公表されている公表試験問題の出題パターンを押さえたうえで、頻出事項や論点（引っかけ箇所）を重点的に暗記していくことが必要です。

そこで、本書では、図やイラストを使って重要な点をわかりやすくまとめ、その項目の論点（引っかけ箇所）をポイント欄に記載し、得点につなげる工夫をしています。また、各項目の最後に過去の公表試験問題を載せることで、インプットとアウトプットを一体にしています。

衛生管理者試験は、近年、難易度が上がってきています。従来は、問題のほとんどが過去の試験問題の焼き直しであったのに対し、近年は、問題の選択肢を組み替えたり、初めて目にする問題が増えているので、その場で問題を理解し、正誤を判断する力が求められます。そのために必要な情報は、すべて本書に集約されています。

是非、合格に向けて、本書をご活用ください。そして、見事、合格されることを心から願っています。

2024年１月吉日

特定社会保険労務士　第一種衛生管理者

社会保険労務士法人　つむぐ　代表特定社員　堀内れい子

本書は、2023年4月1日現在施行されている法令等（一部を除く。）に基づいて作成しています。書籍刊行後に、法改正等による変更が発生した場合には、小社書籍販売サイト「Cyber Book Store」に法改正情報を掲載いたします。

TAC出版の書籍販売サイト　Cyber Book Store
https://bookstore.tac-school.co.jp/

本書の構成と活用法

本書は、第１種衛生管理者試験に、短期間で効率よく合格することを目標に、知識を習得したらすぐに試験問題を解くことで、理解を確かなものにし、記憶の定着を図ることができる構成になっています。

1. まずは項目ごとに基本知識をインプット！

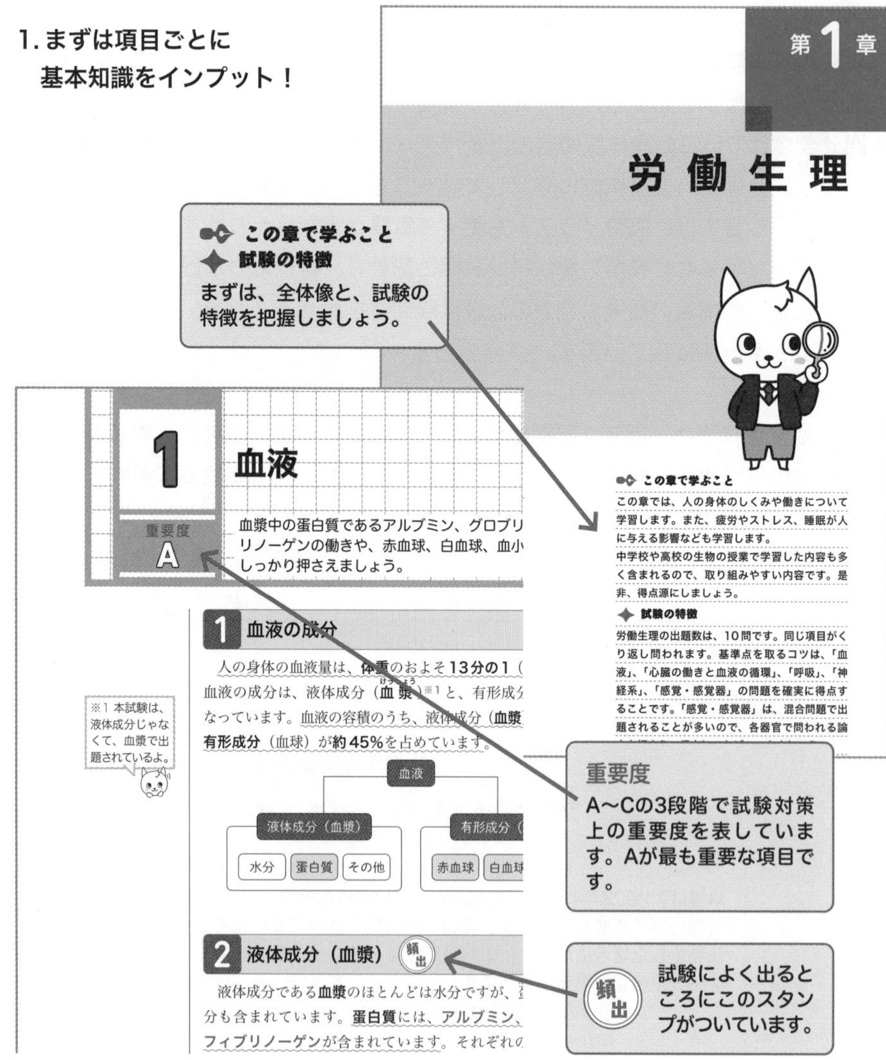

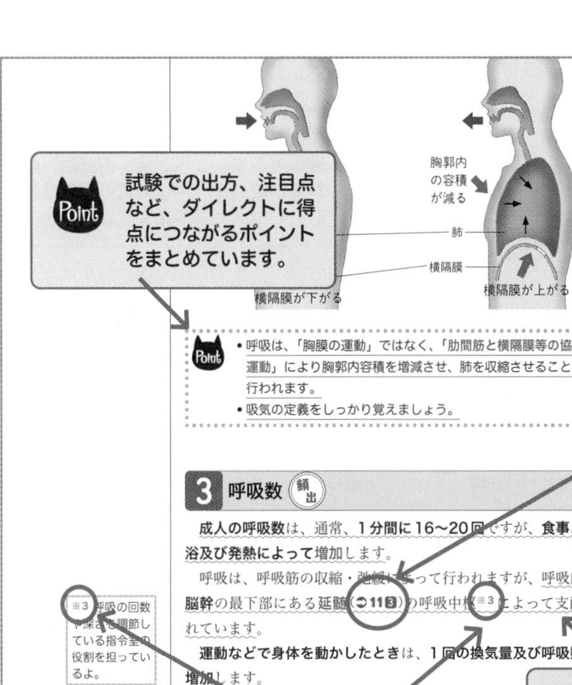

赤字
試験問題でポイントになったところなど、重要な語句は、赤字にしています。付属の赤シートで隠せる色で印刷しています。

テキスト内のリンクです。関連付けて知識を整理しましょう。

側注
語句説明や、本文の補足解説です。本文の内容の理解が深まります。

本文と側注の対応関係を表しています。

波線
公表試験問題で正しい問題として出題された大事な文章です。しっかり暗記しましょう。

試験問題を解いてみよう！
試験問題を解き、知識を固めましょう。問題は、過去の公表試験問題から、くり返しよく出る大事なものをピックアップしています。

試験問題を解いてみよう！

問題1 2022年4月（問35） チェック欄 □□□

呼吸に関する次の記述のうち、誤っているものはどれか。

① 呼吸運動は、横隔膜、肋間筋などの呼吸筋が収縮と弛緩をすることにより行われる。
② 胸郭内容積が増し、その内圧が低くなるにつれ、鼻腔、気管などの気道を経て肺内へ流れ込む空気が吸気である。
③ 肺胞内の空気と肺胞を取り巻く毛細血管中の血液との間で行われるガス交換を外呼吸という。
④ 呼吸数は、通常、1分間に16～20回で、成人の安静時の1回呼吸量は、約500mLである。
⑤ 呼吸のリズムをコントロールしているのは、間脳の視床下部である。

解答・解説

①：正しい
②：正しい
③：正しい
④：正しい
⑤：誤り
「間脳の視床下部」ではなく「（脳幹の）延髄」によってコントロールされています。

解答1 ⑤

2.2023年4月・10月公表試験問題で知識を総仕上げ！

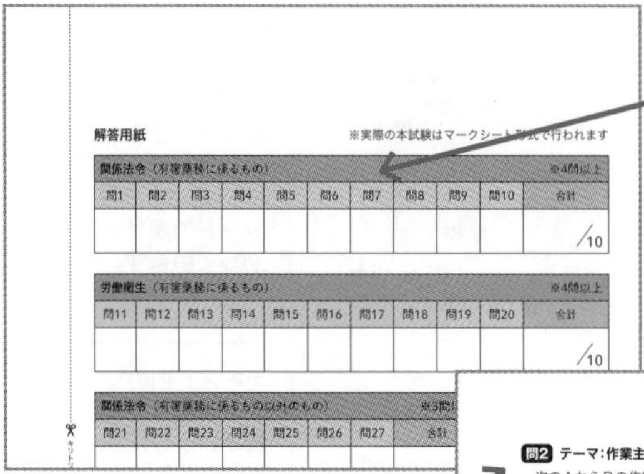

公表試験問題は解答用紙を使って、解いてみましょう。解答用紙は、無料で何度もご利用いただけるダウンロードサービスつきです。

解答用紙　※実際の本試験はマークシート形式で行われます

関係法令（有害業務に係るもの）										※4問以上
問1	問2	問3	問4	問5	問6	問7	問8	問9	問10	合計
										/10

労働衛生（有害業務に係るもの）										※4問以上
問11	問12	問13	問14	問15	問16	問17	問18	問19	問20	合計
										/10

関係法令（有害業務に係るもの以外のもの）							※3問…
問21	問22	問23	問24	問25	問26	問27	合計

解答編のページ数です。

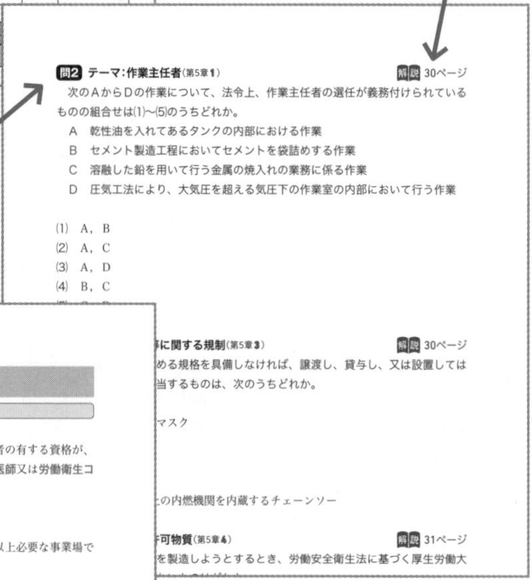

テキスト編のタイトルと章・項目番号です。復習のときに、テキストに戻って確認しましょう。

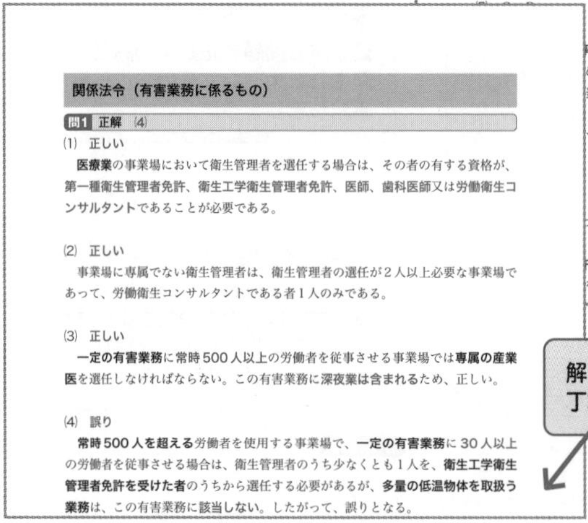

問2　テーマ：作業主任者（第5章1）　解説 30ページ

次のAからDの作業について、法令上、作業主任者の選任が義務付けられているものの組合せは(1)～(5)のうちどれか。

A　乾性油を入れてあるタンクの内部における作業
B　セメント製造工程においてセメントを袋詰めする作業
C　溶融した鉛を用いて行う金属の焼入れの業務に係る作業
D　圧気工法により、大気圧を超える気圧下の作業室の内部において行う作業

(1)　A，B
(2)　A，C
(3)　A，D
(4)　B，C

…に関する規制（第5章3）　解説 30ページ
…める規格を具備しなければ、譲渡し、貸与し、又は設置しては…当するものは、次のうちどれか。
…マスク
…の内燃機関を内蔵するチェーンソー

…可物質（第5章4）　解説 31ページ
…を製造しようとするとき、労働安全衛生法に基づく厚生労働大…

関係法令（有害業務に係るもの）

問1　正解　(4)

(1)　正しい
医療業の事業場において衛生管理者を選任する場合は、その者の有する資格が、**第一種衛生管理者免許、衛生工学衛生管理者免許、医師、歯科医師又は労働衛生コンサルタント**であることが必要である。

(2)　正しい
事業場に専属でない衛生管理者は、衛生管理者の選任が2人以上必要な事業場であって、労働衛生コンサルタントである者1人のみである。

(3)　正しい
一定の有害業務に常時500人以上の労働者を従事させる事業場では**専属の産業医**を選任しなければならない。この有害業務に**深夜業は含まれる**ため、正しい。

(4)　誤り
常時500人を超える労働者を使用する事業場で、**一定の有害業務**に30人以上の労働者を従事させる場合は、衛生管理者のうち少なくとも1人を、**衛生工学衛生管理者免許を受けた者**のうちから選任する必要があるが、**多量の低温物体を取扱う業務**は、この有害業務に該当しない。したがって、誤りとなる。

解いたら答え合わせをしましょう。丁寧な解説つきです。

解答用紙及び「仕上げの一問一答集」のダウンロードサービスは、小社書籍販売サイト「Cyber Book Store」の『解答用紙ダウンロードサービス』あるいは『書籍連動ダウンロードサービス』にアクセスしてください。「仕上げの一問一答集」のダウンロードサービス開始は、2024年4月中旬頃を見込んでおります。「仕上げの一問一答集」のダウンロード用パスワードは240109953です。

https://bookstore.tac-school.co.jp/answer/057
https://bookstore.tac-school.co.jp/pages/download_service/#eisei

衛生管理者試験について

どんな試験？

衛生管理者は、労働安全衛生法に基づく国家資格です。労働安全衛生法では、常時50人以上の労働者を使用する職場では、衛生管理者を選任し、職場の衛生に関わる技術的事項を管理させなければならないとされています。

衛生管理者になるためには、衛生管理者試験に合格し、都道府県労働局で免許証の交付を受けて、衛生管理者免許を取得するなどの流れがあります。衛生管理者試験には第１種と第２種があり、職場の業種によってどちらの資格が必要になるかが異なります。

第1種衛生管理者	すべての業種が対象
第2種衛生管理者	有害業務と関連の少ない業種（情報通信業、金融・保険業、卸売・小売業など）が対象

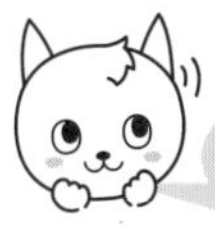

第１種衛生管理者試験は、年間６万人以上の方が受験している試験です。

受験資格は？

衛生管理者試験の受験には、労働衛生の実務経験とそれを証明する事業者証明書が必要です。

おもな受験資格
学校教育法による大学（短期大学を含む。）又は高等専門学校を卒業した者で、その後1年以上労働衛生の実務に従事した経験を有するもの
学校教育法による高等学校又は中等教育学校を卒業した者で、その後3年以上労働衛生の実務に従事した経験を有するもの
10年以上労働衛生の実務に従事した経験を有するもの

＊労働衛生の実務に含まれる業務の例

健康診断実施に必要な事項又は結果の処理の業務／作業環境の測定等作業環境の衛生上の調査の業務／作業条件、施設等の衛生上の改善の業務／衛生教育の企画、実施等に関する業務／看護師又は准看護師の業務／保健衛生に関する業務　など

第１種試験の概要は？

第１種衛生管理者試験の概要は、次のとおりです。

【試験日、申込方法等】

試験日	随時。各安全衛生技術センターごとに異なります。 【全国の安全衛生技術センター】 北海道安全衛生技術センター　東北安全衛生技術センター 関東安全衛生技術センター　中部安全衛生技術センター 近畿安全衛生技術センター　中国四国安全衛生技術センター 九州安全衛生技術センター
試験手数料	8,800円
受付開始	試験日の2か月前から受付開始
申込締切	郵送：試験日の14日前の消印まで 窓口：試験日の2日前の16時まで
申込方法	免許試験受験申請書を郵送又は窓口持参 ＊受験する安全衛生技術センター宛てに提出

【試験時間、試験形式等】

試験時間	3時間
試験形式	選択問題（マークシート形式）
合格基準	次の2つの基準を満たすこと ①範囲ごとの得点がそれぞれ40％以上 ②合計得点が60％以上

【出題内容と出題数】

出題内容		出題数
関係法令	有害業務に係るもの	10問
	有害業務に係るもの以外のもの	7問
労働衛生	有害業務に係るもの	10問
	有害業務に係るもの以外のもの	7問
労働生理		10問
合　計		44問

試験に関するお問い合わせ先

公益財団法人　安全衛生技術試験協会

〒101-0065　東京都千代田区西神田3-8-1　千代田ファーストビル東館９階

ホームページ：**https://www.exam.or.jp/index.htm**

衛生管理者試験合格のための勉強法

初学者向けの学習法

基本知識をインプットすることから始めましょう！

テキストの各セクションを読み、試験問題を解く…というサイクルを何度も繰り返して、知識を定着させていきましょう。

ひととおりテキストを読み終えたら、巻末の『公表試験問題』を解いて、試験の論点（引っかけ箇所）を確認し、知識を定着させていきましょう。

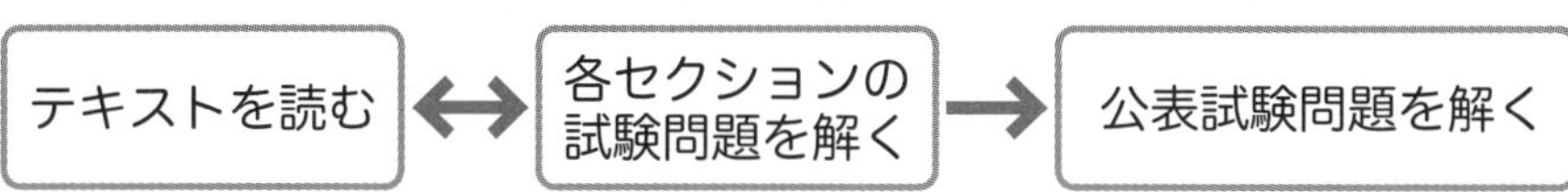

資格対策学習の経験者向けの学習法

アウトプットに重点を置いた学習をしましょう！

テキストの各セクションを読み終えてすぐに、『公表試験問題』を活用して、試験の論点や出題パターンを確認し、関連個所の知識をかためていきましょう！

間違えてしまうところや知識があいまいなところは、テキストの該当箇所を確認し、正しい知識をインプットしなおして、知識をより確実なものにしていきましょう。

公表試験問題を解く
テキストで確認する
できない問題を解く

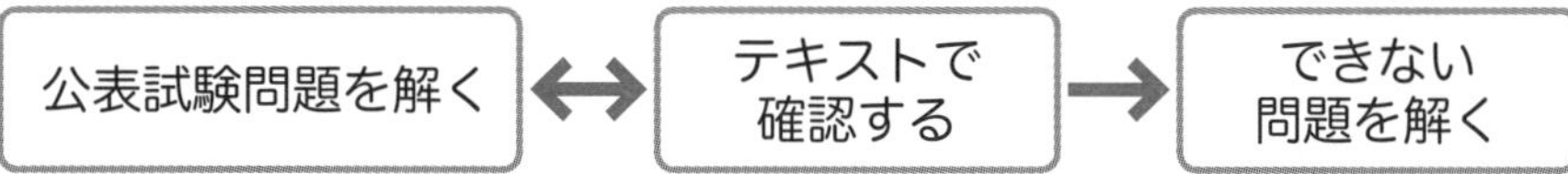

衛生管理者試験の出題傾向

直近３年間（2023年10月～2021年４月）の公表問題の出題傾向は、次のようになっています。

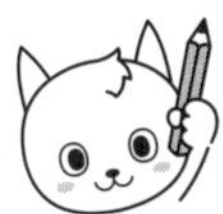

衛生管理者試験攻略のコツは、とにかく公表試験過去問題を解いて出題パターンをおさえることです！　がんばりましょう！

項目名		23/10	23/04	22/10	22/04	21/10	21/04
労働生理	血液	●	●	●	●		●
	心臓の働きと血液の循環	●	●	●	●	●	
	呼吸	●	●	●	●	●	●
	消化器系	●	●	●	●	●	●
	肝臓	●		●	●		●
	代謝	●			●		●
	内分泌系	●		●	●		
	体温調節			●	●	●	
	腎臓・尿		●	●	●	●	●
	筋肉	●	●				●
	神経系		●	●		●	●
	感覚・感覚器	●	●	●	●	●	●
	ストレス	●					
	疲労、睡眠		●		●	●	●
労働衛生（有害業務に係るもの以外のもの）	温熱環境						
	空気環境						
	視環境（採光、照明、彩色）						
	感染症		●		●		
	食中毒	●	●	●	●	●	●
	労働衛生管理に用いられる統計	●	●	●	●	●	
	腰痛予防対策	●		●	●	●	●
	情報機器作業における労働衛生管理	●				●	●
	健康の保持増進対策	●	●	●	●		●
	職場における受動喫煙防止対策	●	●	●	●		
	一次救命処置						●
	出血及び止血法					●	●
	熱傷						
	骨折						
	脳血管障害及び虚血性心疾患	●	●	●		●	
	労働安全衛生マネジメントシステム				●	●	
関係法令（有害業務に係るもの以外のもの）	労働安全衛生法の概要						
	総括安全衛生管理者	●	●	●	●	●	
	衛生管理者	●	●	●	●	●	●
	産業医	●	●	●	●	●	●
	衛生委員会、安全衛生委員会	●	●		●		
	安全衛生教育						
	一般健康診断、健康診断実施後の措置	●	●	●	●	●	●
	面接指導等、心理的な負担の程度を把握するための検査等（ストレスチェック制度）	●	●	●	●	●	●
	労働安全衛生規則の衛生基準、事務所衛生基準規則	●		●	●	●	●
	労働基準法の概要、労働時間・休憩・休日		●			●	●
	変形労働時間制等						●
	年次有給休暇	●	●	●	●	●	

	項目名	23/10	23/04	22/10	22/04	21/10	21/04
	年少者・女性の保護	●	●	●	●	●	●
	就業規則						
労働衛生（有害業務に係るもの）	化学物質の状態	●	●	●		●	●
	化学物質等による危険性又は有害性の調査	●	●	●	●	●	●
	化学物質による健康障害	●	●	●	●	●	●
	作業環境における有害因子による健康障害	●	●	●	●	●	●
	作業環境測定				●	●	●
	局所排気装置	●	●	●	●		●
	労働衛生保護具		●	●	●	●	●
	生物学的モニタリング	●	●	●	●	●	●
関係法令（有害業務に係るもの）	作業主任者	●	●	●	●	●	●
	特別教育	●	●	●		●	●
	機械等に関する規制		●	●	●	●	●
	製造等禁止物質・製造許可物質	●		●	●	●	
	作業環境測定	●	●	●			●
	特殊健康診断				●		●
	健康管理手帳						
	労働安全衛生規則の衛生基準（有害な作業環境）	●	●		●		
	有機溶剤中毒予防規則	●	●	●	●	●	●
	特定化学物質障害予防規則					●	
	酸素欠乏症等防止規則		●	●			●
	電離放射線障害防止規則	●			●		
	粉じん障害防止規則	●			●	●	●
	石綿障害予防規則			●	●		
	じん肺法		●	●			

CONTENTS

第1章 労働生理

第2章 労働衛生（有害業務に係るもの以外のもの）

第3章 関係法令（有害業務に係るもの以外のもの）

第4章 労働衛生（有害業務に係るもの）

第5章 関係法令（有害業務に係るもの）

別冊 ①2023年4月公表試験問題
②2023年10月公表試験問題

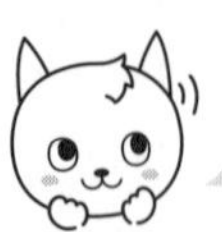

試験の論点(引っかけ箇所)をまとめた
「一問一答集」がダウンロードできるよ((6)ページ参照)！
論点確認や総仕上げに活用してね。

第1章

労働生理

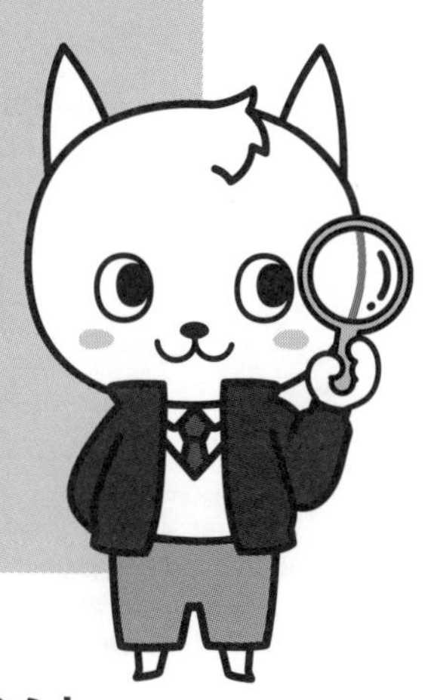

この章で学ぶこと

この章では、人の身体のしくみや働きについて学習します。また、疲労やストレス、睡眠が人に与える影響なども学習します。

中学校や高校の生物の授業で学習した内容も多く含まれるので、取り組みやすい内容です。是非、得点源にしましょう。

試験の特徴

労働生理の出題数は、10問です。同じ項目がくり返し問われます。基準点を取るコツは、「血液」、「心臓の働きと血液の循環」、「呼吸」、「神経系」、「感覚・感覚器」の問題を確実に得点することです。「感覚・感覚器」は、混合問題で出題されることが多いので、各器官で問われる論点を押さえて得点につなげていきましょう。

1 血液

重要度 A

血漿中の蛋白質であるアルブミン、グロブリン、フィブリノーゲンの働きや、赤血球、白血球、血小板の働きをしっかり押さえましょう。

1 血液の成分

人の身体の血液量は、**体重**のおよそ**13分の1**（約8%）です。血液の成分は、液体成分（**血漿**(けっしょう)）※1と、有形成分（血球）からなっています。血液の容積のうち、液体成分（**血漿**）が**約55%**を、**有形成分**（血球）が**約45%**を占めています。

※1 本試験は、液体成分じゃなくて、血漿で出題されているよ。

- 血液
  - 液体成分（血漿）
    - 水分
    - 蛋白質
    - その他
  - 有形成分（血球）
    - 赤血球
    - 白血球
    - 血小板

2 液体成分（血漿） 頻出

液体成分である**血漿**のほとんどは水分ですが、蛋白質(たんぱくしつ)などの成分も含まれています。**蛋白質**には、**アルブミン、グロブリン、フィブリノーゲン**が含まれています。それぞれの蛋白質の働きは、次のとおりです。

血漿中の蛋白質	働き	
アルブミン	血液浸透圧の維持	血漿中の水分が血管から組織に漏れないように維持する働き
グロブリン	**免疫反応**	免疫機能維持に関与する働き
フィブリノーゲン	血液の凝固	止血機能に関与する働き フィブリノーゲン（線維素原）がフィブリン（線維素）に変化することで血液を凝固させる働き

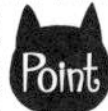

- それぞれの蛋白質の働きを押さえましょう。
- 血液の凝固は、「フィブリノーゲン」が「フィブリン」に変化することによって生じる反応です。※2
- 「血液の凝固」であって、「血液の凝集反応」(➲1 4)ではありません。

※2 何が何に変化するのかが大切だよ。

3 有形成分（血球）

(1) 有形成分の種類

有形成分には、**赤血球**、**白血球**、**血小板**があります。

有形成分	働き	男女差
赤血球 ※3	**全身の組織に酸素を運搬する働き**	あり
白血球	**体内に侵入してきた細菌やウイルス等の異物の侵入を防御する働き**	なし
血小板	**止血機能の働き**	なし

※3 ヘモグロビンの濃度やヘマトクリット値も赤血球に該当するので男女差があるよ。

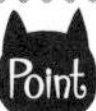

- 白血球数と血小板数には、**男女差がありません。**

(2) 赤血球

① 赤血球とは

赤血球は、直径が7～8 μm※4の小型の細胞で、**骨髄で産生**されます。**寿命は約120日**で、**全血液の体積の約40%**を占めています。正常な状態では、血液1 mm^3中に男性は約500万個、女性は約450万個含まれており、**男女差があります**。

※4 μm（マイクロメートル）は長さの単位だよ。1mの100万分の1、1mmの1000分の1の長さなんだ。

② 赤血球の働き

赤血球に含まれる**ヘモグロビン**※5**により、全身の組織に酸素を供給**します。

※5 赤血球の中にある赤色を帯びた蛋白質だよ。酸素と結合しやすい性質だから全身の組織に酸素を供給する役割をもっているんだね。

③ その他

血液中に占める血球（主に赤血球）の容積の割合をヘマトクリットといいます。**貧血**になると**ヘマトクリットの値は低く**なります。

- ヘマトクリットは、血液中に占める「**赤血球**」の割合を示したものです。「白血球」の割合を示したものではありません。
- ヘマトクリットの値は、男性で約45%、女性で約40%です。

(3) 白血球

① 白血球とは

白血球は、直径が8～20 μmの細胞です。白血球は、形態や機能等の違いにより、**好中球**や、好酸球、好塩基球、単球（マクロファージ）、**リンパ球**などの種類に分類されています。

■白血球の種類

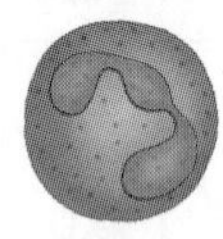
好中球

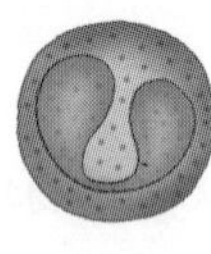
好酸球

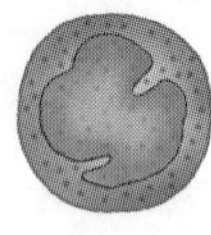
好塩基球

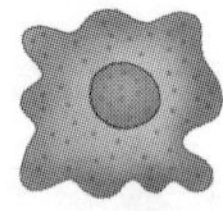
単球（マクロファージ）

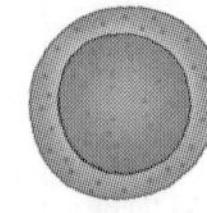
リンパ球

白血球は、アメーバのように変形することができ、血管外に出たときに、**体内に侵入してきた細菌や異物から生体を防御**し、**免疫に作用**します。中でも、感染から体を守る役割で重要なのは、**好中球**と**リンパ球**です。

② 好中球の働き

好中球は、**白血球の約60%**を占め、**偽足を出してアメーバ様運動**[※6]**を行い、体内に侵入してきた細菌などを貪食（どんしょく）**[※7]します。

※6 アメーバのように細胞が形を変えながら動いて歩き回る運動のことさ。

※7 細胞内に取り込んで、消化しちゃうことだよ。

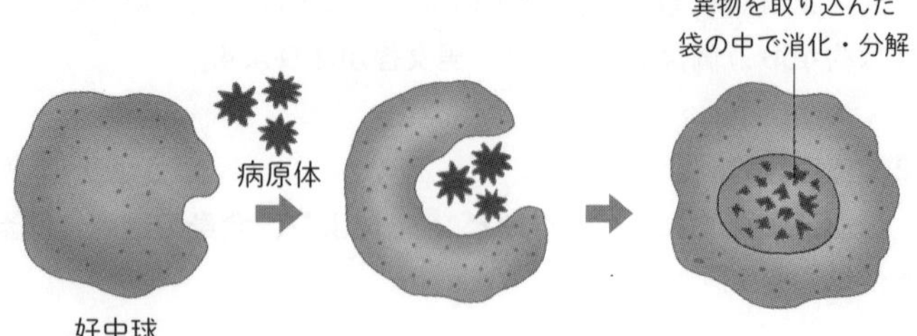

③ リンパ球の働き

リンパ球は、**白血球の約30%**を占め、免疫反応に関与しています。

免疫反応※8には、次のようなものがあります。

体液性**免疫**	体内に入ってきた細菌やウイルス等の異物を、**リンパ球**が**抗原**※9と認識し、その**抗原**に対してだけ反応する**抗体**を血漿中に放出する。**抗体**とは、**免疫グロブリン**と呼ばれる蛋白質のことで、この**抗体**が**抗原**に特異的に結合して、**抗原**の働きを抑える免疫反応
細胞性**免疫**	**リンパ球**が**直接**、細菌やウイルス等の異物を**攻撃**する免疫反応

リンパ球には、Tリンパ球やBリンパ球などの種類があり、Tリンパ球は細胞性免疫作用を持ち、Bリンパ球は体液性免疫作用を持ちます。

- **Tリンパ球**は、細菌やウィルス等の異物を認識し攻撃します。一方、**Bリンパ球**は、**抗体を産生**します。
- 抗体とは、体内に入ってきた**抗原**に対して**体液性免疫**において作られる**免疫グロブリン**と呼ばれる蛋白質のことです。

(4) 血小板

血小板は、直径が2～3 μmの核をもたない不定形細胞で、**止血作用**をもちます。血小板は、損傷部位から血管外に出ると、**血液凝固を促進させる物質を放出**します。※10

①出血すると、傷口に血小板が集まり血栓をつくり出血を抑える

②血液の凝固が促進され血漿中のフィブリノーゲンがフィブリンに変化する

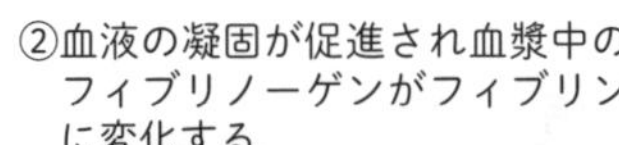

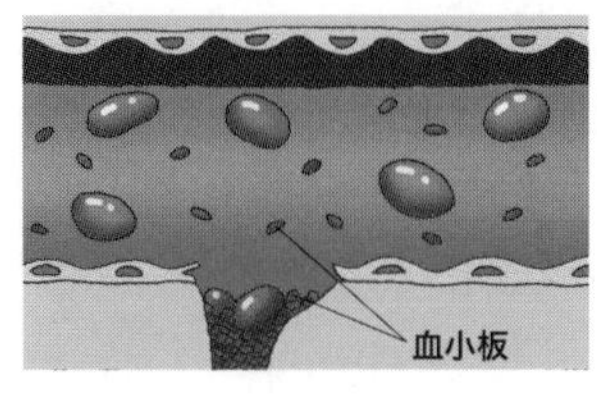

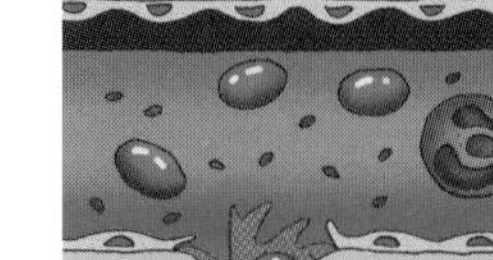

4 血液型（ABO式血液型）

ABO式血液型は、赤血球による血液型分類の1つで、赤血球（抗原）の検査と血清（抗体）の検査※11を行って、次の組合せにより、血液型を4種類に分類するものです。

※8 免疫反応は、穴抜き式で出題される場合があるよ。赤字の用語をしっかり覚えよう！

※9 免疫に関係する細胞によって異物として認識される物質のことだよ。蛋白質や糖質などが該当するよ。

※10 血液の凝固には、血小板と、血漿中のフィブリノーゲンが関与するんだね。

※11 赤血球の表面にある血液型の物質を抗原といい、血清の中にある赤血球と反応する物質を抗体というよ。抗原と抗体という言葉を使うけど、免疫反応の言葉とは意味が違うよ。

血液型	赤血球（抗原）	血清（抗体）
A型	**A抗原**	**抗B抗体**
B型	B抗原	抗A抗体
O型	なし	抗A抗体・抗B抗体
AB型	A抗原・B抗原	なし

こうした抗原と抗体の組合せから、たとえばA型の人にB型の赤血球を輸血すると、A型がもつ抗B抗体が、輸血した赤血球のB抗原を攻撃して抗原抗体反応が起こり、血液が固まったり、溶血による赤血球の破壊を起こします。このことを**血液の凝集反応**といいます。

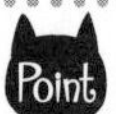

- ABO式血液型は、白血球による血液型分類ではありません。
- A型の場合、血清は、「抗B抗体」を持ちます。
- 「血液の凝集反応」と「血液の凝固」（➲1 2）の違いを押さえましょう。

試験問題を解いてみよう！

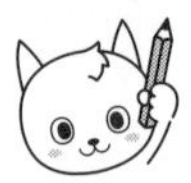

問題1 2022年10月（問42）　チェック欄 □□□

血液に関する次の記述のうち、誤っているものはどれか。

① 血液は、血漿成分と有形成分から成り、血漿成分は血液容積の約55%を占める。

② 血漿中の蛋白質のうち、アルブミンは血液の浸透圧の維持に関与している。

③ 白血球のうち、好中球には、体内に侵入してきた細菌や異物を貪食する働きがある。

④ 血小板のうち、リンパ球には、Bリンパ球、Tリンパ球などがあり、これらは免疫反応に関与している。

⑤ 血液の凝固は、血漿中のフィブリノーゲンがフィブリンに変化し、赤血球などが絡みついて固まる現象である。

解答・解説

①：正しい
②：正しい
③：正しい
④：誤り
「血小板」ではなく「白血球」です。
⑤：正しい

解答1	④

2 心臓の働きと血液の循環

重要度 A

心臓の働きでは拍動を中心に学習しましょう。
また、体循環と肺循環の定義と、それぞれの血管を流れる血液の性質をしっかり押さえましょう。

1 心臓の構造

心臓には、**左心房**、**左心室**、**右心房**、**右心室**という４つの部屋があります。※1

これらの部屋は**心筋**(➲10 1)という筋肉でできています。

心臓には、僧帽弁（二尖弁）、三尖弁、大動脈弁、肺動脈弁という４つの弁があります。※2

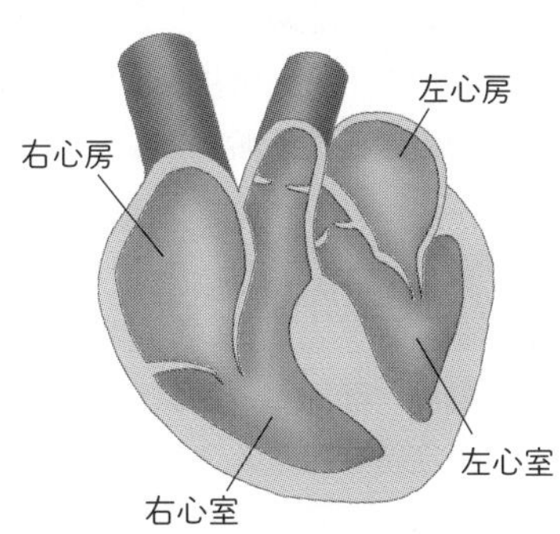

また、心臓は、大動脈の起始部から出る冠動脈※3によって酸素や栄養分の供給を受けています。

心筋は、**不随意筋**ですが、**横紋筋**に分類されます(➲10 1)。

2 心臓の働き 頻出

(1) 拍動

心臓が、ポンプのように収縮と拡張を繰り返すことを**拍動**といいます。心臓は、拍動することで、血液を全身に循環させ、身体に必要な酸素や栄養素を運び、二酸化炭素や老廃物を回収しています。

拍動は、**右心房**にある**洞結節**（**洞房結節**）から規則正しいリズムで発生した電気信号が心臓全体を刺激することにより起こります。この電気が流れるしくみを**刺激伝導系**といいます。

※1 心臓の役割は、全身に血液を送り出すことだから、左右にそれぞれ血液を送り出すための部屋（心室）と血液が戻ってくる部屋（心房）があるよ。

※2 弁の働きによって、血液が逆流しないようになっているんだ。

※3 心臓に酸素と栄養を供給する血管だよ。一般的には、冠状動脈というよ。

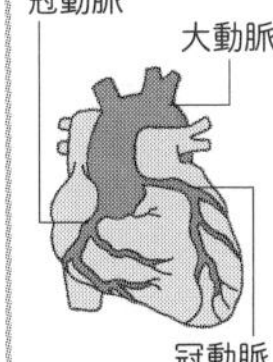

また、心臓の拍動による動脈圧の変動を、末梢の動脈で触知したものを**脈拍**といいます。脈拍は一般的に、手首の橈骨（とうこつ）動脈※4で触知します。

※4 橈骨動脈は手関節の母指に近い部分を走っている動脈だよ。

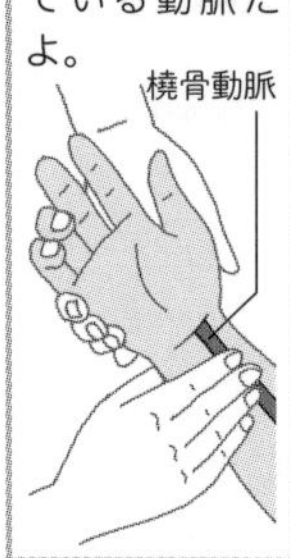

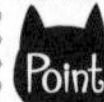

拍動は、「洞結節（洞房結節）」で発生した刺激が心筋に伝わることにより生じます。「自律神経」で発生した刺激ではありません。

(2) 自律神経との関係

洞結節（洞房結節）に大きな影響を与えているのが、**自律神経**（➡11❹）です。**交感神経**は**拍動**を**加速させる**働きを、**副交感神経**は**拍動を遅らせる**働きをしています。※5

※5 1分間の拍動の数を心拍数というよ。心拍数は、洞結節の電気刺激によってコントロールされているんだよ。

3 血液循環 頻出

(1) 動脈・静脈と、動脈血・静脈血

次の定義を押さえましょう。

動脈	心臓から送り出された血液を送る血管
静脈	心臓に戻る血液を送る血管

流れる血液の性質に関係なく、心臓から出ていく血液が流れる血管を動脈、心臓に戻る血液が流れる血管を静脈といいます。

動脈血	**酸素を多く含み**二酸化炭素が少ない血液
静脈血	酸素が少なく**二酸化炭素を多く含んでいる**血液

(2) 体循環と肺循環

血液の循環には、**体循環**と**肺循環**があります。

体循環	**心臓⇔全身**	**左心室**から**大動脈**に入り、毛細血管を経て静脈血となり**大静脈**を通って**右心房**に戻る血液の循環
肺循環	**心臓⇔肺**	**右心室**から肺動脈を経て肺の毛細血管に入り、肺静脈を通って**左心房**に戻る血液の循環

体循環の場合、**大動脈**には動脈血が流れ、**大静脈**には**静脈血**が流れています。※6

※6 大動脈は心臓から全身の細胞に酸素を運ぶための血液が流れるから動脈血で、大静脈は全身の二酸化炭素を回収してきた血液が流れるから静脈血なんだね。

一方、**肺循環**の場合、**肺動脈**には**静脈血**が流れ、**肺静脈**には、肺でガス交換をした後の酸素を多く含んだ**動脈血**が流れます。

■血液循環

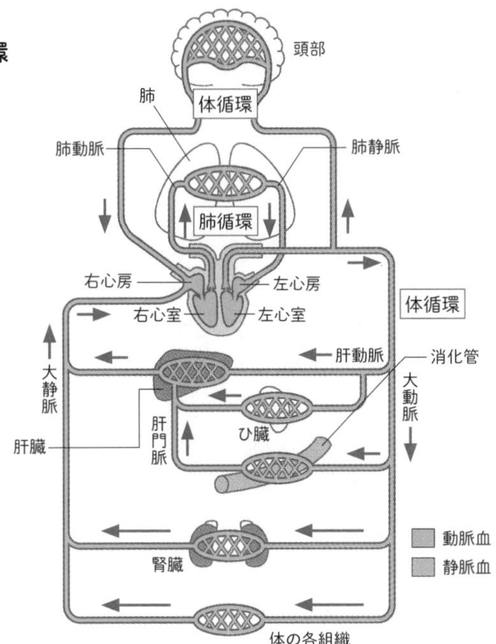

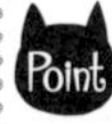

• 肺動脈と肺静脈に流れる血液の性質に注意しましょう！
肺動脈には「静脈血」が流れています。※7

※7 肺動脈は全身を巡った二酸化炭素を多く含む静脈血が肺に流れる血管で、肺静脈は肺で呼吸し酸素を多く含む動脈血が心臓に流れる血管だよ。

4 血圧

(1) 最高血圧と最低血圧

血圧は、心臓から送り出された血液が血管の側面を押し広げる力です。最高血圧とは、心臓が血液を送り出すために収縮したときの圧力をいいます。また、最低血圧とは、心筋が最も拡張したときの圧力をいいます。

(2) 動脈硬化

高血圧の状態が続くと、**血管の壁の厚さが厚くなり**、動脈硬化を引き起こします。動脈硬化は、コレステロールの蓄積などにより、動脈壁が肥厚（ひこう）※8や硬化して弾力を失った状態です。進行すると、血管の狭窄（きょうさく）※9や閉塞を招き、臓器への酸素や栄養分の供給が妨げられます。

※8 血管の壁が厚くなることだよ。

※9 血管が狭くなることだよ。

試験問題を解いてみよう！

問題1 2018年４月（問37）　チェック欄

心臓の働きと血液の循環に関する次の記述のうち、正しいものはどれか。

① 肺循環は、右心室から肺静脈を経て肺の毛細血管に入り、肺動脈を通って左心房に戻る血液の循環である。

② 心臓は、自律神経の中枢で発生した刺激が刺激伝導系を介して心筋に伝わることにより、規則正しく収縮と拡張を繰り返す。

③ 心臓から拍出された血液を送る血管を動脈といい、心臓に戻る血液を送る血管を静脈という。

④ 大動脈や肺動脈には、動脈血が流れる。

⑤ 血圧は、血液が血管の側面を押し広げる力であり、高血圧の状態が続くと、血管壁の厚さは減少していく。

解答・解説

①：誤り
肺動脈と肺静脈の記述が逆です。
②：誤り
「自律神経」ではなく「洞結節（洞房結節）」で発生した刺激によるものです。
③：正しい
④：誤り
肺動脈には「静脈血」が流れます。
⑤：誤り
高血圧の状態が続くと、血管壁の厚さは厚くなります。

解答1	③

問題2 2021年10月（問36）　チェック欄

心臓及び血液循環に関する次の記述のうち、誤っているものはどれか。

① 心臓は、自律神経の中枢で発生した刺激が刺激伝導系を介して心筋に伝わることにより、規則正しく収縮と拡張を繰り返す。

② 肺循環により左心房に戻ってきた血液は、左心室を経て大動脈に入る。

③ 大動脈を流れる血液は動脈血であるが、肺動脈を流れる血液は静脈血である。

④ 心臓の拍動による動脈圧の変動を末梢（しょう）の動脈で触知したものを脈拍といい、一般に、手首の橈（とう）骨動脈で触知する。

⑤ 動脈硬化とは、コレステロールの蓄積などにより、動脈壁が肥厚・硬化して弾力性を失った状態であり、進行すると血管の狭窄（さく）や閉塞を招き、臓器への酸素や栄養分の供給が妨げられる。

解答・解説

①：誤り
「自律神経」ではなく、「洞結節（洞房結節）」で発生した刺激によるものです。
②：正しい
③：正しい
④：正しい
⑤：正しい

解答2	①

3 呼吸

重要度 A

呼吸運動を理解しましょう。また、外呼吸と内呼吸、呼気と吸気など用語の定義を押さえましょう。

1 呼吸のしくみ

呼吸とは、空気中から酸素を体内に取り入れ、二酸化炭素を体外に排出するガス交換のことで、次の流れで行われます。

①肺が空気中から酸素を体内に取り込む
②酸素を含んだ血液（動脈血）が心臓に流れる
③心臓から動脈血が全身に送られる
④各細胞が酸素を取り込み二酸化炭素を血液中に排出する
⑤二酸化炭素を含む血液（静脈血）が心臓に戻る
⑥静脈血が肺に送られ、血液中の二酸化炭素を体外に排出する

このうち、①と⑥を**外呼吸（肺呼吸）**、④を**内呼吸（組織呼吸）**といいます。

外呼吸	**肺胞**※1**内の空気**と**肺胞を取り巻く毛細血管中の血液**との間で行われるガス交換のこと
内呼吸	細胞と毛細血管中の血液との間で行われるガス交換のこと

※1 気管支の先にブドウの房状についている袋のことだよ。

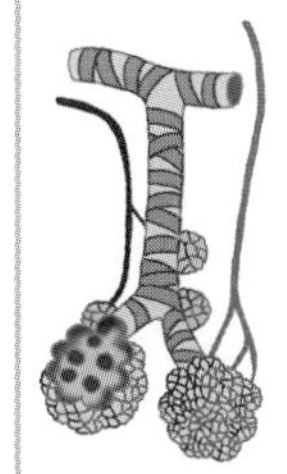

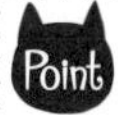

外呼吸の定義をしっかり覚えましょう。問題文の先頭に「肺胞内の」と書かれていたら、「外呼吸」です。

2 呼吸運動 頻出

(1) 呼吸運動

呼吸運動とは、呼吸によって、肺に空気を取り込んだり、排出するために、肺が拡張したり収縮することです。

呼吸運動は、主として**肋間筋**（ろっかんきん）や**横隔膜**（おうかくまく）**等の呼吸筋の協調運動**によって**胸郭内の容積を周期的に増減**し、それに伴って**肺を拡張・収縮させること**により行われます。※2

※2 肺は心臓のように、自ら伸縮して空気を出し入れすることはできないんだ。だから、呼吸筋の力を借りて伸縮しているのさ。

(2) 呼気・吸気

吸気は息を吸うこと、**呼気**は息を吐くことです。

吸気によって、肋間筋や横隔膜等が下がり、**胸郭内の容積が増し、内圧が低くなる**ため、**気道を経て肺内へ空気が流れ込みます**。

呼気によって、肋間筋や横隔膜等が上がり、胸郭内の容積が減り、内圧が高くなるため、気道を経て肺内から空気が押し出されます。

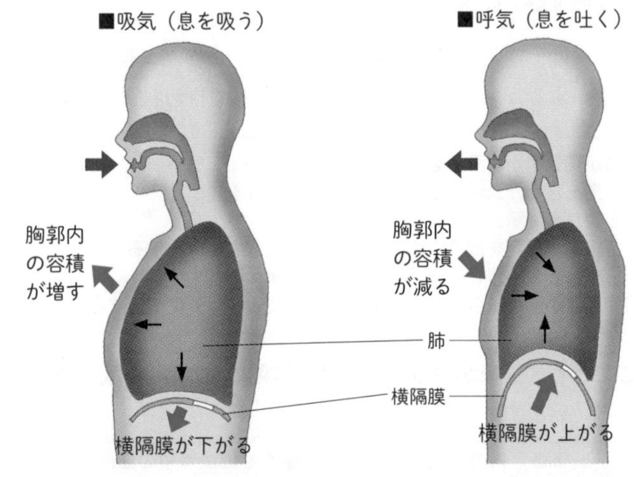

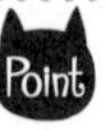

- 呼吸は、「胸膜の運動」ではなく、「**肋間筋と横隔膜等の協調運動**」により胸郭内容積を増減させ、肺を収縮させることで行われます。
- 吸気の定義をしっかり覚えましょう。

3 呼吸数 頻出

成人の呼吸数は、通常、**1分間に16～20回**ですが、**食事、入浴及び発熱によって増加**します。

呼吸は、呼吸筋の収縮・弛緩によって行われますが、呼吸筋は**脳幹**の最下部にある**延髄**（➲11 3）の呼吸中枢※3によって支配されています。

※3 呼吸の回数や深さを調節している指令室の役割を担っているよ。

運動などで身体を動かしたときは、**1回の換気量及び呼吸数が増加**します。

これは、血液中の**二酸化炭素濃度が上昇**※4することで、呼吸中枢が刺激され、呼吸運動が促進されるからです。

通常の呼吸の場合の呼気には、**酸素が約16%、二酸化炭素が約4%**含まれています。

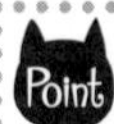

血液中の「二酸化炭素」濃度が上昇すると、呼吸数が増加する点に注意しましょう。※5

※4 本試験では、「二酸化炭素分圧の上昇」という表現で出題されるよ。

※5 本試験では、二酸化炭素濃度の上昇を、「窒素濃度」や「酸素濃度」の上昇という形でひっかけてくるよ。

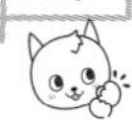

4 呼吸の異常

呼吸の異常には、次のようなものがあります。

名称	症状
チェーンストークス呼吸	呼吸をしていない状態から次第に呼吸が深まり、再び浅くなって呼吸が止まる状態を交互に繰り返す異常呼吸※6
睡眠時無呼吸症候群	睡眠中に上気道が閉塞するなどして無意識に断続的な呼吸停止を繰り返す睡眠障害

※6 肺機能の低下により呼吸数が増加した状態ではないよ。

試験問題を解いてみよう！

問題1 2022年4月（問35）　チェック欄 □ □ □

呼吸に関する次の記述のうち、誤っているものはどれか。

① 呼吸運動は、横隔膜、肋間筋などの呼吸筋が収縮と弛緩をすることにより行われる。

② 胸郭内容積が増し、その内圧が低くなるにつれ、鼻腔、気管などの気道を経て肺内へ流れ込む空気が吸気である。

③ 肺胞内の空気と肺胞を取り巻く毛細血管中の血液との間で行われるガス交換を外呼吸という。

④ 呼吸数は、通常、1分間に16～20回で、成人の安静時の1回呼吸量は、約500mLである。

⑤ 呼吸のリズムをコントロールしているのは、間脳の視床下部である。

解答・解説

①：正しい
②：正しい
③：正しい
④：正しい
⑤：誤り
「間脳の視床下部」ではなく「（脳幹の）延髄」によってコントロールされています。

解答1	⑤

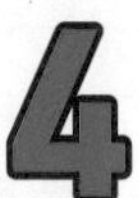

4 消化器系

重要度 A

五大栄養素の消化吸収を確認しましょう。
三大栄養素を分解する消化酵素の名称をしっかり覚えましょう。

1 消化器系とは

消化器系は、身体を貫く1本の管（消化管）と、それに付随している**唾液腺**、**肝臓**、胆嚢、**膵臓**（すいぞう）などの器官を指します。各消化器では、食物から栄養素を吸収するために消化※1が行われます。

※1 食物が身体に吸収されやすいように小さく分解することだよ。

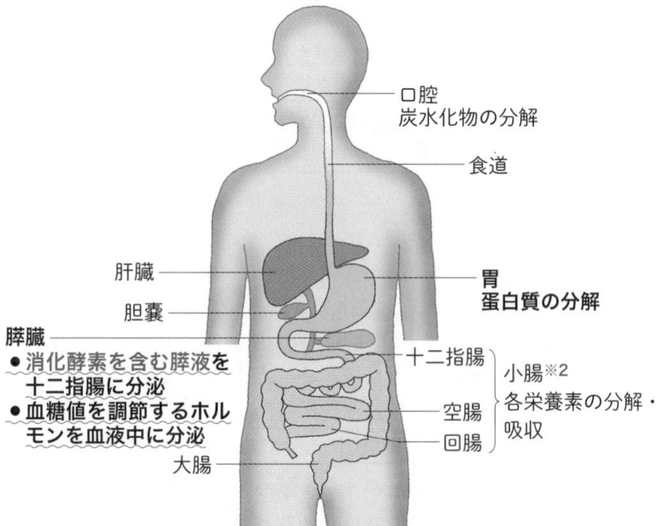

※2 小腸は全長6～7mの管状の器官で、十二指腸、空腸、回腸にわけられるよ。

- 胃は、塩酸やペプシノーゲンを分泌して消化を助けますが、水分の吸収はほとんど行いません。
- 膵液には、消化酵素は含まれていないというひっかけに注意しましょう。
- 小腸は各栄養素を分解・吸収する器官ですが、小腸の表面は、ビロード状の絨毛（じゅうもう）※3という小突起で覆われており、栄養素の吸収の効率を上げるために役立っています。

※3 絨毛

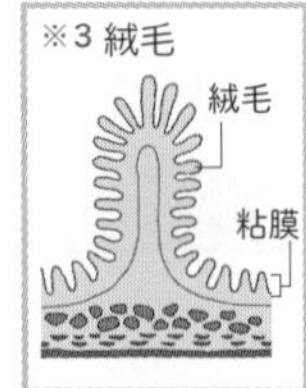

2 栄養素とは

栄養素は、人間の生命活動に必要な成分で、**蛋白質**、**脂質**、**炭水化物**（**糖質**）、**無機塩**（ミネラル）、**ビタミン**に分類されます。※4 栄養素には、次のような役割があります。

蛋白質	内臓、筋肉、皮膚など人体の臓器などを構成する主成分※5
炭水化物（糖質）、脂質	身体の主要なエネルギー源
無機塩（ミネラル）、ビタミン	身体の機能を正しく維持

3 栄養素の消化吸収 

1. 栄養素の消化吸収

栄養素はそのままでは吸収できないので、消化器官において**酵素により分解**され※6、小腸の腸壁から吸収されます。※7

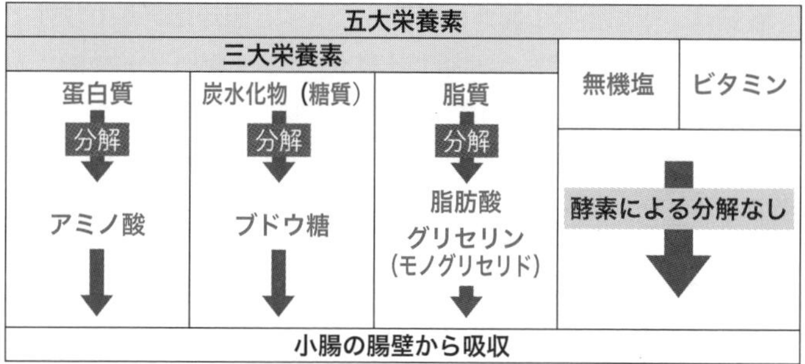

吸収された栄養分は、血液やリンパによって組織に運搬されてエネルギー源等として利用されます。

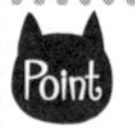

- 脂肪は、酵素により脂肪酸と「グリセリン（モノグリセリド）」に分解されます。「エチレングリコール」ではありません。
- 血液循環に入ったアミノ酸は、体内の各組織において蛋白質に再合成されます。

2. 蛋白質の消化・吸収

蛋白質は、胃の消化酵素である**ペプシン**によって**ペプトン**に分解されます。その後、十二指腸に送られ、消化酵素**トリプシン**等によってさらに分解され、最終的には、**アミノ酸**になって、小腸

※4 蛋白質、脂質、炭水化物（糖質）をあわせて三大栄養素といい、これに、無機塩とビタミンを加えて、五大栄養素というんだよ。

※5 蛋白質は、約20種類のアミノ酸が結合してできているんだ。

※6 酵素の働きによって、食物を血中に取り込める大きさにまで分解することができるんだよ。

※7 吸収されて、アミノ酸とブドウ糖は毛細血管に入るよ。脂肪酸とグリセリン（モノグリセリド）は、大部分は脂肪となって、リンパ管に入るよ。

の腸壁から吸収されます。

- 消化酵素は、ペプシンとトリプシン等です。※8
- 胃の粘膜から生成される「**ペプシノーゲン**」という物質が、胃酸によって消化酵素の「ペプシン」になり、蛋白質を分解します。

※8 蛋白質の消化酵素はどちらも「シン」がつくね。「蛋白質は身体の芯（シン）をつくる」と覚えよう。

3．炭水化物（糖質）の消化・吸収

炭水化物（糖質）は、唾液中や膵液中の消化酵素**アミラーゼ**等により分解され、さらに小腸において**マルターゼ**により細かくブドウ糖へ分解され小腸の腸壁から吸収されます。

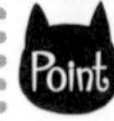

消化酵素は、アミラーゼとマルターゼ等です。

4．脂質の消化・吸収

脂質は、十二指腸で**胆汁に混合**されます。**胆汁はアルカリ性で消化酵素を含みません**が、脂肪を**乳化**※9させ脂肪分解の働きを助けます。その後、膵液中の消化酵素（膵）**リパーゼ**により**脂肪酸とグリセリン（モノグリセリド）に分解**され、小腸の腸壁から吸収されます。

※9 水と油のように本来混ざりあわないもの同士が均一に混ざりあう状態のことさ。

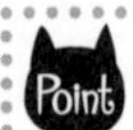

- 胆汁に消化酵素が含まれるというひっかけに注意しましょう。
- 脂質を分解する消化酵素は、（膵）リパーゼです。

■消化酵素のまとめ

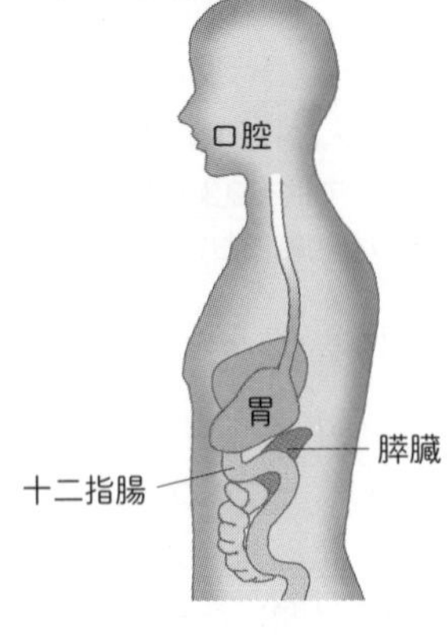

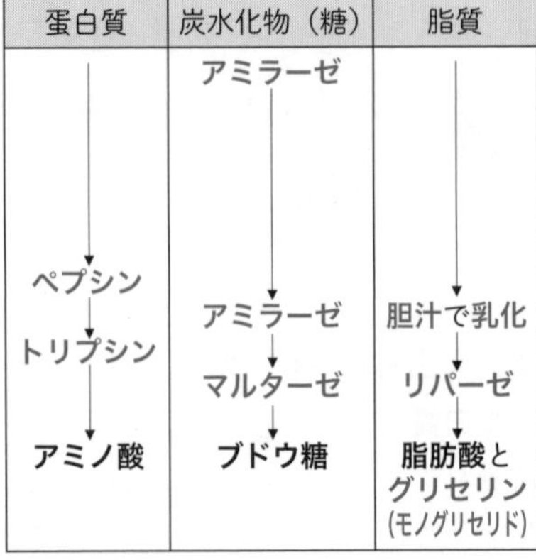

蛋白質	炭水化物（糖）	脂質
	アミラーゼ	
↓	↓	↓
ペプシン	アミラーゼ	胆汁で乳化
↓	↓	↓
トリプシン	マルターゼ	リパーゼ
↓	↓	↓
アミノ酸	**ブドウ糖**	**脂肪酸とグリセリン**（モノグリセリド）

試験問題を解いてみよう！

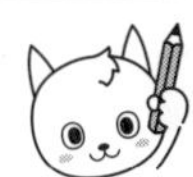

問題1 2020年4月（問38）　チェック欄 □□□

次のAからDの消化酵素について、蛋白質の消化に関与しているものの組合せは①〜⑤のうちどれか。

A　トリプシン

B　ペプシン

C　アミラーゼ

D　リパーゼ

①　A, B　　②　A, C　　③　B, C

④　B, D　　⑤　C, D

解答・解説

蛋白質の消化酵素は、「A　トリプシン」と「B　ペプシン」です。

解答1	①

問題2 2022年4月（問40）　チェック欄 □□□

蛋白質並びにその分解、吸収及び代謝に関する次の記述のうち、誤っているものはどれか。

①　蛋白質は、約20種類のアミノ酸が結合してできており、内臓、筋肉、皮膚など人体の臓器等を構成する主成分である。

②　蛋白質は、膵臓から分泌される消化酵素である膵リパーゼなどによりアミノ酸に分解され、小腸から吸収される。

③　血液循環に入ったアミノ酸は、体内の各組織において蛋白質に再合成される。

④　肝臓では、アミノ酸から血漿蛋白質が合成される。

⑤　飢餓時には、肝臓などでアミノ酸などからブドウ糖を生成する糖新生が行われる。

解答・解説

①：正しい
②：誤り
消化酵素が誤りです。「膵リパーゼ」ではなく「ペプシン」「トリプシン」です。
③：正しい
④：正しい
⑤：正しい

解答2	②

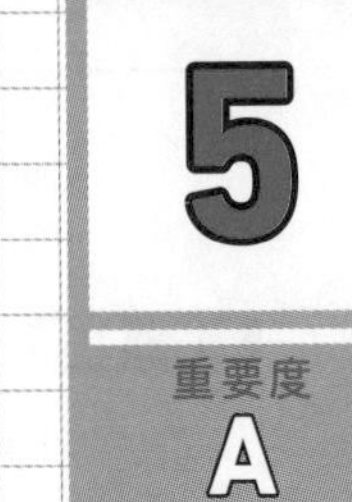

5 肝臓

重要度 A

肝臓の働きを押さえましょう。

1 肝臓の構造

肝臓は、肝細胞と呼ばれる細胞と血管によって構成されています。肝臓は、肝小葉と呼ばれる肝細胞の組織が約50万個集まったもので構成されています。※1

※1 肝臓は身体の中で最も大きな臓器で、重さは約1.2kgあるんだよ。

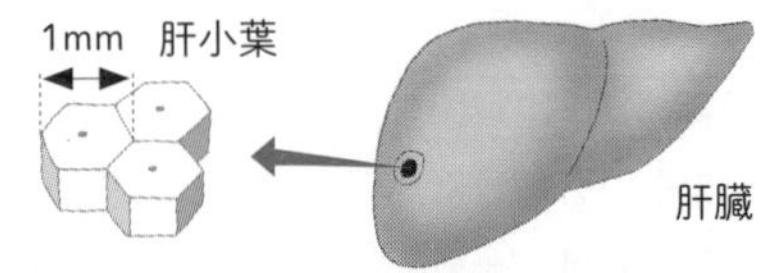

2 肝臓の働き 頻出

(1) 肝臓の働き

肝臓には、次の働きがあります。

①**グリコーゲンの合成・分解**
②アルブミンやフィブリノーゲン（**血液凝固物質**）などの**血漿中の蛋白質の合成**
③**尿素の合成**
④アルコールなどの**身体に有害な物質の分解（解毒作用）**
⑤**胆汁の生成**
⑥**赤血球の**分解**・処理（ビリルビンの**合成**）**
⑦**脂肪酸の分解・コレステロールの合成**
⑧**アミノ酸からのブドウ糖の合成（糖新生（とうしんせい））**
⑨ヘパリン（**血液凝固阻止物質**）**の合成**

- 赤血球を合成（産生）する働きや、ビリルビンを分解する働きはありません。
- ヘモグロビンを合成する働きはありません。

① グリコーゲンの合成及び分解

肝臓はブドウ糖（グルコース）からグリコーゲンを作り、肝臓内に蓄えます。血液中のブドウ糖が不足するとグリコーゲンをブドウ糖に分解して血液中に送り出し、血糖値を保ちます。

② アルブミンやフィブリノーゲン（血液凝固物質）などの血漿中の蛋白質の合成

肝臓では、アミノ酸から多くの**血漿蛋白質**が**合成**されます。

③ 尿素の合成

肝臓は、不要な**アミノ酸を分解**して**尿素**を作ります。

④ 胆汁の生成

肝臓は、胆汁を生成します。胆汁は、**アルカリ性**の消化液で、**消化酵素を含みません**が、食物中の脂肪を乳化させ、脂肪分解の働きを助けます。※2

⑤ 赤血球の分解及び処理

肝臓は、赤血球の分解物から**ビリルビンを合成**して、胆汁に排出します。

⑥ 脂肪酸の分解及びコレステロールの合成

肝臓は、**コレステロールやリン脂質を合成**します。また、**余分な蛋白質と炭水化物（糖質）**を**中性脂肪**に変えます。

⑦ アミノ酸からのブドウ糖の合成（糖新生）

血糖中のブドウ糖（グルコース）が不足した場合に、**アミノ酸からブドウ糖を合成**します。この働きを**糖新生**（とうしんせい）といいます。※3

※2 胆汁は、脂質の消化・吸収に関係するんだね（➲4 3）。あわせて学習しよう。

※3 本試験では、蛋白質の分解・吸収・代謝というテーマで4の消化器系とあわせて糖新生が出題されることもあるよ。

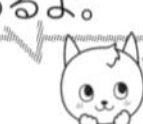

試験問題を解いてみよう！

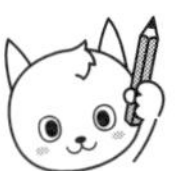

問題1 2022年4月（問38）　チェック欄 □□□

肝臓の機能として、誤っているものは次のうちどれか。

① 血液中の身体に有害な物質を分解する。
② ブドウ糖をグリコーゲンに変えて蓄える。
③ ビリルビンを分解する。
④ 血液凝固物質を合成する。
⑤ 血液凝固阻止物質を合成する。

解答・解説

①：正しい
②：正しい
③：誤り
肝臓に、**ビリルビンを分解する機能はありません。**
④：正しい
⑤：正しい

解答1	③

代謝

重要度 A

用語の定義が問われます。正確に覚えましょう。

1 代謝

代謝とは、身体の中で栄養素が合成され分解されていく過程を指します。代謝の過程を物質の面からみたものを物質代謝といいます。物質代謝には、**同化**と**異化**があります。

また、代謝の過程をエネルギー変化の面からみたものをエネルギー代謝といいます。エネルギー代謝には、**基礎代謝**などがあります。

2 同化と異化 頻出

同化と異化の定義は、次のとおりです。

同化	**代謝において、体内に摂取された栄養素が、種々の化学反応によって、アデノシン三リン酸（ATP）**※1**に蓄えられたエネルギーを用いて、細胞を構成する生体に必要な物質に合成されること**
異化	**代謝において、細胞に取り入れられた体脂肪やグリコーゲンなどが分解されてエネルギーを発生し、アデノシン三リン酸（ATP）が産生されること**

※1 筋肉の収縮など生命活動で利用されるエネルギーの貯蔵や利用にかかわる物質だよ（➲10 4）。

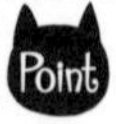

本試験では、同化と異化の定義が入れ替えられるので、正確に覚えましょう。試験問題に、「生体に必要な物質に合成」という文言が入っていたら「同化」です。

3 基礎代謝 頻出

基礎代謝は、心臓の拍動、呼吸運動、体温保持など生命の維持に必要とされる最小限のエネルギー代謝をいいます。

また、そのときに消費されるエネルギー量を**基礎代謝量**といいます。※2

※2 何もせずにじっとしているときでも、身体は活動しているので、エネルギーを使っているんだよ。

基礎代謝量は、覚醒（目が覚めている）・**横臥**（横になっている）・**安静時の測定値で表されます**。同性や同年齢であれば、基礎代謝量は体の表面積にほぼ正比例します。※3

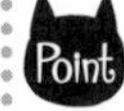
基礎代謝は、「睡眠の状態」ではなく、「覚醒の状態」で測定されます。※4

※3 基礎代謝量には、男女差があるよ。

※4 基礎代謝量を測るときは、目覚めている状態でだよ！

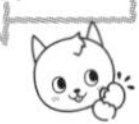

4 身体活動強度・運動強度 頻出

身体活動強度とは、身体活動※5の種類ごとに身体活動の強さを指標として示したものです。このうち運動の強さを示したものを、運動強度といいます。

※5 安静にしている状態よりも多くのエネルギーを消費するすべての動作だよ。

(1) エネルギー代謝率

エネルギー代謝率（RMR）は、さまざまな身体活動に必要としたエネルギー量が基礎代謝量の何倍にあたるのかを表したもので、**身体活動の強度**を示します。次の計算式によって計算します。

$$\text{エネルギー代謝率} = \frac{\text{作業中の総消費エネルギー量} - \text{安静時消費エネルギー量}}{\text{基礎代謝量}}$$

エネルギー代謝率には、次の特徴があります。

①**エネルギー代謝率の値は、体格、性別などに関係なく、**同じ作業であれば、ほとんど同じ値となる
②エネルギー代謝率は、動的筋作業の強度を示す指標としては役立つが、**精神的作業や静的筋作業の強度を表す指標には**適用できない※6

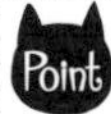

- エネルギー代謝率の定義を押さえましょう。
- 基礎代謝量は男女差がありますが、エネルギー代謝率は、男女差がない（少ない）ことが特徴です。
- 作業を行わずじっと座っている場合には、エネルギー代謝率は適用されないことに注意しましょう。

※6 つまり、身体を動かす作業の活動量は測れるけど、椅子に座って行うパソコン作業の活動量は測れないってことさ。

(2) メッツ（METs）

メッツは、身体活動の強度を示すものです。身体活動時のエネ

ルギー消費量が安静時のエネルギー消費量の何倍にあたるのかを指数化しています。※7

※7 たとえば、座位安静時を1メッツとした場合、普通歩行時は3メッツになるんだよ。

5 BMI（Body Mass Index）

BMI（Body Mass Index）は、肥満度を表したもので、次の計算式によって計算します。男女とも標準値は22です。

BMI ＝ 体重(kg) ÷ 身長(m)^2※8

※8 計算のコツは、身長をmに直して計算することだよ。

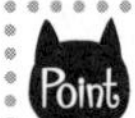

BMIの計算式を覚えて、実際に計算ができるようにしましょう。※9

※9 たとえば、身長が170cm、体重66kgの人の場合、BMIは、66kg÷(1.7m×1.7m)で、約23だよ。

試験問題を解いてみよう！

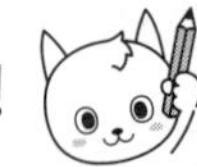

問題1 2021年10月（問40） チェック欄 □ □ □

代謝に関する次の記述のうち、正しいものはどれか。

① 代謝において、細胞に取り入れられた体脂肪、グリコーゲンなどが分解されてエネルギーを発生し、ATPが合成されることを同化という。

② 代謝において、体内に摂取された栄養素が、種々の化学反応によって、ATPに蓄えられたエネルギーを用いて、細胞を構成する蛋白質などの生体に必要な物質に合成されることを異化という。

③ 基礎代謝量は、安静時における心臓の拍動、呼吸、体温保持などに必要な代謝量で、睡眠中の測定値で表される。

④ エネルギー代謝率は、一定時間中に体内で消費された酸素と排出された二酸化炭素の容積比で表される。

⑤ エネルギー代謝率は、動的筋作業の強度を表すことができるが、精神的作業や静的筋作業には適用できない。

解答・解説

①②：誤り
①は異化の記述、②は同化の記述です。
③：誤り
基礎代謝量は、「覚醒時」の測定値です。
④：誤り
エネルギー代謝率は、作業に要したエネルギー量を基礎代謝量で割った値で表されます。
⑤：正しい

解答1	⑤

7 内分泌系

重要度 B

内分泌器官で作られるホルモンの名称とその働きを覚えましょう。

1 内分泌系とは

内分泌系は、ホルモンを作り・分泌する器官や腺のことです。

ホルモンは、身体を調節するための潤滑油のような役割をもつ化学物質です。内分泌腺※1で作られたホルモンは、血液によって全身に送られ、内臓の機能や身体の調子を整えます。ホルモンは全身の器官（内分泌器官）で作られます。おもな器官は次のとおりです。

※1 物質を分泌する細胞が集まった組織を分泌腺というよ。ホルモンを血液に分泌するものを内分泌腺、汗や涙などを身体の外に出すものを外分泌腺というよ。

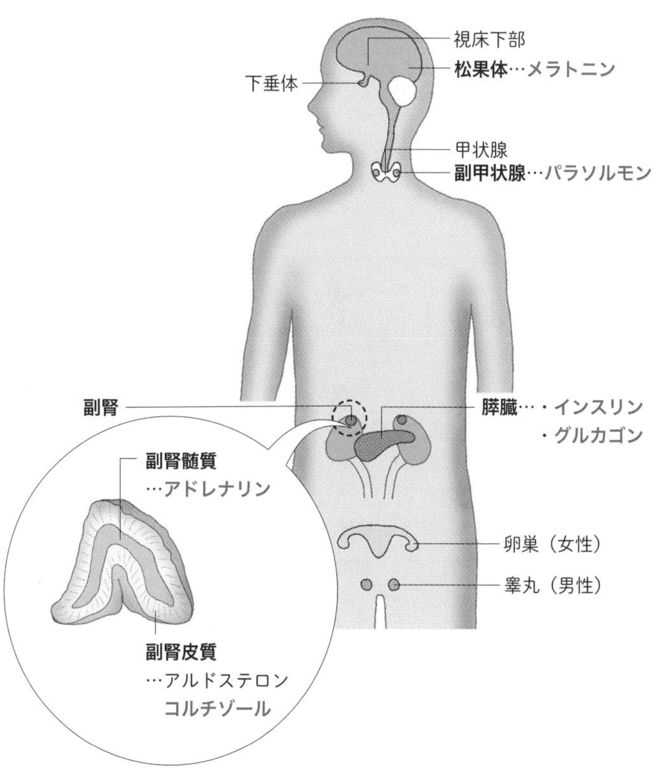

2 ホルモンとその働き

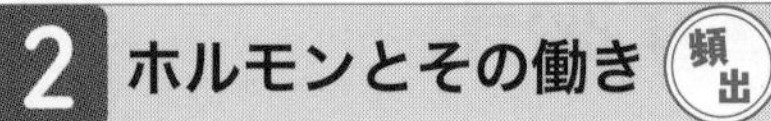

内分泌器官で作られるおもなホルモンとその働きは、次のとおりです。

ホルモン	内分泌器官	働き
メラトニン	**松果体**	睡眠と覚醒のリズムの調節
パラソルモン	**副甲状腺**	体内のカルシウム量の調節※2
インスリン	**膵臓**	**血糖量の減少**（血糖値の低下）
グルカゴン		**血糖量の増加**（血糖値の上昇）
アルドステロン	副腎皮質	**体液中の塩類バランスの調節**※3
コルチゾール		血糖量の増加（血糖値の上昇）
アドレナリン	**副腎髄質**	**血糖量の増加**（血糖値の上昇）
セクレチン	**十二指腸**	**消化液分泌促進**
ガストリン	**胃**	**胃酸分泌促進**

※2 本試験では「血中のカルシウム量の調節」「体内のカルシウムバランスの調整」「体液中のカルシウムバランスの調節」という表現で出題されることもあるよ。

※3 本試験では「血中の塩類バランスの調節」という表現で出題されることもあるよ。

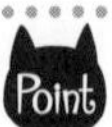

- ホルモンの名称と働きを組みあわせて覚えましょう。
- インスリン、グルカゴン、コルチゾール、アドレナリンのうち、血糖量（血糖値）を「減少」させる働きは、インスリンだけです。

試験問題を解いてみよう！

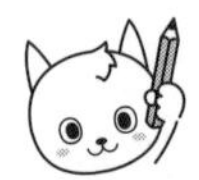

問題1 2022年10月（問38）　チェック欄 □□□

ヒトのホルモン、その内分泌器官及びそのはたらきの組合せとして、誤っているものは次のうちどれか。

	ホルモン	内分泌器官	はたらき
①	ガストリン	胃	胃酸分泌刺激
②	アルドステロン	副腎皮質	体液中の塩類バランスの調節
③	パラソルモン	副甲状腺	血中のカルシウム量の調節
④	コルチゾール	膵臓（すい）	血糖量の増加
⑤	副腎皮質刺激ホルモン	下垂体	副腎皮質の活性化

解答・解説

①：正しい
②：正しい
③：正しい
④：誤り
コルチゾールは「**膵臓**」ではなく「**副腎皮質**」にあるホルモンです。
⑤：正しい

解答1 ④

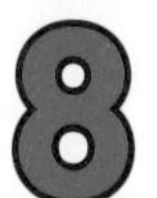

8 体温調節

重要度 B

体温調節のしくみを押さえましょう。恒常性（ホメオスタシス）や、産熱、放熱などの用語とその意味を覚えるようにしましょう。

1 体温調節機能

体温を一定に保つしくみを**体温調節機能**といい、この中枢は、**間脳にある視床下部**（➲11❸）にあります。

気温が変化したときに、外気温を皮膚が感知し、体内温度を視床下部が感知します。これにより、脳が体内温度を一定に保つために発汗量を調節するのです。

このように**外部環境が変化しても、体内の状態を一定に保つ生体のしくみを恒常性（ホメオスタシス）といいます**。

恒常性（ホメオスタシス）は、**内分泌系と神経系により調節**されています。

- 体温調節中枢は、「間脳にある視床下部」にあります。「脳幹の延髄」や「小脳」にあるのではありません。
- ホメオスタシスは「恒常性」であり、「同調性」ではありません。※1

※1 恒常性は同一の状態、同調性は他の調子にあわせるという意味だよ。意味が違うから注意してね。

2 産熱と放熱

恒常性（ホメオスタシス）の働きには、次のようなものがあります。

産熱	体内で熱を生み出すこと	主に栄養素の酸化燃焼や分解などの化学的反応によって行われる
放熱※2	体外へ熱を放散すること	**ふく射（放射）、伝導、蒸発等の物理的な過程**で行われる

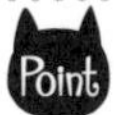

- 放熱がどのような過程で行われるのかを確認しましょう。
- 放熱の過程である蒸発には、発汗と不感蒸泄（ふかんじょうせつ）（➲8❹）によるものがあります。

※2 本試験では、「熱の放散」という表現で出題されることもあるよ。

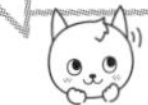

3 体温調節のしくみ

体温調節のしくみは、次のとおりです。

寒冷環境下	寒冷にさらされ体温が正常以下になると、**皮膚の血管が収縮して血流量が減少し、皮膚温を低下させる** 冷たい 体内の熱 放熱少ない **血管収縮、血液量減少** 皮膚の温度を低く保ち、体内の熱を外に逃がさない
高温環境下	高温にさらされ体温が正常以上に上昇すると、皮膚の血管は拡張し、血流量は増加する。 **内臓の血流量が減少し体内の代謝活動が抑制されることにより、人体からの放熱が促進される**※3 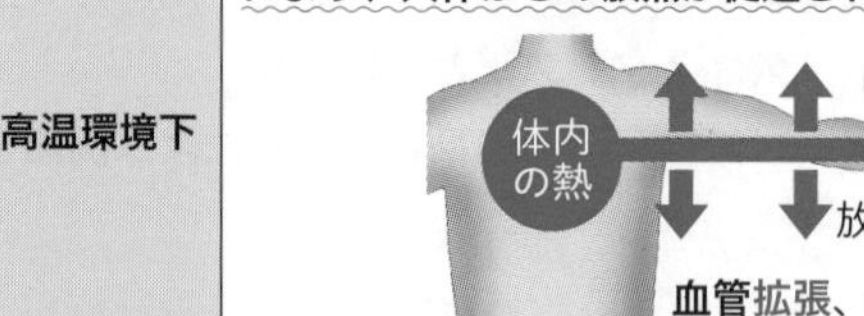

※3 高温環境下について本試験で出題されるのは、内臓の血流量と体内の代謝活動だよ。

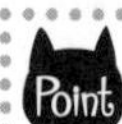

Point 高温環境下では、内臓の血流量は**「減少」**し、体内の代謝活動は**「抑制」**されます。「増加」し「亢進」するのではありません。※3

4 その他の体温調節に係る用語

その他の体温調節に係る用語には、次のものがあります。

温熱性発汗	暑いときなどに上昇した体温を下げるためにかく汗。**手のひらや足の裏を除く全身から持続的に発汗**する
不感蒸泄	**発汗がない状態でも皮膚や呼気から水分が失われる現象**のこと

試験問題を解いてみよう！

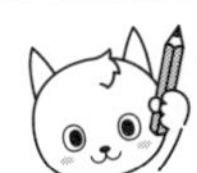

問題1 2022年4月（問37）　チェック欄 □□□

体温調節に関する次の記述のうち、誤っているものはどれか。

① 寒冷な環境においては、皮膚の血管が収縮して血流量が減って、熱の放散が減少する。

② 暑熱な環境においては、内臓の血流量が増加し体内の代謝活動が亢（こう）進することにより、人体からの熱の放散が促進される。

③ 体温調節にみられるように、外部環境などが変化しても身体内部の状態を一定に保とうとする性質を恒常性（ホメオスタシス）という。

④ 計算上、100gの水分が体重70kgの人の体表面から蒸発すると、気化熱が奪われ、体温が約1℃下がる。

⑤ 熱の放散は、輻（ふく）射（放射）、伝導、蒸発などの物理的な過程で行われ、蒸発には、発汗と不感蒸泄（せつ）によるものがある。

解答・解説

①：正しい
②：誤り
内臓の血流量は「減少」し、体内の代謝活動が「抑制」されることにより熱の放散が促進されます。
③：正しい
④：正しい
⑤：正しい

解答1	②

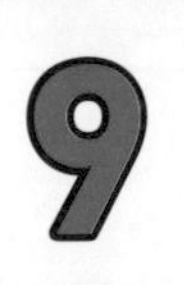

腎臓・尿

重要度
A

尿の生成が重要です。尿を生成する流れと関係する器官、成分の名称を覚えましょう。

1 腎臓の構造と働き

腎臓は、尿を生成する器官です。そら豆のような形をし、腹部の背側に左右一対あります。それぞれの腎臓から**1本の尿管**が出て、膀胱につながっています。

尿を生成するのは、**ネフロン**という組織で、**腎小体**（**糸球体、ボウマン嚢**）※1と**尿細管**という管で構成されています。1つの腎臓に、ネフロンは**100万個以上**存在します。

※1 糸球体は毛細血管が球状にからまったもので、それを包み込む袋状のものが、ボウマン嚢だよ。

皮質
髄質
腎臓
尿管
膀胱
ネフロン
糸球体
ボウマン嚢
腎小体
尿細管
尿

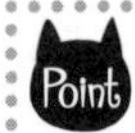

糸球体＋ボウマン嚢＝腎小体、腎小体＋尿細管＝ネフロンです。

2 尿の生成 頻出

尿は、体内の水分量やナトリウムなどの電解質濃度を調整します。また、尿を排出することで、生命活動によって生じた不要物や老廃物のうち水溶性のものを排出することができます。

尿を生成※2する流れは、大きく分けると、**ろ過**と**再吸収**となります。

※2 ものを新たに作り出すことだよ。

(1) ろ過

①**血中の老廃物等**は、糸球体からボウマン嚢に濾し出される。
②**血球(血液の有形成分)、**蛋白質**以外の血漿成分(血液の液体成分)、**老廃物等が、糸球体からボウマン嚢に濾し出され、原尿が生成される。※3

※3 蛋白質は糸球体からボウマン嚢に濾し出されないよ。

(2) 再吸収

①尿細管では、原尿に含まれる身体に必要な成分が血液中に再吸収され、残りが尿として生成される。
②**水分、電解質**(ナトリウムなど)、グルコース(糖)、アミノ酸が、尿細管で再吸収される。

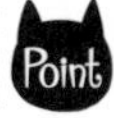

• 尿生成の流れを押さえましょう。※4
• 糸球体からボウマン嚢に濾し出されない成分、尿細管で再吸収される成分を正確に覚えましょう。

※4 問題文を読むときは、「どこからどこへ」濾し出されたり、「どこから」再吸収されるのかをチェックしよう！
たとえば、尿細管からボウマン嚢に濾し出されたり、ボウマン嚢から再吸収されることはないからね。

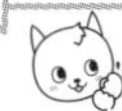

3 尿の成分

尿は淡黄色の液体で、固有の臭気を有し、通常**弱酸性**です。
尿の成分の**約95%は水分**で、残りの**約5%が固形物**です。

4 健康診断と尿検査

尿の成分は全身の健康状態をよく反映するので、尿検査は健康診断などで広く行われています。

また健康診断の結果、**血液中の尿素窒素（BUN）の値が高くなると、腎臓の働きが低下**していると考えられます。**尿素窒素（BUN）**は、腎臓から排泄される老廃物の一種で、通常は腎臓でろ過されて尿中に排出されますが、腎臓の働きが低下すると尿中に排泄されず血液中に残るので、値が高くなるためです。

試験問題を解いてみよう！

問題1 2021年4月（問39）　チェック欄 □ □ □

腎臓又は尿に関する次のAからDの記述について、誤っているものの組合せは①～⑤のうちどれか。

A　ネフロン（腎単位）は、尿を生成する単位構造で、1個の腎小体とそれに続く1本の尿細管から成り、1個の腎臓中に約100万個ある。

B　尿の約95％は水分で、約5％が固形物であるが、その成分は全身の健康状態をよく反映するので、尿検査は健康診断などで広く行われている。

C　腎機能が正常な場合、糖はボウマン嚢（のう）中に濾（こ）し出されないので、尿中には排出されない。

D　腎機能が正常な場合、大部分の蛋（たん）白質はボウマン嚢中に濾し出されるが、尿細管でほぼ100％再吸収されるので、尿中にはほとんど排出されない。

① A，B
② A，C
③ A，D
④ B，C
⑤ C，D

解答・解説

C：誤り
腎機能が正常であれば、糖はボウマン嚢に濾し出されます。
D：誤り
腎機能が正常であれば、蛋白質はボウマン嚢に濾し出されません。
したがって、⑤が誤りの組合せです。

解答1　⑤

10 筋肉

重要度 B

筋収縮の種類と筋収縮の特徴がよく問われます。正しい内容を覚えましょう。

1 筋の種類 頻出

筋肉には、横紋筋（おうもんきん）と平滑筋（へいかつきん）の２種類があり、横紋筋には**骨格筋**と**心筋**があります。

骨格筋のように**意志によって動かすことができる筋肉**を**随意筋**（ずいいきん）といいます。また、**心筋**や**平滑筋**のように、**意志によって動かすことができない筋肉**を**不随意筋**といいます。

横紋筋	骨格筋	姿勢を保ち、身体を動かす筋肉	**随意筋**
	心筋	**心臓を動かす筋肉**	不随意筋
平滑筋（内臓筋）		内臓や血管の働きを維持する筋肉	**不随意筋**

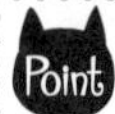

心筋は、横紋筋で不随意筋です（➲２❶）。※1

※1 心臓は全身に血液を循環させる必要があるから大きな力を出すことができる横紋筋でできているよ。だけど、自分の意志では動かせないので、不随意筋に属するんだ。

2 筋収縮の種類 頻出

筋肉は、神経からの刺激によって収縮します。筋肉の収縮を筋収縮といい、**等張性収縮**、**等尺性収縮**があります。

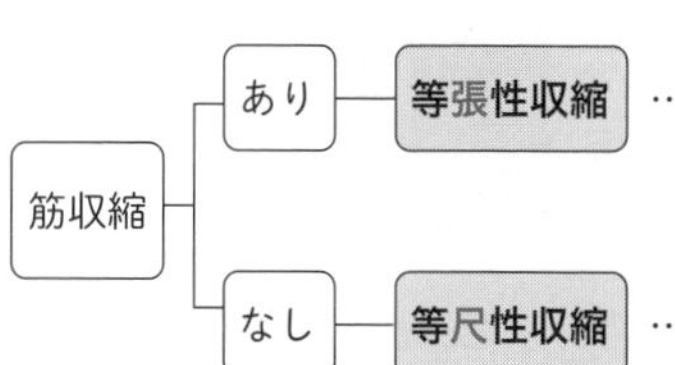

- 長さの変化あり → **等張性収縮** …… **筋肉が長さを変え**、一定の張力により筋力を発生させること　（例）**屈伸運動**　等
- 長さの変化なし → **等尺性収縮** …… **筋肉が長さを変えずに**外力に抵抗して筋力を発生させること　（例）**姿勢を保つ**　等

Point

- 筋肉は、神経に比べて疲労しやすいという特徴があります。
- 等張性収縮と等尺性収縮の違いを押さえましょう。※2

※2「尺」は長さを表すから、等尺性収縮は、「尺が等しい＝筋肉の長さが変わらない」ってことだよ。

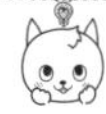

3 筋収縮の特徴 頻出

筋収縮には、次の特徴があります。

- **筋肉の縮む速さが**適当な**とき**、仕事の効率が最も大きい
- 筋肉は**収縮しようとする瞬間**に最も大きい力を出す
- 筋肉自体が収縮して出す**最大筋力**は、**筋肉の断面積1cm²あたりの平均値でみると、**性差や年齢差がほとんどない

また、強い力を必要とする運動を続けていると、**筋肉を構成する個々の筋線維が**太く**なり、筋力が増します**。このことを**筋肉の活動性肥大**といいます。

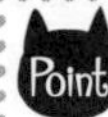

- 仕事の効率が最も大きいのは、筋肉の縮む速さが適当なときです。速いときではありません。
- 運動によって筋肉を使い続けても、筋線維の数は増えません。太さが太くなるのです。

4 筋収縮のエネルギー

筋収縮には、エネルギーが必要です。特に直接のエネルギーは、グリコーゲンが分解され、アデノシン三リン酸（ATP）が作り出されること※3によって、まかなわれています。

※3 本試験では、「ATPの加水分解」という表現で出題されるよ。

筋肉中のグリコーゲンは、**酸素が十分に与えられた場合**、完全に分解され、**水**と**二酸化炭素**（CO2）になり、**大量のアデノシン三リン酸（ATP）**が供給されます。

グリコーゲン
酸素 多
大量のATP
水
CO2

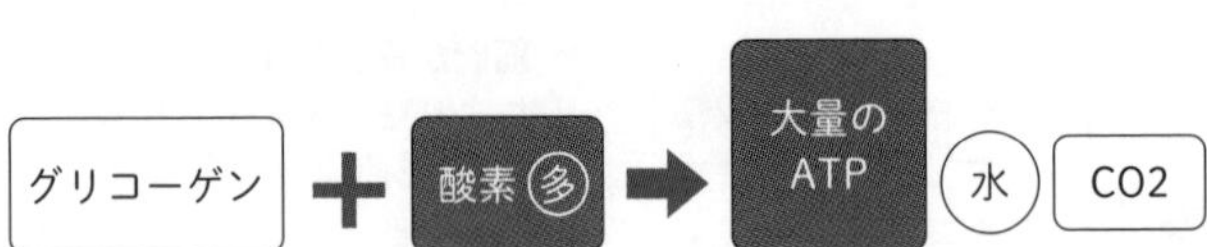

一方、**酸素の供給が不十分の場合、水と二酸化炭素にまで分解されず**乳酸**になり**、限られた量のアデノシン三リン酸（ATP）が供給されます。

グリコーゲン
酸素 少
少量のATP
乳酸

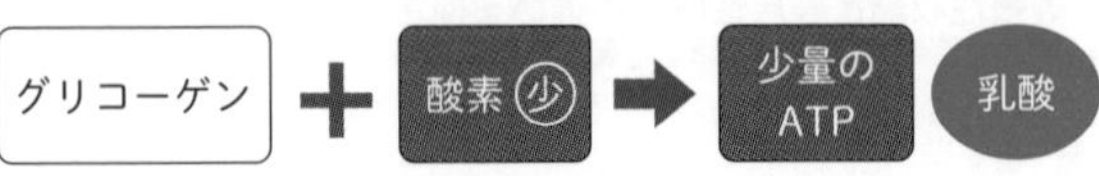

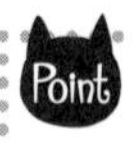

酸素供給が不十分な場合に乳酸になるという点を押さえましょう。

※4 刺激に対して、脳を経由せずに、脊髄から直接運動神経に指令が伝わり、筋肉を収縮させる反射の一種だよ。

※5 たとえば、まちがえて釘を踏んでしまったときに、無意識に足を持ち上げることなどが該当するよ。

5 反射のしくみ

反射とは、刺激に対して意識とは無関係に起こる定型的な反応のことです。

膝蓋腱反射	膝の下の腱（膝蓋腱）をたたくと、膝から足首までの部分（下腿）が前に蹴りだされる伸張反射※4
屈曲反射	皮膚に熱いものが触れたときなどに刺激を受けた肢を体幹に近づけるような反射※5

試験問題を解いてみよう！

問題1 2021年4月（問44） チェック欄 □ □ □

筋肉に関する次の記述のうち、正しいものはどれか。

① 横紋筋は、骨に付着して身体の運動の原動力となる筋肉で意志によって動かすことができるが、平滑筋は、心筋などの内臓に存在する筋肉で意志によって動かすことができない。

② 筋肉は神経からの刺激によって収縮するが、神経より疲労しにくい。

③ 荷物を持ち上げたり、屈伸運動を行うときは、筋肉が長さを変えずに外力に抵抗して筋力を発生させる等尺性収縮が生じている。

④ 強い力を必要とする運動を続けていると、筋肉を構成する個々の筋線維の太さは変わらないが、その数が増えることによって筋肉が太くなり筋力が増強する。

⑤ 筋肉自体が収縮して出す最大筋力は、筋肉の断面積1㎠当たりの平均値をとると、性差や年齢差がほとんどない。

解答・解説

①：誤り
心筋は、「平滑筋」ではなく「横紋筋」です。
②：誤り
筋肉は神経よりも疲労しやすいです。
③：誤り
「等尺性収縮」ではなく、「等張性収縮」です。
④：誤り
筋線維の数は増えず、筋線維が太くなることで、筋力が増強します。
⑤：正しい

解答1	⑤

11 神経系

重要度 A

神経系の分類を把握しましょう。中枢神経系では、大脳の大脳皮質の役割が大切です。また、末梢神経系では、自律神経をしっかりチェックしましょう。

1 神経細胞の構造

身体の内外の状況に対して、各器官を統一的に、適切に働かせる神経の系統のことを神経系といいます。

神経系を構成する基本的な単位を、**神経細胞（ニューロン）**といいます。神経細胞（ニューロン）は、通常、**1個の細胞体**、**1本の軸索**及び**複数の樹状突起**からできています。

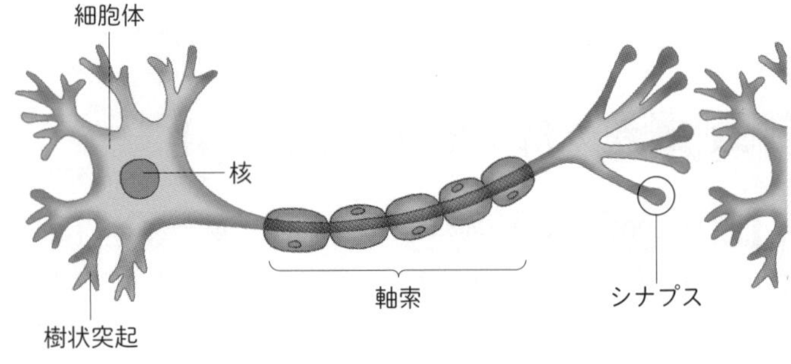

神経細胞は、ニューロンといいます。シナプスではありません。[※1]

※1 シナプスは、神経細胞をつなぐ接合部分のことだよ。

2 神経系の分類

神経系は、**中枢神経系**と**末梢神経系**に分類されます。**脳**と**脊髄**（せきずい）にある神経を**中枢神経系**といい、中枢と末梢にある器官を結ぶ神経を末梢神経系といいます。

末梢神経系を機能により分類したときは[※2]、**体性神経**と**自律神経**に分類されます。自律神経はさらに**交感神経**と**副交感神経**に分類されます。

※2 神経系には、形態学的な面からの分類と機能的な面からの分類があるんだけど、本書は機能的な面からの分類で説明するよ。

中枢神経は、脳に伝達された情報を分析・整理・判断し、適切な決定を下す役割をもち、末梢神経は、皮膚や身体の器官から脳に情報を伝達するとともに、脳が下した決定を末梢の器官に伝える役割をもっています。

■神経系の分類図

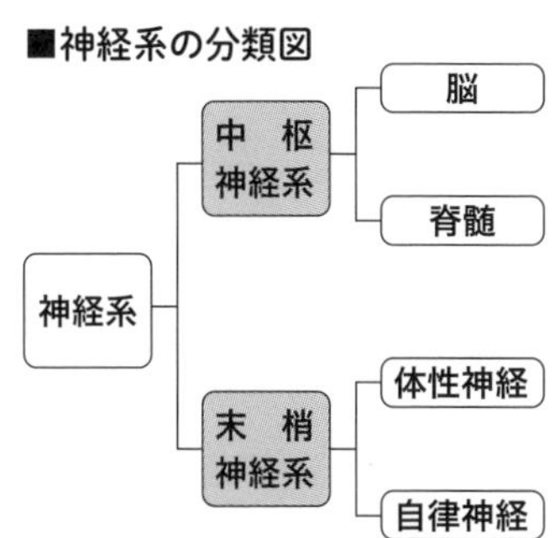

- 神経系の分類図を覚えましょう。
- 神経細胞の細胞体が集合しているところを、**中枢神経系**では「**神経核**」とよび、末梢神経系では「**神経節**」とよびます。

3 中枢神経系

1. 灰白質と白質

中枢神経系である脳と脊髄において、**神経細胞の細胞体が集まる領域**を**灰白質**、**神経線維が集まる領域**を**白質**といいます。※3

※3 灰白質は灰色に、白質は白色に見えることからこう呼ばれているんだ。

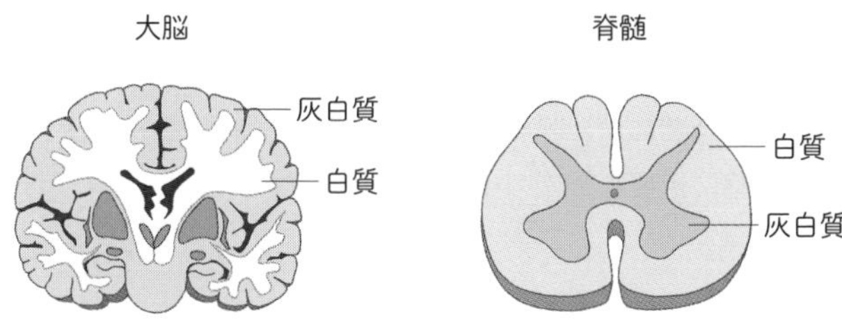

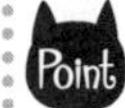

脳と脊髄では、灰白質の領域が異なります。脳は大脳皮質など表面（外側）に集まり、脊髄では内側に集まっています。※4

※4 つまり、脳と脊髄では、灰白質と白質の位置関係が逆ってことさ。

2. 脳

脳は、**大脳**、**脳幹**（**間脳**、**中脳**、**橋**、**延髄**）、**小脳**に分けられます。

■脳の構造

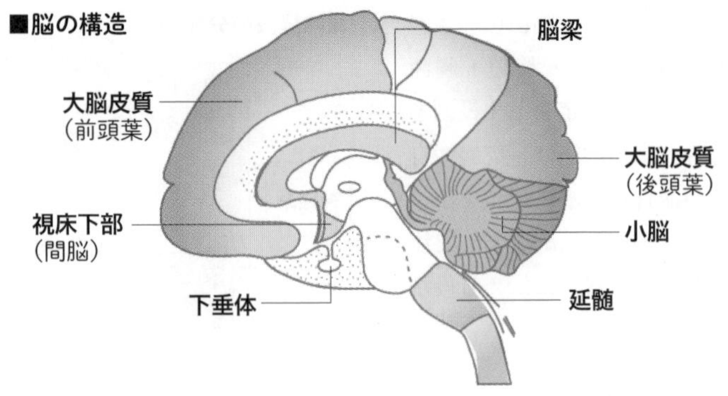

(1) 大脳

大脳の表面を**大脳皮質**、**内側**を**大脳髄質**といいます。

大脳皮質は、**神経細胞の細胞体が集合した灰白質**で、**感覚、運動、思考などの作用を支配する中枢**として機能しています。一方、大脳の大脳髄質は神経線維が集合した白質です。

(2) 脳幹

間脳、中脳、橋、**延髄**をあわせて**脳幹**といいます。**脳幹は、生命維持の基本をつかさどる中枢として機能**しています。

間脳には、視床と視床下部があり、**視床下部**には、体温や食欲、代謝を調節する自律神経の中枢※5があり、**恒常性（ホメオスタシス）**（➲8❶）**の維持**のために機能しています。

※5 本試験では、「体温調節中枢」という表現で出題されるよ。

また、**延髄**には、呼吸運動、循環器官、消化器官の働きなど、生命維持に重要な機能の中枢があります。

(3) 脳梁

脳梁（のうりょう）は、左右の大脳半球の神経線維が連結した白質です。右脳と左脳の情報を巡らせ、脳全体を使うことができるよう機能しています。

(4) 小脳

小脳は、運動や平衡感覚の中枢として機能しています。運動の力のコントロールや姿勢の保持などを調節する運動調節の役割があります。

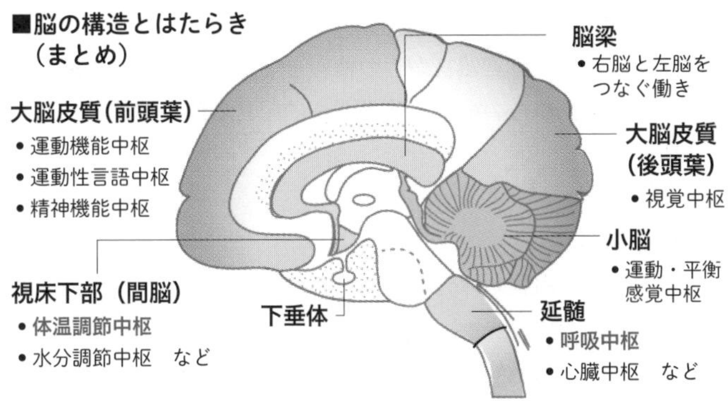

3．脊髄

脊髄は、脳と直接つながった神経組織で、背中の下まで伸びており、非常に細長い器官です。脳と身体のさまざまな部位の組織とつながって、運動系、知覚系、自律神経系の神経の伝達路となっています。脊髄の中心部はＨ型をした灰白質、外側は白質となっています。

4 末梢神経系

1．末梢神経の構造

末梢神経系には、**体性神経**と**自律神経**があります。**体性神経**は、**感覚神経**と**運動神経**に分類され、**自律神経**は、**交感神経**と**副交感神経**に分類されます。

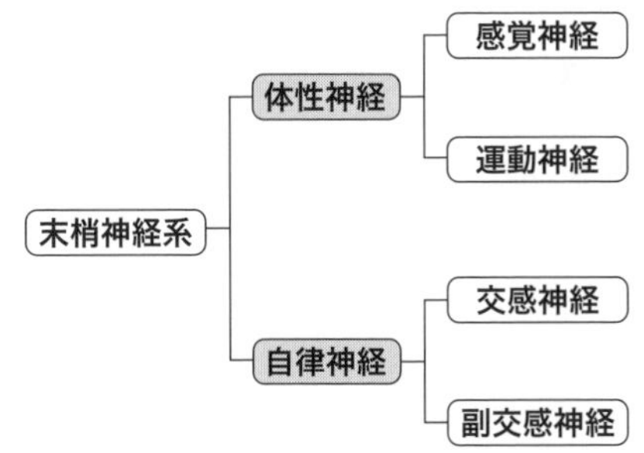

体性神経は、**運動**及び**感覚**に関与し、**自律神経**は、**呼吸**や**循環**などに関与します。

2．体性神経

体性神経には、感覚器官からの情報を中枢神経に伝える**感覚神経**と、中枢神経からの命令を運動器官に伝える**運動神経**があります。

3．自律神経

自律神経は、内臓や血管等の働きをコントロールし、体内環境を整える神経です。

自律神経は、**内臓や血管等の不随意筋に分布**し、全身のほとんどの器官を支配しています。私達が、意識をしなくても、呼吸をしたり、食べ物を消化したり、心臓が動いているのは、自律神経の働きによるものです。

自律神経の中枢は、**脳幹**※6及び**脊髄**にあります。

※6 本試験では、「間脳の視床下部にある」という表現で出題されるよ。間脳は脳幹にあるからこれも正しいんだよ。

自律神経は、交感神経と副交感神経にわかれます。

交感神経

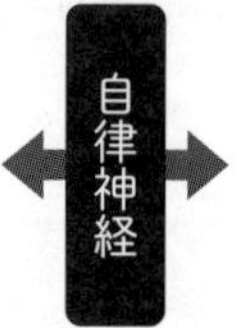

副交感神経

身体の機能をより活動的に調節する働き

身体の機能を回復させる働き

交感神経と副交感神経は、**同一器官に属していても、その作用はほぼ正反対**です。

たとえば、**心臓**に対しては、**交感神経の亢進**※7**は心拍数を増加させ、副交感神経の亢進は心拍数を減少させます**。

※7 気持ちや状態が高まり進むことだよ。

また、**消化管**に対しては、**交感神経の亢進は運動を抑制させ、副交感神経の亢進は運動を促進させます**。

Point
- 交感神経の役割を優先的に押さえましょう。
- 心拍数と消化管への働きを覚えましょう。※8

※8 交感神経の問題で「消化管の運動」が出てきたら結論に注意！ 答えは「抑制」だよ。「促進」としているひっかけの問題が多いから注意しようね。

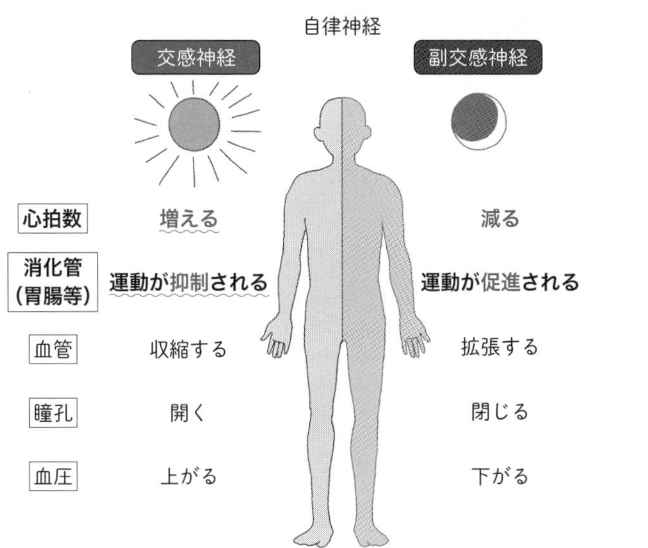

試験問題を解いてみよう！

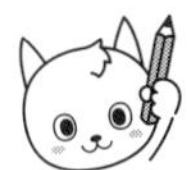

問題1 2021年10月（問35）

チェック欄 □ □ □

神経系に関する次の記述のうち、誤っているものはどれか。

① 神経系を構成する基本的な単位である神経細胞は、通常、1個の細胞体、1本の軸索及び複数の樹状突起から成り、ニューロンともいわれる。

② 体性神経は、運動及び感覚に関与し、自律神経は、呼吸、循環などに関与する。

③ 大脳の皮質は、神経細胞の細胞体が集まっている灰白質で、感覚、思考などの作用を支配する中枢として機能する。

④ 交感神経系と副交感神経系は、各種臓器において双方の神経線維が分布し、相反する作用を有している。

⑤ 交感神経系は、身体の機能をより活動的に調節する働きがあり、心拍数を増加させたり、消化管の運動を高める。

解答・解説

①：正しい
②：正しい
③：正しい
④：正しい
⑤：誤り
交感神経の働きは、消化管の運動を「高める」のではなく「抑制」させます。

解答1	⑤

12 感覚・感覚器

重要度 A

視覚と聴覚を中心に学習しましょう。視覚では、水晶体の働きが重要です。
聴覚では、前庭、半規管と蝸牛の働きを覚えましょう。

1 視覚 頻出

1. 眼の構造と機能

眼の構造と働きは、次のようになっています。

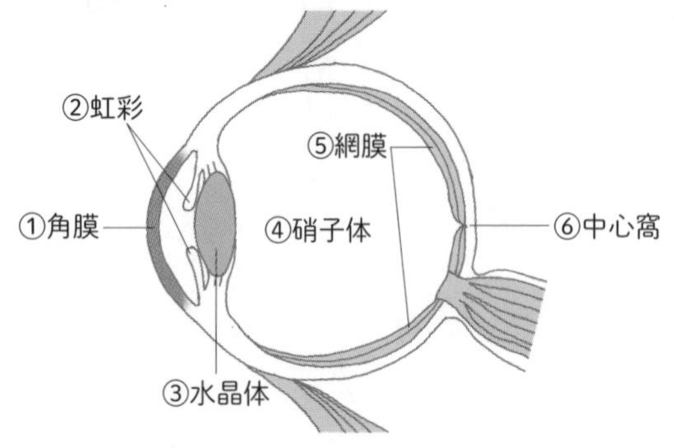

(1) 角膜

光を眼球内に透過させて、光を屈折させるものです。角膜は、眼球の前方にあり、血管のない、無色透明な組織です。

(2) 虹彩（こうさい）・瞳孔

眼内に入る光の量を調節するものです。カメラに例えると、**しぼりのような働き**をします。虹彩の中心部を瞳孔といい、黒目の部分にあたります。瞳孔の大きさを変えることで、**光の量を調整**しています。※1

※1 瞳孔は、明るい所では小さくなって、暗い所では、大きくなるんだよ。

(3) 水晶体

厚さを変えることによって焦点距離を調節して網膜の上に像を結ぶものです。カメラに例えると、レンズのような働きをします。※2

※2 つまり水晶体はピント調節するんだよ！

(4) 硝子体

眼球の形を内側から維持するものです。眼球の大部分を占めるゲル状の透明な組織です。

(5) 網膜

光を映像信号に変換するものです。カメラに例えるとフィルムのようなものです。

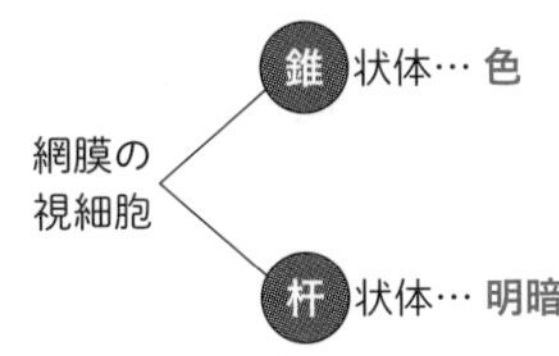

網膜には、**明るい所で働き色を感じる錐状体**（すいじょうたい）と、**暗い所で働き弱い光や明暗を感じる杆状体**（かんじょうたい）の２種類の**視細胞**があります。※3

※3 ゴロ合わせで「スイショク」「カンメイ」って覚えよう！

(6) 黄斑部の中心窩

瞳孔から眼底を覗いたときの正面にあたる部分を黄斑（おうはん）といい、その中心を中心窩（か）といいます。中心窩には、錐状体の細胞が密集しており、物の形や色彩をはっきりと見分けることができます。※4

※4 本試験では、「視力の鋭敏な部位」という表現で出題されるよ。

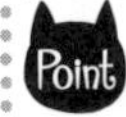
焦点を合わせるのは「水晶体」の働きです。「硝子体」ではありません。

2. 暗順応と明順応

暗順応	明るいところから急に暗いところに入ると、初めは見えにくいが、徐々に見えるようになること※5
明順応	暗いところから急に明るいところに出ると、初めはまぶしくて見えにくいが、徐々に見えるようになること

※5 暗順応の定義が問われるよ。

3. 近視、遠視、乱視（屈折異常）

人の眼は、**水晶体によりピントを調節**して物をみることができます。このピントの調整が上手くいかない状態を屈折異常といいます。屈折異常により**近視**、**遠視**、**乱視**がおこります。

(1) 正視

眼に入ってきた平行光線が網膜に正しく像を結ぶ状態をいいます。※6

※6 つまり、ピントがあってるってことだよ！

(2) 近視

> ※7 角膜から網膜までの長さのことだよ。

眼軸※7**が長い**ために、眼に入ってきた平行光線が**網膜の前方で像を結ぶ**ため、近いものにはピントがあいますが、遠いものがよく見えない状態です。凹レンズによって矯正します。

眼軸
①正視
②近視

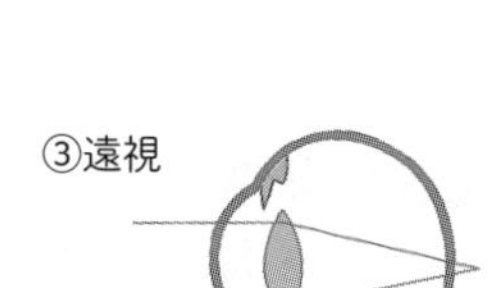

③遠視

(3) 遠視

眼軸が短いために、眼に入ってきた平行光線が**網膜の後方で像を結ぶ**ため、近いものも遠いものもよく見えない状態です。

凸レンズで矯正します。

(4) 乱視

角膜が歪んでいたり、表面に凹凸があるために、眼軸などに異常がなくても、眼に入ってきた平行光線が、網膜に正しく像を結ばない状態です。円柱レンズで矯正します。

(5) 老視（老眼）

加齢によって水晶体が変性し、調節できる範囲が狭まることにより、近点※8が遠くなり、遠点※8が近くなる状態です。近くを見るときに凸レンズで矯正することが多いです。

> ※8「近点」は最も近くの距離、「遠点」は最も遠くの距離のことだよ。

- 近視と遠視の違いを明確にしましょう。本試験では、眼軸の長さをひっかけた問題が出題されます。※9

> ※9 判断ポイントは、
> 眼軸長い➡近視
> 眼軸短い➡遠視
> だよ。

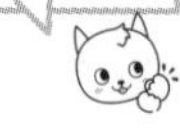

4．視力検査

視力には、遠方視力と近方視力があります。一般的に健康診断で行う視力検査は、遠方視力検査（遠距離視力検査）で、**5mの距離**で実施します。

2 聴覚と平衡感覚 頻出

1．耳の構造と機能

耳は、**外耳**、**中耳**、**内耳**の３つに分かれています。※10

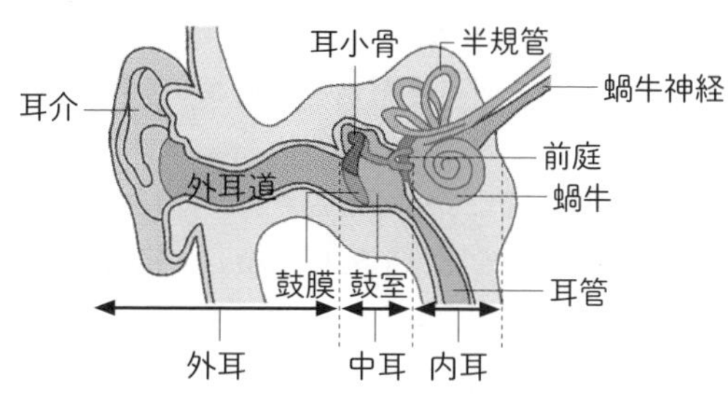

※10 耳は、聴覚と平衡感覚をつかさどる器官だよ。

(1) 外耳

外耳は、音を集める役割を持っており、**耳介**（じかい）と**外耳道**（がいじどう）から構成されています。※11 **耳介**は顔の外に出ている器官です。周囲の音を集めたり、音源の位置を感知します。**外耳道**は、鼓膜につながる器官のことで、耳介で集めた空気の振動を中耳に導きます。

※11 わかりやすくいうと、耳と耳の穴のことだよ。

(2) 中耳

中耳は、鼓膜から内耳へ振動（音）を伝える役割をもっており、**鼓膜**、**鼓室**、**耳小骨**（じしょうこつ）、**耳管**から構成されています。**鼓膜**は外耳と内耳を隔てる薄い膜です。鼓膜の内側には、**鼓室**（こしつ）と呼ばれる空洞があり、**耳小骨**が収まっています。鼓室は、耳管によって咽頭（いんとう）に通じています。**耳管**は、耳と鼻をつなぐ管のことで、**耳管により中耳の内圧が外気圧と等しく保たれています**。

(3) 内耳

内耳は、聴覚と平衡感覚を保つ役割をもっており、**蝸牛**（かぎゅう）、**半規管**※12、**前庭**から構成されています。

蝸牛	聴覚	振動（音）を電気信号に変換させ蝸牛神経を通じて脳に伝達する役割
半規管	平衡感覚	身体の**回転の方向や速度**を感じる役割
前庭		身体の**傾きの方向や大きさ**を感じる役割

※12 半規管は3つあるから三半規管といわれているよ。

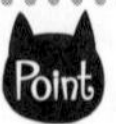
内耳の蝸牛、半規管、前庭の役割を押さえましょう。

2．音が聞こえるしくみ

耳介で集められた音は、空気の振動として**外耳道**を通り、**鼓膜**を振動させます。

この振動が**耳小骨**によって増幅され、内耳の**蝸牛**に伝わり、蝸牛が感じ取った情報を電気信号に変換し、**蝸牛神経**を通じて大脳へ伝えることによって、音として認識されます。

蝸牛はリンパ液に満たされており、内側には有毛細胞という感覚細胞が並んでいます。リンパ液に伝わった振動を有毛細胞が感知し、有毛細胞が蝸牛神経に接触することで、神経が刺激されます。音の周波数に応じて異なる部位の有毛細胞が振動するので※13、音の高さの違いが伝えられます。

※13 それぞれの有毛細胞は、特定の高さの音に対応しているんだよ。

■音が聞こえる流れ

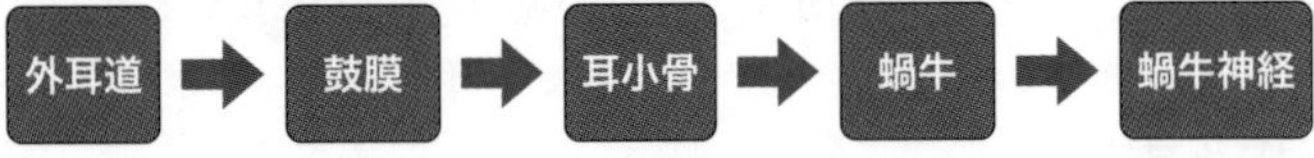

3 その他の感覚器

1．嗅覚

嗅覚は匂いに対する感覚で、物質の化学的性質を感知する感覚といわれています。嗅覚は、わずかな匂いでも感じるほど敏感ですが、**同一の臭気に対しては疲労しやすく**※14、しばらくすると匂いを感じなくなります。

※14 慣れやすいってことだよ。たとえば、温泉地に行くとすぐに硫黄の匂いを感じるけど、しばらくすると気にならなくなるよね。これは匂いに慣れてしまうからなんだ。

2．皮膚感覚

皮膚感覚には、触圧覚、痛覚、温度感覚（温覚・冷覚）などがあります。これらの感覚を受け取るのが、皮膚に広く点在している触点、圧点、痛点、冷点、温点です。これらを感覚点といいます。感覚点のうち、**痛覚を感じる痛点の密度は他の感覚点に比べて高くなっています**。※15

※15 つまり、痛みが一番感じやすいということだよ。痛みは身体の危険に関わるから、すぐに感知して、すぐに反応する必要があるからなんだ。

また、皮膚や口腔などの粘膜には温度感覚が存在します。温度感覚では、**温覚よりも冷覚の方が敏感**です。

3. 深部感覚

深部感覚は、筋肉や腱(けん)にある受容器から得られる身体各部の位置、運動などを認識する感覚のことです。

4. 内臓感覚

内臓感覚とは、内臓の動きや炎症などを感じて、内臓痛を認識する感覚のことです。

- 深部感覚と内臓感覚の定義が入れ替えられた問題が出題されます。深部感覚では内臓の動き等は認識しないと覚えましょう。

試験問題を解いてみよう!

問題1 2022年4月(問41)　チェック欄 □□□

視覚に関する次の記述のうち、誤っているものはどれか。

① 眼は、周りの明るさによって瞳孔の大きさが変化して眼に入る光量が調節され、暗い場合には瞳孔が広がる。

② 眼軸が短すぎることなどにより、平行光線が網膜の後方で像を結ぶものを遠視という。

③ 角膜が歪(ゆが)んでいたり、表面に凹凸があるために、眼軸などに異常がなくても、物体の像が網膜上に正しく結ばれないものを乱視という。

④ 網膜には、明るい所で働き色を感じる錐(すい)状体と、暗い所で働き弱い光を感じる杆(かん)状体の2種類の視細胞がある。

⑤ 明るいところから急に暗いところに入ると、初めは見えにくいが徐々に見えやすくなることを明順応という。

解答・解説

①:正しい
②:正しい
③:正しい
④:正しい
⑤:誤り
「明順応」ではなく「暗順応」です。

解答1	⑤

問題2 **2020年 4 月（問36）** チェック欄 □ □ □

感覚又は感覚器に関する次の記述のうち、正しいものはどれか。

① 物理化学的な刺激の量と人間が意識する感覚の強度とは、直線的な比例関係にある。

② 皮膚感覚には、触圧覚、痛覚、温度感覚（温覚・冷覚）などがあり、これらのうち冷覚を感じる冷覚点の密度は他の感覚点に比べて高い。

③ 網膜の錐(すい)状体は明るい所で働き色を感じ、杆(かん)状体は暗い所で働き弱い光、明暗を感じる。

④ 眼軸が短過ぎるために、平行光線が網膜の後方で像を結ぶ状態は近視である。

⑤ 平衡感覚に関係する器官である前庭及び半規管は、中耳にあって、体の傾きや回転の方向を知覚する。

解答・解説

①：誤り
両者は直線的な比例関係にはありません。刺激の量が一定量を超えると感覚の強度は急に大きくなり、刺激の量が大きすぎると感覚の強度に変化を感じにくくなります。
②：誤り
他の感覚点に比べて密度が高いのは、「冷覚点」ではなく「痛点」です。
③：正しい
④：誤り
「近視」ではなく「遠視」です。
⑤：誤り
「中耳」ではなく「内耳」にあります。

解答2	③

問題3 **2021年10月（問41）** チェック欄 □ □ □

耳とその機能に関する次の記述のうち、誤っているものはどれか。

① 耳は、聴覚、平衡感覚などをつかさどる器官で、外耳、中耳、内耳の三つの部位に分けられる。

② 耳介で集められた音は、鼓膜を振動させ、その振動は耳小骨によって増幅され、内耳に伝えられる。

③ 内耳は、前庭、半規管、蝸牛（うずまき管）の三つの部位からなり、前庭と半規管が平衡感覚、蝸牛が聴覚を分担している。

④ 半規管は、体の傾きの方向や大きさを感じ、前庭は、体の回転の方向や速度を感じる。

⑤ 鼓室は、耳管によって咽頭に通じており、その内圧は外気圧と等しく保たれている。

解答・解説

①：正しい
②：正しい
③：正しい
④：誤り
半規管と前庭の役割が逆です。
⑤：正しい

解答3	④

13 ストレス

重要度 C

ストレスが身体に与える影響を押さえましょう。
出題のポイントが限られているので、試験問題を中心に学習しましょう。

1 ストレスとは

ストレスとは、外部から刺激を受けたときに生じる心身の変化をいいます。外部環境からの刺激を**ストレッサー**といい、ストレッサーに対する反応を**ストレス反応**といいます。

2 ストレッサー

個人にとって適度なストレッサーは、身体的には活動の亢進を、心理的には意欲の向上や作業後の爽快感、満足感等を生じさせます。※1 一方、個人の能力や感性に適合しないようなストレッサーは、心理的には不安、焦燥感（しょうそうかん）、抑（よく）うつ感を、身体的には疲労を生じさせることがあります。

※1 たとえば、大勢の前でスピーチすることになったら、本番前は緊張するけど、成功したときは達成感があって満足するよね。

ストレッサーには、次のようなものがあります。

物理的・化学的	騒音、気温、湿度、混雑、公害　等
生理学的	空腹、疲労　等
心理・社会的	人間関係、**昇進・昇格**、転勤　等

職場におけるストレスの原因に、昇進や昇格、転勤、配置替え等や、職場環境における騒音、気温、湿度、悪臭等がなることがあります。

3 ストレス反応

ストレッサーは、その形態や程度に応じて、自律神経系と内分泌系に影響を与え、心身の行動を亢進したり抑圧します。

ストレッサーにより、自律神経系では交感神経が働き、副腎髄質から**ノルアドレナリン、アドレナリンなどのカテコールアミン（神経伝達物質）の分泌が亢進**され、内分泌系からは、**コルチ**

※2 ストレッサーに応じてこれらの物質の分泌が亢進されるんだよ。減少されるんじゃないからね。

ゾールなどの副腎皮質ホルモンの分泌が亢進されます(➲7 2)。※2

また、長期間ストレッサーにさらされ続けると、自律神経系や内分泌系による恒常性(ホメオスタシス)(➲8 1)の維持ができなくなり、精神神経科的疾患や内科的疾患を招く場合があります。たとえば、発汗や手足の震えなど自律神経系の障害が生じたり、高血圧症、狭心症、十二指腸潰瘍等の疾患が生じることがあります。

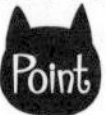

- ストレス反応には、ノルアドレナリン、アドレナリンなどのカテコールアミンや副腎皮質ホルモンが深く関与しています。
- ストレス反応は、個人差が大きいです。

試験問題を解いてみよう!

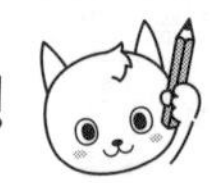

問題1 2013年10月(問44) チェック欄 □ □ □

ストレスに関する次の記述のうち、誤っているものはどれか。

① ストレスにより、自律神経系や内分泌系によるホメオスタシスの維持ができなくなり、心身の健康障害が発生することがある。

② 典型的なストレス反応として、副腎皮質ホルモンの分泌の亢(こう)進がある。

③ ストレス反応は、個人差が大きい。

④ ストレスにより、高血圧症、狭心症、十二指腸潰瘍などの疾患を招くことがある。

⑤ 昇進や昇格がストレスの原因となることはない。

解答・解説

①:正しい
②:正しい
③:正しい
④:正しい
⑤:誤り
昇進や昇格がストレスの原因となることがあります。

解答1	⑤

14 疲労、睡眠

重要度 B

出題のポイントが限られているので、試験問題を中心に学習しましょう。睡眠では睡眠に関与するホルモンがポイントになります。

1 疲労

1．産業疲労

働くことが原因となって生じた疲労のことを、産業疲労といいます。産業疲労は、生体に対する労働負荷が大きすぎることにより引き起こされます。疲労の回復や蓄積は、睡眠時間や休日の過ごし方などの日常生活ともかかわっているので、疲労を後へ持ち越さないようにすることが大切です。

また、産業疲労は疲労徴候の現れ方により、**急性疲労、日周性疲労、慢性疲労**などに分類することができます。※1

※1 こんなイメージだよ。
急性疲労
短時間で発生する疲労
↓
日周性疲労
前日の疲れが翌日まで残る疲労
↓
慢性疲労
睡眠によって疲れが取れず半年以上続く疲労

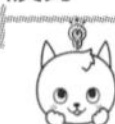

2．疲労の分類

疲労は、次のように分類されます。**近年の職場では、精神的疲労、静的疲労、局所疲労などが課題**となっています。※2

※2 パソコンを使った作業が増えていることを考えると、うなずけるよね。

身体的疲労	身体的活動によって生じた疲労
精神的疲労	精神的活動によって生じた疲労

動的疲労	身体の活動により生じた疲労
静的疲労	長時間、同一姿勢を保つことにより生じた疲労

全身疲労	全身の負担となる疲労
局所疲労	体の一部の筋肉を使うことによる疲労

3．疲労の測定

疲労の測定は、自覚的に測定する方法、他覚的に測定する方法、生理学的に測定する方法に分けられます。自覚的に測定する方法としては、厚生労働省が公開している「労働者の疲労蓄積度自己診断チェックリスト」などの調査表が用いられます。

また、生理学的に測定する方法としては、自律神経の機能を調べる心拍変動（HRV）解析などや感覚神経の機能を調べる2点弁別閾（いき）検査などが用いられます。

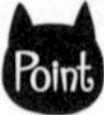

疲労に関する問題の選択肢として、METs（➲6 4）が出題されます。関連づけて覚えましょう。

2 睡眠

1．睡眠

疲労を回復させるために、睡眠は重要な役割を果たします。**睡眠中には、副交感神経系の働きが活発**になり、**体温の低下**や、**心拍数の減少**がみられます。（➲11 4）

(1) 睡眠に関与するホルモン

睡眠に関与するのは、次のホルモンです（➲7 2）。

メラトニン	松果体から分泌	**夜間に分泌が上昇するホルモン。**※3**睡眠と覚醒のリズムの調節に関与している**
コルチゾール	副腎皮質から分泌	**血糖値の調節などの働きをするホルモン。**1日の活動リズムを整える 分泌量は明け方から増加し始め、起床前後で最大となる※4

睡眠と覚醒のリズムの調節に関与するホルモンは、「メラトニン」です。「セクレチン」ではありません。

(2) レム睡眠とノンレム睡眠

睡眠は、**睡眠中の目の動き**などによって**レム睡眠**と**ノンレム睡眠**に分類されます。入眠直後は、ノンレム睡眠が生じます。

睡眠中は、レム睡眠とノンレム睡眠を90分から120分の周期で繰り返しています。

レム睡眠	ノンレム睡眠
眠りの浅い状態※5	熟睡状態（**安らかな眠りで、脳は休んだ状態**）
眼球が動く※6	眼球が動かない

※3 メラトニンは、夜が来たことを身体に伝えて、寝る環境を整える役割だから、夜に分泌が増えるんだよ。

※4 コルチゾールは、朝が来たことを身体に伝えて、起きる環境を整える役割だよ。目覚めやすいように血糖値を上げるんだ。

※5 レム睡眠中は、夢をよく見るらしいよ。

※6 本試験では、「急速眼球運動を伴うもの」という表現で出題されるよ。

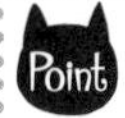

レム睡眠が眠りの浅い状態、ノンレム睡眠が熟睡状態という点を押さえましょう。

(3) その他

睡眠と食事は深く関係しているため、就寝直前の過食は、肥満のほか不眠を招くことになります。

2. 概日（がいじつ）リズム（サーカディアンリズム）

睡眠と覚醒のリズムのように、**約1日の周期で繰り返される生物学的リズム**を**概日リズム（サーカディアンリズム）**といいます。このリズムの乱れは、疲労や睡眠障害※7の原因となります。

夜間に働き、昼間に睡眠する場合は、概日リズム（サーカディアンリズム）に反することになるので、身体の機能を乱すことになり、一般には、就寝から入眠までの時間が長くなり、睡眠時間が短縮され、睡眠の質も低下します。

※7 体内時計の周期を外界の24時間周期に適切に同調させることができないために生じる睡眠の障害を**概日リズム睡眠障害**というよ。

試験問題を解いてみよう！

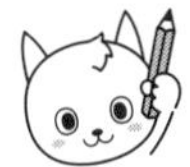

問題1 2021年10月（問44） チェック欄 □□□

睡眠に関する次の記述のうち、誤っているものはどれか。

① 睡眠と覚醒のリズムのように、約1日の周期で繰り返される生物学的リズムをサーカディアンリズムといい、このリズムの乱れは、疲労や睡眠障害の原因となる。

② 睡眠は、睡眠中の目の動きなどによって、レム睡眠とノンレム睡眠に分類される。

③ コルチゾールは、血糖値の調節などの働きをするホルモンで、通常、その分泌量は明け方から増加し始め、起床前後で最大となる。

④ レム睡眠は、安らかな眠りで、この間に脳は休んだ状態になっている。

⑤ メラトニンは、睡眠に関与しているホルモンである。

解答・解説

①：正しい
②：正しい
③：正しい
④：誤り
「レム睡眠」ではなく「ノンレム睡眠」です。
⑤：正しい

解答1	④

第2章

労働衛生

（有害業務に係るもの以外のもの）

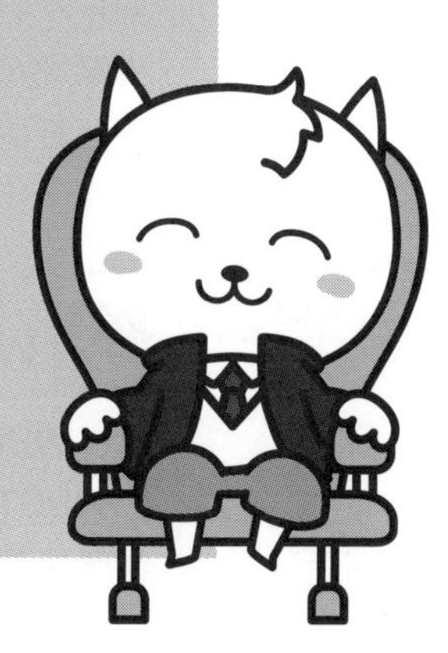

この章で学ぶこと

この章では、温度環境や空気環境をはじめ、食中毒、一次救命措置、脳血管障害・虚血性心疾患など幅広い範囲を学習します。興味を持って取り組みましょう。また、メタボリックシンドロームの基準値などの健康の保持増進対策や、情報機器作業における労働衛生管理、職場における受動喫煙防止対策などについて学びます。

試験の特徴

この章からの出題数は、７問です。得点しやすい問題が出題される一方で、新しい指針（ガイドライン）からも出題されるので、基準点を確保するために基本的な問題のとりこぼしがないよう注意が必要です。

また、本試験では、計算式の穴抜き問題や事例による計算問題が出題されることもあります。

1 温熱環境

重要度 C

WBGTを中心に学習しましょう。特に、計算式が出題されます。正確に覚えましょう。

この項目は、試験の出題頻度が低いので、サラッと読めば大丈夫だよ。

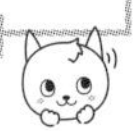

1 温熱環境

暑い・寒いと感じる温度感覚を左右する環境条件を温熱環境といいます。温熱環境は、**気温**、**湿度**、**気流**及び**ふく射熱（放射熱）**の４要素によって決まります。このうち、気温、湿度、気流を温熱条件といいます。温熱条件を評価する場合、一般的には、それぞれの要素を測定しますが、**WBGT（湿球黒球温度）**[※1]という一つの尺度で表すことができます。

※1 暑さ指数ともいうよ。蒸し暑さを1つの単位で総合的に表しているんだ。

2 WBGT（湿球黒球温度）

1．WBGTとは

WBGTは、**気温**、**湿度**、**気流**及び**ふく射熱**を総合的に考慮して**暑熱環境による熱ストレスの評価を行う**指標[※2]です。WBGTは、**自然湿球温度**、**黒球温度**、**乾球温度**を基に計算されます。具体的には、次の測定装置の測定値を基に計算します。[※3]

※2 判断したり評価するための目印となるものだよ。

※3 WBGTは、気温と同じ℃で表されるよ。ただ、その値は気温と異なるので注意だよ。

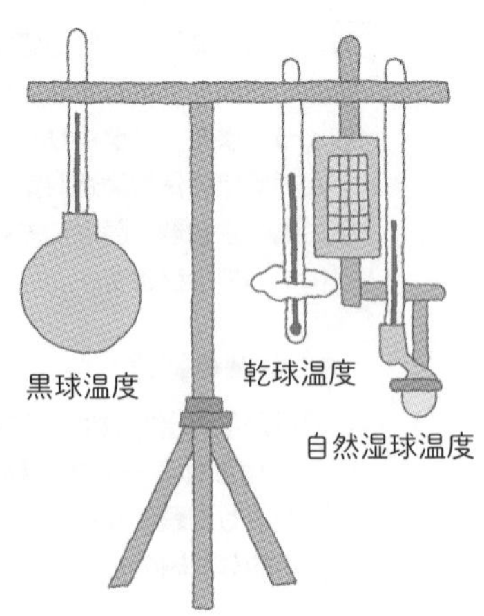

自然湿球温度　水で湿らせたガーゼを温度計の球部に巻いて観測します。

黒球温度　黒色に塗装された薄い銅板の球の中心に温度計を入れて、直射日光にさらされた状態での球の中の平衡温度を観測します。

乾球温度　通常の温度計を使って、そのままの気温を観測します。

■WBGT値の計算式

屋外で太陽照射のある場合	0.7×自然湿球温度＋0.2×黒球温度＋0.1×乾球温度
・屋内の場合 ・屋外で太陽照射のない場合	0.7×自然湿球温度＋0.3×黒球温度

※4 WBGT値の計算式で用いる温度の名称がポイントだよ！

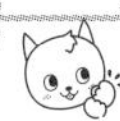

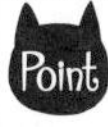

- 屋内の場合や屋外で太陽照射のない場合のWBGT値は、「自然湿球温度」と黒球温度の値から算出されます。「乾球温度」と黒球温度の値ではありません。※4

2．WBGT基準値に基づく評価等

WBGTは、熱中症対策として活用されています。※5

※5 熱中症はⅠ度からⅢ度までに分類されるよ。一番重症なのは、**Ⅲ度**だよ。（➲第4章 4 1）

WBGTには基準値（以下、「WBGT基準値」といいます。）が定められています。WBGT基準値は、健康な作業者を基準に、ばく露してもほとんどの者が有害な影響を受けないレベルに相当するものとして設定されており、次のような特徴があります。

- 身体に対する負荷が大きい作業の方が、負荷が小さな作業よりも**小さな値**となる。
- 暑熱順化者※6に用いる値の方が、暑熱非順化者※7に用いる値よりも**大きな値**となる。

※6 暑さに身体が慣れている人のことだよ。

※7 暑さに身体が慣れていない人のことだよ。

WBGT値がWBGT基準値を超えている場合は、**熱中症にかかるリスクが高まっている**と判断されます。そのため、次のような対策を講じる必要があります。

- **冷房などにより、作業場所のWBGT値の低減を図ること**
- **代謝率レベル（身体作業強度）の低い作業に変更すること**
- WBGT基準値より低い値での作業に変更すること

なお、職場における熱中症を予防するための対策は、通達により次のように定められています。

(1) 作業環境管理

① WBGT値の低減に努めるため、高温多湿作業場所※8に適度な通風や冷房を行うための設備を設けること。

※8 WBGT基準値を超えているか、超えるおそれのある作業場所のことだよ。

② 休憩場所等の整備として、水分や塩分の補給を定期的かつ容易に行えるよう高温多湿作業場所に飲料水などの備付等を行うこと。

(2) 作業管理

① 高温多湿作業場所において労働者を作業に従事させる場合には、暑熱順化※9の有無が、熱中症の発症リスクに大きく影響することを踏まえ、次のように、計画的に、暑熱順化期間を設けることが望ましいこと。

※9 熱に慣れてその環境に適応することをいうよ。

- **作業を行う者が暑熱順化していない状態から7日以上かけて熱へのばく露時間を次第に長くすること**
- 熱へのばく露が中断すると4日後には暑熱順化の顕著な喪失が始まり3～4週間後には完全に失われること

② 自覚症状の有無にかかわらず、水分や塩分の作業前後の摂取及び作業中の定期的な摂取を指導するとともに、労働者の水分や塩分の摂取を確認するための表の作成、作業中の巡視における確認等により、定期的な水分や塩分の摂取の徹底を図ること。

③ 労働者の健康状態を確認し、熱中症を疑わせる兆候が表れた場合において速やかな作業の中断その他必要な措置を講ずること等を目的に、高温多湿作業場所での作業中は巡視を頻繁に行うこと。

(3) 健康管理

① 作業開始前に労働者の健康状態を確認すること。作業中は巡視を頻繁に行い、声をかける等して労働者の健康状態を確認すること。

② 休憩場所等に体温計、体重計等を備え、必要に応じて、体温、体重その他の身体の状況を確認できるようにすることが望ましいこと。

3 その他の温熱指標等

その他の温熱指標等として、次のようなものがあります。

実効温度（感覚温度）	人の温度感覚に基礎を置いた指標。気温、湿度、気流の総合効果を温度目盛りで表したもの
不快指数	温熱環境の不快度を示す指標。乾球温度と湿球温度を用いて計算により求める。
至適温度	暑からず、寒からず最適と感じられる温度
相対湿度※10	**空気中の水蒸気量（水蒸気分圧）と、その温度における飽和水蒸気量**（ほうわすいじょうきりょう）※11との比を百分率で示したもの。**乾球温度と湿球温度**によって求める。

※10 空気中に含まれる水蒸気の割合を表したものだよ。

※11 1㎥の空気中に含むことができる最大の水蒸気量のことさ。

試験問題を解いてみよう！

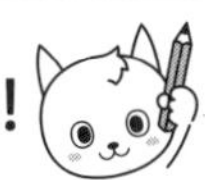

問題1 2種：2022年4月（問12）　チェック欄 □ □ □

温熱条件に関する次の記述のうち、誤っているものはどれか。

① WBGTは、日射がない場合は、自然湿球温度と黒球温度の測定値から算出される。

② 熱中症はⅠ度からⅢ度までに分類され、このうちⅢ度が最も重症である。

③ WBGT基準値は、健康な作業者を基準に、ばく露されてもほとんどの者が有害な影響を受けないレベルに相当するものとして設定されている。

④ WBGT基準値は、身体に対する負荷が大きな作業の方が、負荷が小さな作業より小さな値となる。

⑤ 温度感覚を左右する環境条件は、気温、湿度及びふく射（放射）熱の三つの要素で決まる。

解答・解説

①：正しい
②：正しい
③：正しい
④：正しい
⑤：誤り
「気温、湿度及びふく射（放射）熱の三つの要素」ではなく「気温、湿度、気流及びふく射（放射）熱の四つの要素」で決まります。

解答1	⑤

2 空気環境

重要度 C

必要換気量を中心に学習しましょう。試験問題を使って計算問題に対応できるようにすることが必要です。

この項目は、試験の出題頻度が低いので、サラッと読めば大丈夫だよ。

1 換気

1．換気

換気とは、室内の空気を入れ換えることで、次の方法があります。

自然換気	自然の風や温度差等によって換気する方法
機械換気	送風機等の機械設備を使って換気する方法

人間の呼気の成分の中で、酸素濃度は約16%、二酸化炭素濃度は約4%のため、換気をしないと二酸化炭素の濃度が高くなり、空気環境が悪くなります。

2．必要換気量

室内において、衛生上入れ換える必要のある空気の量を、**必要換気量**といい、次の計算式で算出します。必要換気量は、通常、1時間に交換される空気の量で表します。

$$\text{必要換気量}(m^3/h) = \frac{\text{在室者全員が1時間に呼出する二酸化炭素量}(m^3/h)}{\text{室内二酸化炭素基準濃度} - \text{外気の二酸化炭素濃度}^{※1}}$$

<算出の際に用いる数値>

- **室内二酸化炭素基準濃度**：**0.1%（1,000ppm）**
- 外気の二酸化炭素濃度　：**0.03〜0.04%**（300〜400ppm）

※1 計算問題が出たときは、二酸化炭素の濃度の単位に注意！%のときは100倍するし、ppm（ピー・ピー・エム）のときは100万倍して計算するんだよ。

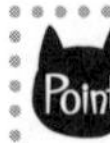

Point 本試験では、次のような問題が出題されます。

Q1　事務室における必要換気量Q（㎥/h）を算出する式は？

A　室内二酸化炭素濃度の測定値（%）
B　室内二酸化炭素基準濃度（%）
C　外気の二酸化炭素濃度（%）
D　在室者全員が1時間に呼出する二酸化炭素量（m^3/h）

A　$Q = \frac{D}{B - C} \times 100$ ※1

Q2　事務室内において、空気を外気と入れ換えて二酸化炭素濃度を1,000ppm以下に保った状態で在室することのできる最大の人数は？　外気の二酸化炭素濃度を400ppm、外気と入れ換える空気量を500m³/h、1人あたりの呼出二酸化炭素量を0.018m³/hとする。※2

$$500m^3/h = \frac{0.018m^3/h \times Ⓧ}{1{,}000ppm - 400ppm} \times 1{,}000{,}000$$ ※1

Ⓧ= 16.6666… ≒ 16　　A　16人

※2 問題文を計算式に当てはめよう！「外気と入れ替える空気量」が必要換気量だよ。それから、在籍者全員が呼出する二酸化炭素量は、「1人あたりの量×労働者数（この問題ではⓍ）」で計算するよ。

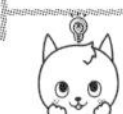

2 空気調和設備等による調整

空気調和設備※3又は機械換気設備※4を設けている場合は、常時労働者を就業させる室に供給される二酸化炭素の含有率及び気流が次の基準に適合するよう設備調整が必要です。

二酸化炭素の含有率	**100万分の1,000以下**
気流	**0.5m/秒以下**とし、室内に流入する空気が特定の労働者に直接、継続して及ばないようにすること

※含有率…1気圧、温度25℃とした場合の空気中に占める割合

※3 空気を浄化し、その温度、湿度、流量を調節して供給できる設備だよ。

※4 空気を浄化し、流量を調節して供給できる設備だよ。

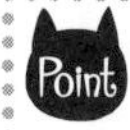

事務所衛生基準規則と同じ内容です（➲第3章9 2）。数字要件を中心に一緒に覚えましょう。

試験問題を解いてみよう！

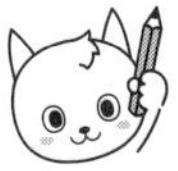

問題1　2種：2022年10月（問11）　チェック欄 □□□

事務室内において、空気を外気と入れ換えて二酸化炭素濃度を1,000ppm以下に保った状態で、在室することのできる最大の人数は次のうちどれか。ただし、外気の二酸化炭素濃度を400ppm、外気と入れ換える空気量を600㎥/h、1人当たりの呼出二酸化炭素量を0.016㎥/hとする。

①　10人　②　14人　③　18人　④　22人　⑤　26人

解答・解説

$$600㎥/h = \frac{0.016㎥/h \times Ⓧ人}{1{,}000ppm - 400ppm} \times 1{,}000{,}000$$

Ⓧ人＝22.5人（小数点以下は切捨て）

解答1	④

3 視環境（採光、照明、彩色）

重要度 C

試験問題を中心に学習すると効果的です。数字要件のひっかけに注意しましょう。

この項目は、試験の出題頻度が低いので、サラッと読めば大丈夫だよ。

1 視環境とは

視環境とは、採光や照明、彩色など人の視覚に関わる環境をいいます。視環境は、作業場の快適性や労働者の作業能率に大きな影響を与えます。

2 照度

照度とは、光に照らされている面の明るさの度合いを示したものです。**照度の単位はルクス（lx）**で、**1ルクス**は光度1カンデラ（cd）※1の光源から**1m**離れた所で、その光に直角な面が受ける明るさです。

※1 1方向に出る光線の強さを表す単位のことだよ。

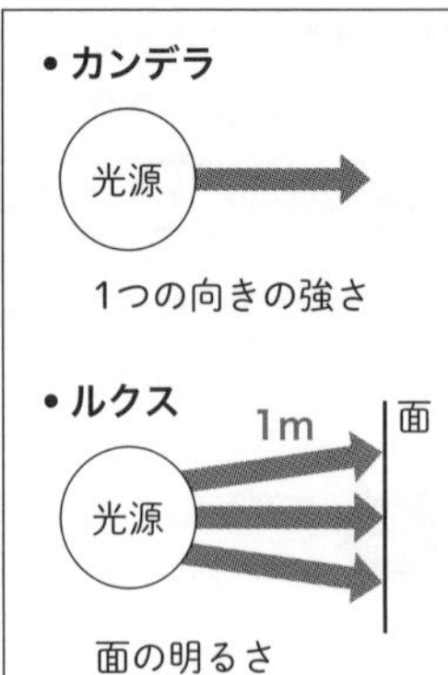

事務所において労働者が常時作業をする場合の照度基準は、事務所衛生基準規則（以下「事務所則」といいます。）に定められています。（➲第3章9 2）

■作業ごとの照度の最低基準

	一般的な事務作業	付随的な事務作業※2
基準	**300ルクス以上**	**150ルクス以上**

※2 たとえば、資料を袋詰めするときなど、事務作業のうち文字を読み込んだり、資料を細かく識別したりする必要のないものが該当するよ。

Point 数字要件を押さえましょう。1ルクスは、光源から「10m」ではなく、「1m」離れた所で受ける面の明るさです。

3 光の方向

前方から明かりを取るときは、眼と光源を結ぶ線と視線とで作る角度が、**30°以上**になるようにします。

また、あらゆる方向から同程度の明るさの光がくると、見るものに影ができなくなり、立体感がなくなってしまうことがあります。

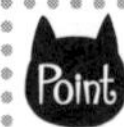

前方から明かりを取るときに、眼と光源を結ぶ線と視線とで作る角度を40°程度にすることは、前記の基準を満たしています。

4 グレア

グレアとは、不快感や疲労を生じさせるようなまぶしさのことをいいます。作業中に労働者の視野内にグレアが生じないように作業位置を工夫したりすることが必要になります。

5 彩色

室内の彩色で、明度※3の高い色彩は、光の反射率が高くなることから照度を上げる効果があるので、**目より上方の壁や天井は明るい色を用い**、**目の高さ以下は**、まぶしさを防ぎ安定感を出すために**濁色**※4**を用いる**とよいといわれています。

彩度※5を高くしすぎると交感神経の緊張を招くので、長時間滞在する室内での作業の場合は、疲労を招きやすいとされています。

※3 色の明るさだよ。

※4 くすんだ色だよ。

※5 色の鮮やかさのことだよ。

6 照明

電灯や蛍光灯などの人工照明によって物を照らし見やすくすることを照明といいます。照明は、全般照明と局部照明に分かれます。

全般照明と局部照明を併用する場合、全般照明の照度は局部照明の照度の10分の1以上であることが望ましいとされています。

また、**照明設備は6か月以内ごとに1回、定期に点検**するよう安衛則に定められています。

※6 たとえば、全般照明による照度を局部照明による照度の5分の1程度にする場合は基準を満たすけど、15分の1程度にする場合は基準を満たさないよ。具体例が出たときは、分母の数字を合わせて、基準と比較しようね。

■全般照明

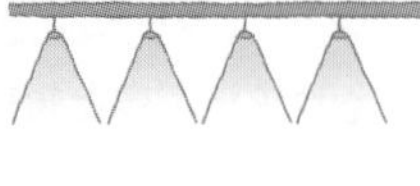

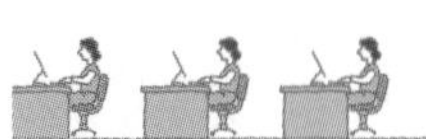

作業場全体を明るくする照明

■局部照明

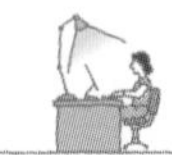

手元など特定の狭い範囲を明るくする照明

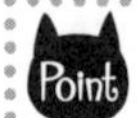

Point 全般照明と局部照明を併用する場合の具体例に対応できるようにしましょう。※6

試験問題を解いてみよう！

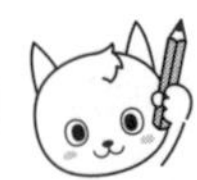

問題1 2種：2021年4月（問13） チェック欄 □ □ □

照明などの視環境に関する次の記述のうち、誤っているものはどれか。

① 前方から明かりを取るときは、眼と光源を結ぶ線と視線とで作る角度が、40°程度になるようにしている。

② 照明設備については、6か月以内ごとに1回、定期に点検し、汚れなどがあれば清掃又は交換を行っている。

③ 全般照明と局部照明を併用する場合、全般照明による照度は、局部照明による照度の5分の1程度になるようにしている。

④ 照度の単位はルクスで、1ルクスは光度1カンデラの光源から10m離れた所で、その光に直角な面が受ける明るさに相当する。

⑤ 室内の彩色で、明度を高くすると光の反射率が高くなり照度を上げる効果があるが、彩度を高くしすぎると交感神経の緊張により疲労を招きやすい。

解答・解説

①：正しい
②：正しい
③：正しい
④：誤り
光源から「10m」ではなく「1m」離れた所で受ける明るさです。
⑤：正しい

解答1	④

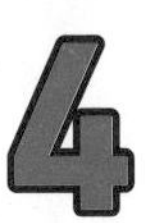

4 感染症

重要度 B

言葉の定義を正確に押さえましょう。
また、感染経路では、飛沫感染と空気感染が重要です。

1 感染症の特徴

1．感染症とは

感染症とは、病原性[※1]が人間の抵抗力よりも強くなった場合に、感染によって症状が引き起こされることをいいます。

微生物による感染症は、病原性が非常に強い場合は、誰でも感染しますが、人間の抵抗力が非常に弱い場合は、普段感染しないような病気を発症させることがあります。このことを**日和見感染**（ひよりみかんせん）といいます。

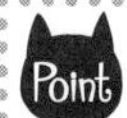

- 本試験では、「日和見感染」を「不顕性感染（ふけんせいかんせん）[※2]」と引っかけることがあります。言葉の違いに注意しましょう。

※1 細菌やウイルスなどの病原体が、他の生物に感染して宿主に感染症を起こす性質や能力のことをいうよ。

※2 病原体の感染を受けたにもかかわらず，感染症状が現れない状態が継続することだよ。

2．キャリアー（保菌者）

感染が成立した後に症状が現れるまでの間にある者を**キャリアー（保菌者）**といいます。

キャリアー（保菌者）は、感染したことに気づかず、自らが感染源となって病原体をばらまいてしまうことがあります。

3．感染経路

感染症の感染経路は、接触感染、**飛沫感染**、**空気感染**、物質媒介型感染、昆虫などを媒介した感染の５つに分類されます。

試験対策としては、次の感染経路が重要です。

■主な感染経路

	感染原因等	感染症例
接触感染	感染源と、直接、接触することによって感染するもの。患者を適切に隔離しないことが原因で起こる。医療施設など同じ施設内で感染する頻度が高い。	•はしか •水痘(みずぼうそう) 等
飛沫感染	**感染源の人が、咳やくしゃみをすることで、唾液に混じった微生物が飛散して感染するもの。**飛沫は、空気中に浮遊し続けることはない。	•インフルエンザ •新型コロナウイルス感染症 •普通感冒(ふつうかんぼう)※3 等
マイクロ飛沫感染	5μm未満の微細な粒子が、換気の悪い密室において漂い感染する。	•新型コロナウイルス感染症
空気感染	微生物を含む飛沫の水分が蒸発し、5μm以下の小粒子として長時間空気中に浮遊して感染するもの。感染源の人と同じ空気を呼吸していることが原因となる※4。	•結核 •はしか •水痘(みずぼうそう) 等

※3 一般的に風邪といわれるものだよ。

※4 感染源の人の部屋と空調が連結している別の部屋にいる場合も、空気感染することがあるよ。

Point
•本試験では、飛沫感染と空気感染の定義が入れ替えられるので、正確に押さえましょう。※5

※5 問題文に「咳やくしゃみをしたときに唾液が飛散する」と書かれていたら「飛沫感染」だよ。

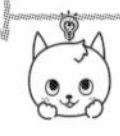

2 呼吸器感染症

1．インフルエンザ

インフルエンザウイルスには、A型、B型、C型の3つの型がありますが、流行するのは、主にA型とB型です。※6

※6 日本においてインフルエンザの流行は、毎年11月下旬ごろに始まり、5月上旬までに減少することが多いといわれているよ。

潜伏期間は1日から3日間ほどで、一般的には38度以上の高熱や、頭痛、全身の倦怠感、関節痛が突然現れます。1週間ほどで回復しますが、風邪に比べて全身症状が強いことが特徴です。

予防には、うがいや手洗いを実行するとともに、インフルエンザワクチンを接種することが望ましいといわれています。

2．風しん

風しんは、発熱、発疹(はっしん)、リンパ節腫脹(しゅちょう)を特徴とするウイルス性発疹症です。免疫のない女性が妊娠初期に風しんにかかると、胎児に感染し出生児が先天性風しん症候群（CRS）となる危険性があります。

風しんは、風しんウイルスを含んだ咳やくしゃみなどによる飛沫を吸い込んで感染します。予防には、うがいや手洗いとともに、ワクチン接種の勧奨等が行われています。

3. 新型コロナウイルス

新型コロナウイルス感染症は、新しく発生したウイルス感染症です。潜伏期間は２日から６日間ほどで、発熱やのどの痛み、長引く咳、強い倦怠感等の症状が出ることが多いです。予防には、マスクの着用、手洗いの励行（れいこう）に加え、密閉・密集・密接を避ける取組みが行われています。職場では、在宅勤務の推奨や、会議等の通信方式の導入、室内の換気、手指の消毒用品の設置、会食の自粛、ワクチン接種の勧奨等が行われています。

試験問題を解いてみよう！

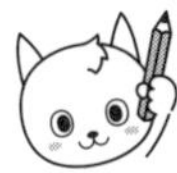

問題1 2022年４月（問34） チェック欄 □ □ □

感染症に関する次の記述のうち、誤っているものはどれか。

① 人間の抵抗力が低下した場合は、通常、多くの人には影響を及ぼさない病原体が病気を発症させることがあり、これを不顕性感染という。

② 感染が成立し、症状が現れるまでの人をキャリアといい、感染したことに気付かずに病原体をばらまく感染源になることがある。

③ 微生物を含む飛沫（まつ）の水分が蒸発して、5μm 以下の小粒子として長時間空気中に浮遊し、空調などを通じて感染することを空気感染という。

④ 風しんは、発熱、発疹（しん）、リンパ節腫脹（ちょう）を特徴とするウイルス性発疹（しん）症で、免疫のない女性が妊娠初期に風しんにかかると、胎児に感染し出生児が先天性風しん症候群（CRS）となる危険性がある。

⑤ インフルエンザウイルスにはＡ型、Ｂ型及びＣ型の三つの型があるが、流行の原因となるのは、主として、Ａ型及びＢ型である。

解答・解説

①：誤り
「不顕性感染」ではなく「日和見感染」です。
②：正しい
③：正しい
④：正しい
⑤：正しい

解答1	①

5 食中毒

重要度 A

食中毒の分類と代表的な原因菌を覚えましょう。特に、細菌性食中毒がよく出題されます。

1 食中毒

食中毒は飲食物が原因となる中毒をいい、次の分類があります。

食中毒の分類			原因菌
細菌性食中毒	感染型	**食物に付着した細菌そのものの感染によって起こる食中毒**	サルモネラ菌 **ウエルシュ菌**　等
	毒素型	**食物に付着した細菌が増殖する際に産生した毒素によって起こる食中毒**	ボツリヌス菌 **セレウス菌** **黄色ブドウ球菌**　等
ウイルス性食中毒		ウイルスが寄生した食品を食べることによって起こる食中毒	**ノロウイルス**　等
自然毒食中毒	動物性	毒素をもった動物を食べることによって起こる食中毒	テトロドトキシン（フグ毒）　等
	植物性	毒素をもった植物を食べることによって起こる食中毒	毒キノコ　等
化学性食中毒		有毒な化学物質が混入した食物を食べることによって起こる食中毒	**ヒスタミン**　等

2 細菌性食中毒

細菌性食中毒の主な原因菌には、次のようなものがあります。

1. 感染型

サルモネラ菌	**鶏卵が発生原因**になることが多い。成人では通常8～48時間の潜伏期間あり
腸炎ビブリオ※1（病原性好塩菌）	塩水を好む。真水や熱に弱い。潜伏期間は10～24時間。激しい腹痛と下痢が起こる
カンピロバクター	鶏や牛などの腸に住み、食品や飲料水を通して感染する。潜伏期間は2～7日

※1 この菌は、2～3％の食塩が存在する環境で一番増殖するので、病原性好塩菌ともいわれるんだ。

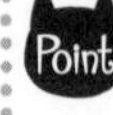

サルモネラ菌やカンピロバクターは、毒素型の食中毒ではありません。

2．毒素型

黄色ブドウ球菌（毒素：**エンテロトキシン**）※2	食品に付着した菌が食品中で増殖した際に生じる毒素により発症。**毒素は熱に強い**。食後3時間で激しい吐き気、嘔吐等を伴う急性胃腸炎症状を起こす
ボツリヌス菌（毒素：**ボツリヌス毒素**）	缶詰、真空パック食品等、酸素のない食品中で増殖し、**毒性の強い神経毒を産生**。菌が芽胞（がほう）という形態をとると長時間煮沸しても死滅しない※3。吐き気、嘔吐等が起こり、**筋肉の麻痺症状**を起こし、最終的には呼吸困難となり死亡することがある
O-157※4 O-111	**腸管出血性大腸菌**。加熱不足の食肉等から摂取される。潜伏期間が3～5日間

※2 フグ毒とのひっかけに注意！ テトロドトキシンはフグ毒、エンテロトキシンは黄色ブドウ球菌だよ。

※3 熱に強い芽胞によって、120℃で4分間以上か100℃で6時間以上の加熱をしなければ、菌は完全に死滅しないんだ。

※4 O-157、O-111は、**ベロ毒素**という毒素を作り出すんだ。出血を伴う下痢が起こるよ。

3 ウイルス性食中毒

ノロウイルス	手指、食品等を介して経口で感染し、腸管で増殖して、嘔吐、下痢、腹痛などの急性胃腸炎を起こす。冬季に集団食中毒として発生することが多い。殺菌にはエタノールや逆性石鹸は効果がなく、**煮沸消毒（しゃふつしょうどく）や塩素系の消毒剤が効果的**である。**潜伏期間は1～2日**

4 化学性食中毒

ヒスタミン	魚、チーズなどに含まれるヒスチジンが細菌により分解されて生成する。**加熱により**分解されない。

試験問題を解いてみよう！

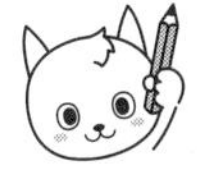

問題1 2021年10月（問32） チェック欄 □□□

細菌性食中毒に関する次の記述のうち、誤っているものはどれか。

① 黄色ブドウ球菌による毒素は、熱に強い。
② ボツリヌス菌による毒素は、神経毒である。
③ 腸炎ビブリオ菌は、病原性好塩菌ともいわれる。
④ サルモネラ菌による食中毒は、食品に付着した細菌が食品中で増殖した際に生じる毒素により発症する。
⑤ ウェルシュ菌、セレウス菌及びカンピロバクターは、いずれも細菌性食中毒の原因菌である。

解答・解説

①：正しい
②：正しい
③：正しい
④：誤り
サルモネラ菌は、「毒素型」ではなく「感染型」の食中毒です。
⑤：正しい

解答1	④

6 労働衛生管理に用いられる統計

重要度 A

用語の定義を覚えましょう。また、スクリーニングレベルは、計算問題に対応できるようにしましょう。

1 労働衛生管理

労働衛生管理の目標は、職場における危険有害要因を除去又は低減し、健康障害を防止するだけでなく、労働者の健康の保持増進を図り、快適な職場環境を形成していくことです。労働衛生管理を行うにあたり、**作業環境管理**、**作業管理**、**健康管理**の３管理が基本となります。

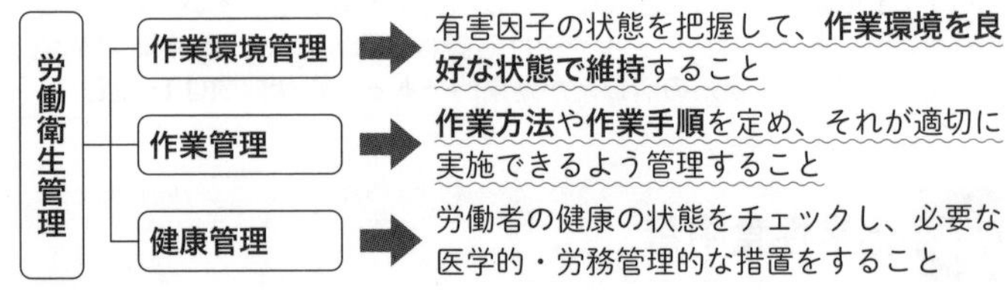

2 統計の基礎知識

1．統計データの種類

(1) 静態データと動態データ

健康管理統計において、**ある時点**での検査における有所見者※1の割合を**有所見率**※2といい、このようなデータを**静態データ**といいます。また、**一定期間**に有所見が発生した者の割合を**発生率**※2といい、このようなデータを**動態データ**といいます。

※1 健康診断の結果、何らかの異常の所見が認められた人のことだよ。

※2 たとえば、「健康診断の日」の受診者数における有所見者の割合を示したものが「有所見率」で、「1年間（一定期間）」に有所見等が発生した人の割合を示したものが「発生率」だよ。同じ意味ではないからね。

(2) 計数データと計量データ

健康診断において、対象人数、受診者数などのデータを**計数データ**といい、身長、体重などのデータを**計量データ**といいます。

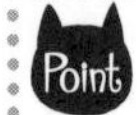

- 静態データは**ある時点**の集団に関するデータで、動態データは**ある期間**の集団に関するデータです。

- 計数データは、**個数**を数えられる要素のデータで、計量データは各要素の何らかの**量**に関するデータです。

2. データの分析

集団の特性を読み取るためには、そのデータの代表値※3に加えて、データのばらつきを把握する必要があります。**データのばらつきの程度は、分散**※4**や標準偏差**※5**によって表されます**。

また、生体から得られた諸指標の分布は、**正規分布**※6と呼ばれる型を取ることが多いです。

集団を比較する場合、調査の対象とした項目のデータの平均値が等しくても分散が異なっていれば、**異なった特徴をもつ集団**であると評価されます。

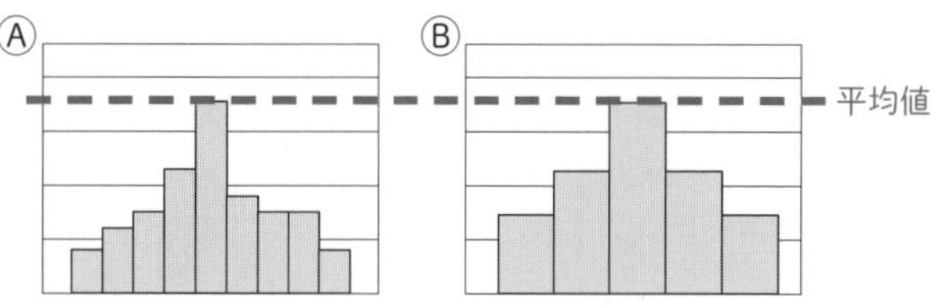

ⒶとⒷは平均値は等しいが、分散が異なるので異なる集団

3. 因果関係

ある事象と健康事象との間に、統計上、一方が多いと他方も多いというような相関関係が認められても、それらの間に因果関係がないこともあります。

※3 集団の中心的傾向を示す値のことだよ。平均値や最頻値、中央値などがあるよ。

※4 値のばらつきの程度を示したものだよ。

※5 各値と平均値の差をとったものだよ。

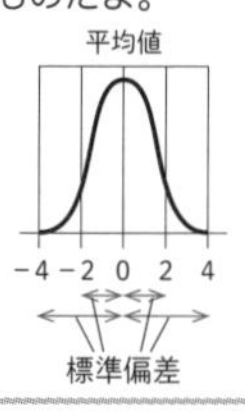

※6 中央の値が最も高く、それを中心に左右対称に少なくなる現象のことだよ。

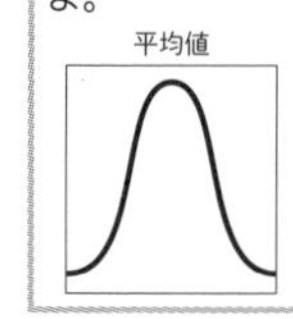

3 スクリーニングレベル

スクリーニングレベルとは、ある検査で正常と有所見をふるい分ける判定値のことです。

スクリーニングレベルの値を高く設定した場合と低く設定した場合では、**偽陽性率**（正常な人を有所見と判定する率）と、**偽陰性率**（有所見の人を正常と判定する率）に、次のような違いが出ます。労働衛生管理では、種々の検査において、**スクリーニングレベルを低く設定**しています。

※7 基準値を低く（厳しく）設定すると、有所見者を正常と判断することは少なくなるけど、再検査や精密検査になった人が最終的に異常なしになるので、有所見者の的中率が低いという意味になるよ。

※8 偽陽性率と偽陰性率の定義がわかれば計算できるよ。

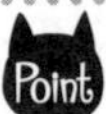

【値を**低く**設定した場合】
偽陰性率は低くなる➜**偽陽性率は**高くなる➜的中率が低くなる※7

【値を**高く**設定した場合】
偽陰性率は高くなる➜**偽陽性率は**低くなる➜見逃し率が高くなる

Point 本試験では、次のような問題が出題されます。※8

Q 1,000人を対象としたある疾病のスクリーニング検査の結果と精密検査結果によるその疾病の有無は下表のとおりであった。偽陽性率及び偽陰性率の値は？

精密検査結果による疾病の有無	スクリーニング検査結果	
	陽性	陰性
疾病有り	20	5
疾病無し	180	795

A 偽陽性率は疾病無しで陽性、偽陰性は疾病有りで陰性を見ます。

$$\text{偽陽性率} = \frac{180}{180 + 795} \times 100 = 18.46 \cdots \fallingdotseq \underline{18.5}$$

$$\text{偽陰性率} = \frac{5}{5 + 20} \times 100 = \underline{20.0}$$

4 疾病休業統計

1．病休度数率

病休度数率は在籍労働者の延実労働時間100万時間あたりに何件の疾病休業があったかを表すものです。

$$\frac{\text{疾病休業件数※9}}{\text{在籍労働者の延実労働時間数}} \times 100\text{万}$$

※9 病休度数率は「件数」を、病休強度率は「日数」を使って計算するよ。

2．病休強度率

病休強度率は、在籍労働者の延実労働時間1,000時間あたりに何日の疾病休業があったかを表すものです。

$$\frac{\text{疾病休業延日数※9}}{\text{在籍労働者の延実労働時間数}} \times 1{,}000$$

3. 疾病休業日数率

疾病休業日数率は、会社が定めた労働日数（所定労働日数）に対して、何日の疾病休業があったのかを表すものです。※10

$$\frac{\text{疾病休業延日数}}{\text{在籍労働者の延所定労働日数}} \times 100$$

※10「日数」を「日数」で割って、「100」をかけるって覚えよう！

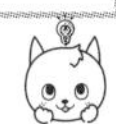

4. 病休件数年千人率

在籍労働者1,000人あたりの1年間の疾病休業件数の割合を表すものです。※11

$$\frac{\text{疾病休業件数}}{\text{在籍労働者数}} \times 1{,}000$$

※11 病休の件数を出すから「件数」を使用するよ。千人率だから「1,000」をかけるんだね。

試験問題を解いてみよう！

問題1 2021年10月（問28）　チェック欄 □□□

労働衛生管理に用いられる統計に関する次の記述のうち、誤っているものは どれか。

① 生体から得られたある指標が正規分布である場合、そのバラツキの程度は、平均値や最頻値によって表される。

② 集団を比較する場合、調査の対象とした項目のデータの平均値が等しくても分散が異なっていれば、異なった特徴をもつ集団であると評価される。

③ 健康管理統計において、ある時点での検査における有所見者の割合を有所見率といい、このようなデータを静態データという。

④ 健康診断において、対象人数、受診者数などのデータを計数データといい、身長、体重などのデータを計量データという。

⑤ ある事象と健康事象との間に、統計上、一方が多いと他方も多いというような相関関係が認められても、それらの間に因果関係がないこともある。

解答・解説

①：誤り
バラツキの程度は、「平均値や最頻値」ではなく「分散や標準偏差」によって表されます。
②：正しい
③：正しい
④：正しい
⑤：正しい

解答1	①

7 腰痛予防対策

重要度 A

正しいものを選ぶ問題が多いテーマです。試験問題を使って、誤りの箇所を確認しながら学習を進めましょう。

1 作業管理に関する作業標準の策定

腰痛の発生要因を排除又は低減できるよう、作業動作、作業姿勢、作業手順、作業時間等について、作業標準を策定することが必要です。※1

また、作業標準は、個々の労働者の健康状態・特性・技能レベル等を考慮して個別の作業内容に応じたものにしていく必要があるため、定期的に確認し、また新しい機器、設備等を導入した場合にも、その都度見直します。※2

※1 腰痛予防対策の基本的な進め方は、「職場における腰痛予防対策指針」において示されているんだ。

※2 つまり、作業標準の策定は、腰痛の予防対策としては適切ってことさ。

2 重量物取扱い作業

重量物取扱い作業を行わせる場合には、次の対策を講じることが必要です。

人力による重量物の取扱い	• 満18歳以上の男子労働者が人力のみで取り扱う物の重量は、**体重のおおむね40%以下**となるように努めること • 満18歳以上の女子労働者は、男性が取り扱う重量の60%位までとすること
重量の明示	• **取り扱う物の重量をできるだけ明示**すること • 著しく重心の偏っている荷物は、その旨を記載すること
作業姿勢	• 重量物を取り扱うときは、急激な身体の移動をなくし、**前屈やひねり等の不自然な姿勢はとらず**、かつ、身体の重心の移動を少なくする等できるだけ腰部に負担をかけない姿勢で行うこと • 重量物を持ち上げたり、押したりする動作をするときは、できるだけ身体を対象物に近づけ、重心を低くするような姿勢をとること
その他	**腰部保護ベルトについては一律に使用させるのではなく**、労働者ごとに効果を確認してから使用の適否を判断すること

腰部保護ベルトは、労働者全員にさせるのではありません。

3 立ち作業・腰掛け作業（座り作業）

立ち作業や腰掛け作業（座り作業）を行わせる場合には、次の対策を講じることが必要です。

立ち作業	床面が硬い場合は、立っているだけでも腰部への衝撃が大きいので、**クッション性のある作業靴**や**マットを利用して、衝撃を緩和する**こと
腰掛け作業 （座り作業）	作業姿勢は、椅子に深く腰を掛けて、背もたれで体幹を支え、履物の足裏全体が床に接する姿勢を基本とすること。また、必要に応じて、滑りにくい足台を使用すること

4 健康診断

重量物取扱い作業など腰部に著しい負担のかかる作業に常時従事する労働者に対しては、その作業に配置する際及びその後**6か月以内ごと**に1回、定期に、次の○印の診断項目について医師による腰痛の健康診断を実施します。※3

診断項目	配置前	定期
既往症（腰痛に関する病歴・その経過）及び業務歴の調査	○	○
自覚症状（腰痛、下肢痛、下肢筋力減退、知覚障害等）の有無の検査	○	○
脊柱の検査（姿勢異常、脊柱の変形、脊柱の可動性・疼痛、腰背筋の緊張・圧痛、脊椎棘突起の圧痛等の検査）	○	医師が必要と認める場合○
神経学的検査（神経伸展試験、深部腱反射、知覚検査、筋委縮等の検査）	○	
脊柱機能検査（クラウス・ウエーバーテスト又はその変法）（腹筋力、背筋力などの機能のテスト）	○	×

※3 医師が必要と認めるときは、画像診断や運動機能テストなども行うよ。

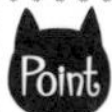
- 健康診断の実施頻度に注意しましょう。「1年以内ごとに1回」ではなく、「6か月以内ごとに1回」です。
- **負荷心電図検査**は、診断項目ではありません。

試験問題を解いてみよう！

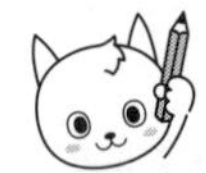

問題1 2022年10月（問30）　チェック欄

厚生労働省の「職場における腰痛予防対策指針」に基づく腰痛予防対策に関する次の記述のうち、正しいものはどれか。

① 腰部保護ベルトは、重量物取扱い作業に従事する労働者全員に使用させるようにする。

② 重量物取扱い作業の場合、満18歳以上の男性労働者が人力のみで取り扱う物の重量は、体重のおおむね50％以下となるようにする。

③ 重量物取扱い作業の場合、満18歳以上の女性労働者が人力のみにより取り扱う物の重量は、男性が取り扱うことのできる重量の60％位までとする。

④ 重量物取扱い作業に常時従事する労働者に対しては、当該作業に配置する際及びその後1年以内ごとに1回、定期に、医師による腰痛の健康診断を行う。

⑤ 立ち作業の場合は、身体を安定に保持するため、床面は弾力性のない硬い素材とし、クッション性のない作業靴を使用する。

解答・解説

①：誤り
腰部保護ベルトは全員に使用させるのではなく、労働者ごとに効果を確認してから使用させます。
②：誤り
「50％」ではなく「40％」以下です。
③：正しい
④：誤り
「1年以内ごとに1回」ではなく、「6か月ごとに1回」行います。
⑤：誤り
床面は「クッション性のある柔らかい素材」とします。

解答1	③

情報機器作業における労働衛生管理

重要度 B

数字要件を中心に学習しましょう。

1 情報機器作業における労働衛生管理

パソコンやタブレット端末等を使用して行う作業を情報機器作業といい、その労働衛生管理については、「情報機器作業における労働衛生管理のためのガイドライン（厚生労働省）※1」が示されています。

※1 このガイドラインでは、作業環境管理や作業管理、健康管理について基本的な考え方が示されているよ。

1．作業環境管理

照明・採光について、次のような作業環境管理を行います。

①ディスプレイを用いる場合の書類上及びキーボード上における照度は、**300ルクス以上**とし、作業しやすい照度とすること。また、ディスプレイ画面の明るさ、書類及びキーボード面における明るさと周辺の明るさの差はなるべく小さくすること
②間接照明等のグレア（➲3 4）防止用照明器具を用いること

2．作業管理

作業管理として、作業時間の管理やディスプレイなど機器の位置の調整等を行います。

(1) 作業時間の管理

一連続作業時間が1時間を超えないようにし、次の連続作業までの間に**10〜15分**の作業休止時間を設け、かつ、一連続作業時間内において1〜2回程度の小休止を設けるようにすること

(2) ディスプレイ

①おおむね**40cm以上**の視距離が確保できるようにし、この距離で見やすいように必要に応じて適切な眼鏡による矯正を行うこと
②ディスプレイは、その画面の上端が**目の高さとほぼ同じ**か、**やや下**になる高さにすること
③ディスプレイが表示する文字の大きさは、小さすぎないように配慮し、文字高さがおおむね3mm以上とすること

3．健康管理

情報機器作業の区分に応じて、配置前健康診断及び**1年以内ごとに1回**、定期健康診断を行います。※2 情報機器作業に係る定期健康診断の対象は、原則として、**1日の情報機器作業の作業時間が4時間以上である労働者**等です。**4時間未満の労働者**等については、**自覚症状を訴える者のみ対象**となります。

※2 情報機器作業に係る定期健康診断は、一般健康診断と併せて実施しても差し支えないとされてるよ。

試験問題を解いてみよう！

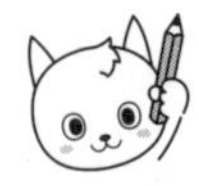

問題1 2021年10月（問33） チェック欄 □□□

厚生労働省の「情報機器作業における労働衛生管理のためのガイドライン」に関する次の記述のうち、適切でないものはどれか。

① 書類上及びキーボード上における照度は、500ルクス以下となるようにしている。

② ディスプレイ画面の位置、前後の傾き、左右の向き等を調整してグレアを防止している。

③ ディスプレイは、おおむね30cm以内の視距離が確保できるようにし、画面の上端を眼の高さよりもやや下になるように設置している。

④ 1日の情報機器作業の作業時間が4時間未満である労働者については、自覚症状を訴える者についてのみ、情報機器作業に係る定期健康診断の対象としている。

⑤ 情報機器作業に係る定期健康診断を、1年以内ごとに1回、定期に実施している。

解答・解説

①：適切である
②：適切である
③：適切でない
ディスプレイは、「30cm以内」ではなく「40cm以上」の視距離が確保できるようにする必要があります。
④：適切である
⑤：適切である

解答1	③

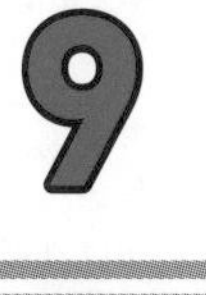

健康の保持増進対策

重要度 A

労働者の心の健康の保持増進のための指針では、4つのメンタルヘルスケアをしっかり押さえましょう。また、健康測定やメタボリックシンドロームの基準値は得点源です。

1 労働者の心の健康の保持増進のための指針

1．労働者の心の健康の保持増進のための指針

事業場において事業者が講ずる労働者の心の健康の保持増進のための措置（以下、「メンタルヘルスケア」といいます。）が適切、かつ、有効に実施されるよう「労働者の心の健康の保持増進のための指針（厚生労働省）」が示されています。

2．メンタルヘルスケアの基本的な考え方

事業者は、自らが事業場におけるメンタルヘルスケアを積極的に推進することを表明し、**心の健康づくり計画**※1を策定・実施します。心の健康づくり計画の実施にあたっては、次の予防が円滑に行われるようにする必要があります。

- **一次予防**…メンタルヘルス不調を**未然に防止する**
- **二次予防**…メンタルヘルス不調を早期に発見し**適切な措置を行う**
- **三次予防**…メンタルヘルス不調となった労働者の**職場復帰支援等を行う**

※1 心の健康づくり計画は、メンタルヘルスケアに関する事業場の現状と問題点を明確にし、それを解決するための具体的な実施事項について定めた基本計画をいうんだ。

さらに事業者は、次の事項に留意することが重要です。

心の健康問題の特性	心の健康については、客観的な測定方法が十分確立しておらず、また、心の健康問題の発生過程には個人差が大きく、そのプロセスの把握が難しいという特性があることに留意する
個人情報保護への配慮	メンタルヘルスケアを進めるにあたっては、健康情報を含む労働者の個人情報の保護及び労働者の意思の尊重に留意することが重要である

人事労務管理との関係	労働者の心の健康は、職場配置、人事異動、職場の組織などの要因によって影響を受けるため、メンタルヘルスケアは、人事労務管理と連携しなければ、適切に進まない場合が多いことに留意する
家庭・個人生活等の職場以外の問題	労働者の心の健康は、職場のストレス要因のみならず、家庭・個人生活などの職場外のストレス要因の影響を受けている場合も多いことに留意する

3．心の健康づくり計画

メンタルヘルスケアは、中長期的視点に立って、継続的かつ計画的に行われるようにすることが重要です。事業者は心の健康づくり計画を策定する際は、**衛生委員会や安全衛生委員会において十分調査審議を行うことが必要**です。心の健康づくり計画は、各事業場における労働安全衛生に関する計画の中に位置づけるのが望ましいとされています。

心の健康づくり計画に定めるべき事項は、次のとおりです。

①事業者がメンタルヘルスケアを積極的に推進する旨の表明に関すること
②事業場における心の健康づくりの体制の整備に関すること
③事業場における問題点の把握及びメンタルヘルスケアの実施に関すること
④メンタルヘルスケアを行うために必要な人材の確保及び事業場外資源の活用に関すること
⑤労働者の健康情報の保護に関すること
⑥心の健康づくり計画の実施状況の評価及び計画の見直しに関すること
⑦その他労働者の心の健康づくりに必要な措置に関すること

4．4つのメンタルヘルスケアの推進

心の健康づくり計画の実施にあたって推進すべきメンタルヘルスケアは、次の4つです。

セルフケア	**労働者自身がストレスや心の健康について理解し、自らのストレスを予防、軽減や対処を行う**
ラインによるケア	労働者と日常的に接する管理監督者が、心の健康に関して職場環境等の改善や労働者からの相談への対応を行う

事業場内産業保健スタッフ等によるケア	事業場内の産業医、衛生管理者等が、心の健康づくり対策の提言や推進を行うとともに、労働者及び管理監督者に対する支援を行う
事業場外資源によるケア	メンタルヘルスケアに関する専門的な知識を有する事業場外の機関及び専門家を活用し支援を受ける

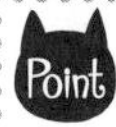

4つのメンタルヘルスケアには、**同僚によるケアや家族によるケア**は含まれていません。

5．メンタルヘルスケアに関する個人情報の保護への配慮

メンタルヘルスケアを推進するにあたり、労働者の個人情報を主治医等や家族から取得する際には、あらかじめこれらの情報を取得する目的を労働者に明らかにして承諾を得るとともに、これらの情報は労働者本人から提出を受けることが望ましいとされています。

2 事業場における労働者の健康保持増進のための指針

1．事業場における労働者の健康保持増進のための指針

事業場において労働者の健康保持増進のための措置が、適切かつ有効に実施されるよう「事業場における労働者の健康保持増進のための指針（厚生労働省）」が示されています。

2．健康保持増進対策の基本的な考え方

労働者の健康を保持増進していくためには、労働者の自助努力に加えて、事業者の行う健康管理の積極的推進が必要です。

労働者の健康の保持増進のための具体的な措置としては、運動指導、メンタルヘルスケア、栄養指導、口腔保健指導、保健指導等があり、各事業場の実態に即して措置を実施していくことが必要です。

3．健康保持増進対策の推進にあたっての基本事項

事業者は、健康保持増進対策を中長期的視点に立って継続的かつ計画的に行うため、次の事項を積極的に進めていく必要があります。

また、健康保持増進対策の推進にあたっては、事業者が労働者等の意見を聴きつつ事業場の実態に即した取組みを行うため、労使、産業医、衛生管理者等で構成される衛生委員会等を活用し取り組み、関係者に周知することが必要です。

①事業者が、健康保持増進方針を表明すること
②健康保持増進対策を推進するため実施体制を確立すること
③課題を把握し、健康保持増進措置を検討すること
④健康保持増進方針に基づき健康保持増進目標を設定すること
⑤健康保持増進措置を決定すること
⑥健康保持増進目標達成のための健康保持増進計画を作成すること
⑦健康保持増進計画を適切・継続的に実施し、留意事項を定めること
⑧実施結果を評価し、新たな目標や措置等に反映させ今後の取組みを見直すこと

4. 健康保持増進対策の推進にあたって事業所ごとに定める事項

事業者は、事業場内のスタッフ等を活用し、各事業所の実態に即した体制を確立していきます。

事業場内の推進スタッフ	事業場内産業保健スタッフ（産業医等、衛生管理者等、事業場内の保健師等）、人事労務管理スタッフ等を活用し、各担当における役割を定め、体制を構築する
事業場外資源	事業場内スタッフの活用に加え、健康保持増進に関し専門的な知識を有する事業場外資源※2を活用する

※2 事業場外資源には、たとえばスポーツクラブや医療保険者、地域の医師会や歯科医師会が該当するよ。

※3 運動指導、メンタルヘルスケア、栄養指導、口腔保健指導、保健指導が含まれるよ。

3 労働者の健康保持増進のために行う健康測定

健康測定とは、健康指導※3を行うために実施される調査、測定等のことをいいます。疾病の早期発見に重点をおいた**健康診断を活用しつつ**、追加で生活状況調査や医学的検査、運動機能検査等を実施します。

【運動機能検査】
- 筋力…握力
- 筋持久力…上体起こし
- 柔軟性…座位体前屈（ざいたいぜんくつ）
- 平衡性…閉眼（開眼）片足立ち
- 敏しょう性…全身反応時間
- 全身持久性…最大酸素摂取量

健康測定は、健康診断の各項目の結果を活用しつつ実施します。

4 メタボリックシンドロームの基準値 頻出

日本では、内臓脂肪の蓄積があり、かつ、**血中脂質**（中性脂肪、HDLコレステロール）、**血圧**、**空腹時血糖**の3つのうち**2つ以上**が基準値から外れているとメタボリックシンドロームと診断されます。※4

日本人の基準値は次のとおりです。

※4 腹囲だけで判断するんじゃないんだね。

腹部肥満（内臓脂肪蓄積）

腹囲　男性 85cm 以上
　　　女性 90cm 以上
（内臓脂肪面積≧ 100cm² に相当）

＋

次のうち 2項目以上 該当

脂質異常
トリグリセライド150mg/dL以上
HDLコレステロール40mg/dL未満
のいずれか、又は両方

高血圧
最高（収縮期）血圧130mmHg以上
最低（拡張期）血圧85mmHg以上
のいずれか、又は両方

空腹時血糖
空腹時血糖110mg/dL以上

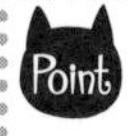

- 腹部肥満は、**内臓脂肪の蓄積**を指します。
- 腹囲の基準値がポイントです。※5 値は女性の方が大きいです。

※5 本試験では穴抜き問題で出題されるよ。数値を中心に覚えようね！

試験問題を解いてみよう！

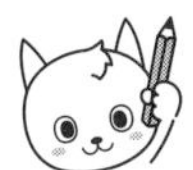

問題1 2020年4月（問28）　チェック欄 □□□

労働者の健康保持増進のために行う健康測定における運動機能検査の項目とその測定種目との組合せとして、誤っているものは次のうちどれか。

① 筋力 ……………………… 握力
② 柔軟性 …………………… 上体起こし
③ 平衡性 …………………… 閉眼（又は開眼）片足立ち
④ 敏しょう性 ……………… 全身反応時間
⑤ 全身持久性 ……………… 最大酸素摂取量

解答・解説

柔軟性の検査は、「**上体起こし**」ではなく「**座位体前屈**」です。

解答1	②

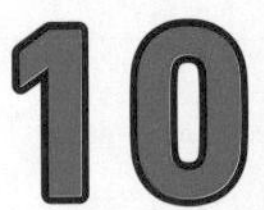

職場における受動喫煙防止対策

重要度 A

受動喫煙防止対策の流れを押さえましょう。

1 職場における受動喫煙防止のためのガイドライン

※1 多数の人が利用する施設の管理権限者等に対して受動喫煙防止の規定を設けているよ。

※2 事業者に屋内における労働者の受動喫煙防止の規定を設けているよ。

自らの意思とは関係なく空気中のたばこの煙を吸入することを受動喫煙といい、労働者の健康確保の観点から労働衛生上の対策が求められています。受動喫煙防止対策は、健康増進法※1と、労働安全衛生法（以下「安衛法」といいます。）※2の内容を一体的に示す目的で、ガイドラインが定められています。

2 用語の定義と受動喫煙防止対策

1．用語の定義

次のように定められています。

第一種施設	• 多数の者が利用する施設のうち、**学校、病院、児童福祉施設**その他の受動喫煙により健康を損なうおそれが高い者が主として利用する施設として規定するもの • **国・地方公共団体の行政機関の庁舎**（行政機関がその事務を処理するために使用する施設に限る。）
第二種施設	• 多数の者が利用する施設のうち、第一種施設及び喫煙目的施設以外の施設（**一般事務所**、**工場**、飲食店等を含む。）

2．受動喫煙防止対策

次のように定められています。

第一種施設	原則として**敷地内禁煙**。特定屋外喫煙場所を除き、労働者に敷地内での喫煙をさせないこと
第二種施設	原則として**屋内禁煙**。技術的基準※3に適合した部屋を除いて労働者に施設の屋内で喫煙させないこと

※3 正確には、「構造及び設備がその室外の場所（第二種施設等の屋内又は内部の場所に限る。）へのたばこの煙の流出を防止するための技術的基準」だよ。

また、第二種施設のうち、技術的基準に適合した部屋は、次のように定められています。

喫煙専用室	第二種施設等の屋内又は内部の場所の一部のうち、技術的基準に適合した部屋を、専ら喫煙をすることができる場所として定めたもの。**飲食等を行うことは認められない。**※4
指定たばこ専用喫煙室	第二種施設等の屋内又は内部の場所の一部のうち、指定たばこ※5の煙の流出を防止するための技術的基準に適合した部屋を、指定たばこのみ喫煙をすることができる場所として定めたもの。飲食等を行うことが認められている。

※4 喫煙専用室は喫煙をする目的で使用される部屋だから、食事だけでなく飲み物を飲むことも認められないんだ。

※5 指定たばこは加熱式たばこだよ。
加熱式たばこは、タバコの葉を燃やすタイプじゃなくて、加熱して蒸気（たばこベイパー）を発生させるタイプだよ。

3 第二種施設における受動喫煙防止対策

事業者は、第二種施設内に喫煙専用室又は指定たばこ専用喫煙室を設置しようとする場合は、次の事項を満たすことが必要です。

1. 喫煙専用室

(1) 次のたばこの煙の流出を防止するための技術的基準に適合させること。

①出入口において、室外から室内に流入する空気の気流が、0.2メートル毎秒以上であること
②たばこの煙が室内から室外に流出しないよう、壁、天井等によって区画されていること
③たばこの煙が屋外又は外部の場所に排気されていること

(2) 喫煙専用室の出入口及び喫煙専用室を設置する第二種施設等の主たる出入口の見やすい箇所に次の必要事項を記載した標識を掲示しなければならないこと。※6

①喫煙専用室標識
- この場所が専ら喫煙をすることができる場所であること
- 20歳未満の者の立入りが禁止されていること

②喫煙専用室設置施設等標識
喫煙専用室が設置されていること

※6 喫煙専用室を撤去するときは、この標識は除去しなければいけないんだよ。

(3) 20歳未満の者を立ち入らせてはならないこと。

2．指定たばこ専用喫煙室

⑴　指定たばこ（加熱式たばこ）のみ喫煙可能であること。

⑵　たばこの煙の流出を防止するための技術的基準に適合すること。

⑶　指定たばこ専用喫煙室の出入口及び指定たばこ専用喫煙室を設置する第二種施設等の主たる出入口の見やすい箇所に次の必要事項を記載した標識を掲示しなければならないこと。※7

> ※7 指定たばこ専用喫煙室を撤去するときは、この標識は除去しなければいけないんだよ。

①指定たばこ専用喫煙室標識
- この場所が喫煙（指定たばこのみの喫煙をいう。）をすることができる場所であること
- 20歳未満の者の立ち入りが禁止されていること

②指定たばこ専用喫煙室設置施設等標識
指定たばこ専用喫煙室が設置されていること

⑷　20歳未満の者を立ち入らせてはならないこと。

⑸　指定たばこ専用喫煙室設置施設等の営業について広告・宣伝をするときは、指定たばこ専用喫煙室設置施設等が指定たばこ専用喫煙室設置施設等である旨を明らかにしなければならないこと。この広告・宣伝は、ホームページや看板等の媒体において行う場合において明瞭かつ正確に表示すること。

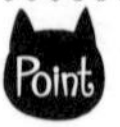

- 喫煙専用室の出入口において、室外から室内に流入する空気の気流を6か月以内ごとに1回測定する事項はありません。
- 第二種施設において、特定の時間を禁煙とする時間分煙は認められていません。

試験問題を解いてみよう！

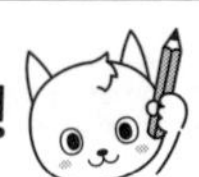

問題1 2022年10月（問28）　チェック欄 □□□

厚生労働省の「職場における受動喫煙防止のためのガイドライン」において、「喫煙専用室」を設置する場合に満たすべき事項として定められていないものは、次のうちどれか。

① 喫煙専用室の出入口において、室外から室内に流入する空気の気流が、0.2m/s 以上であること。

② 喫煙専用室のたばこの煙が室内から室外に流出しないよう、喫煙専用室は、壁、天井等によって区画されていること。

③ 喫煙専用室の出入口における室外から室内に流入する空気の気流について、6か月以内ごとに1回、定期に測定すること。

④ 喫煙専用室のたばこの煙が屋外又は外部の場所に排気されていること。

⑤ 喫煙専用室の出入口の見やすい箇所に必要事項を記載した標識を掲示すること。

解答・解説

①：定めあり
②：定めあり
③：定めなし
定期測定の規定はありません。
④：定めあり
⑤：定めあり

解答1	③

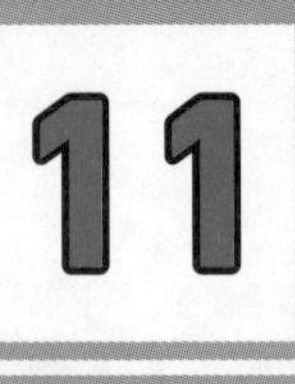

11 一次救命処置

重要度 C

得点につながりやすいテーマです。一次救命処置の流れについて、数字要件を中心に覚えていきましょう。

1 一次救命処置とは

一次救命処置とは、心臓や呼吸が止まってしまった人を助けるための緊急処置をいいます。具体的には、心肺蘇生※1を行ったり、AED（自動体外式除細動器）を使用します。

※1 心肺停止や、それに近い状態になったときに、心臓マッサージのための胸骨圧迫や人工呼吸をすることだよ。

2 心肺蘇生の手順 頻出

心肺蘇生は、次の手順で行います。

1．安全を確保し、反応を確認する

⑴ 人が倒れるのを目撃したり、倒れているところを発見した場合は、周囲の状況が安全かどうかを確認します。

⑵ 安全が確認できたら、傷病者※2の肩を軽くたたきながら「大丈夫ですか？」と呼びかけ、反応を確認します。※3

※2 ケガ人や病人のことさ。

※3 反応があるかないかの判断に迷う場合やわからない場合は、心停止の可能性があるので、反応なしと同じ行動をとるんだよ。

反応あり ➡ **回復体位**をとらせて安静にして、経過を観察します。

反応なし ➡ その場で、大声で叫んで周囲の注意を喚起し、応援を呼びます。

■回復体位

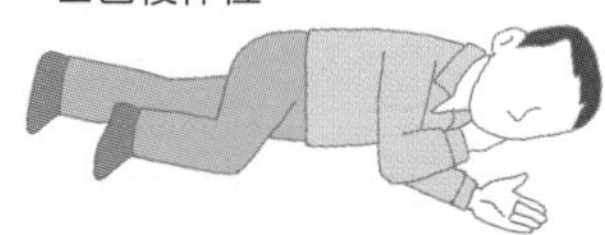

下あごを前に出し、両肘を曲げ、上側のひざを約90度曲げて傷病者が後ろに倒れないようにする

周囲に協力者がいる場合は、119番通報やAEDの手配を依頼します。

2．呼吸を確認する

⑴ 傷病者の呼吸を観察するために胸と腹部の動きを見ます。

⑵ 胸と腹部が動いていなければ、心肺停止と判断し、胸骨圧迫を開始します。

また、呼吸を確認して普段どおりの息（正常な呼吸）がない場合や約10秒観察しても判断できない場合も**心肺停止とみなし、心肺蘇生を開始**します。

3．胸骨圧迫を行う

⑴　**胸骨圧迫**は、**胸が**約5cm**沈む強さ**で胸骨の下半分を圧迫し、**1分間に**100〜120**回のテンポ**で行います。

胸骨圧迫は、可能な限り中断せずに、絶え間なく行います。

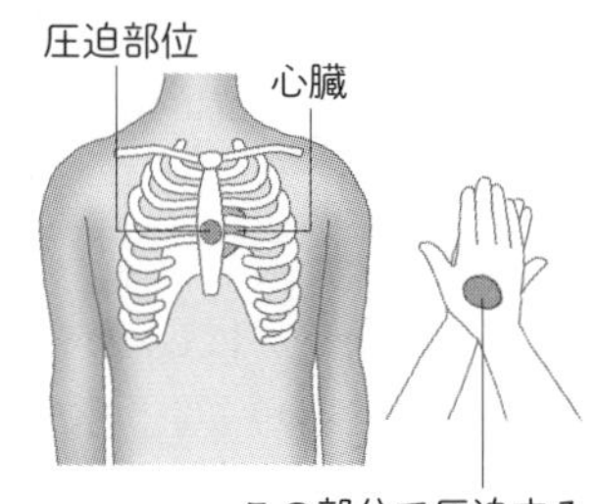

⑵　**人工呼吸を行う場合**には、**胸骨圧迫**30回**と人工呼吸**2回**を組みあわせ**繰り返し行います。

4．気道を確保し、人工呼吸を行う

⑴　片手で傷病者の額を押さえながら、もう一方の手の指先を傷病者のあごの先端に当てて押し上げ、頭部を軽く後方に反らせる頭部後屈（とうぶこうくつ）あご先挙上法（さききょじょうほう）により、気道を確保します。

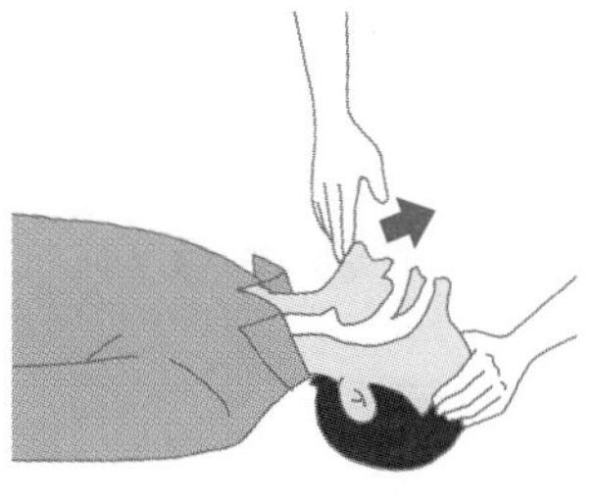

⑵　**口対口人工呼吸**（くちたいくちじんこうこきゅう）は、傷病者の気道を確保してから鼻をつまみ、**1回の吹き込みに**約1秒**かけて**傷病者の胸の盛り上がりが見える程度まで吹き込みます。

気道が確保されていない状態で口対口人工呼吸を行うと、吹き込んだ息が胃に流入し、胃が膨張して内容物が口の方に逆流し気道閉塞を招くことがあるので注意しましょう。

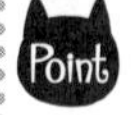

- 一次救命措置を単独で行うことはできる限り避けましょう。
- 心肺蘇生は、必ず胸骨圧迫と人工呼吸を組み合わせて行うのではありません。胸骨圧迫だけを行う場合もあります。

3 AED（自動体外式除細動器）の使用手順

(1) 心肺蘇生を行っている途中でAEDが届いたら、すぐにAEDを使う準備に移ります。

(2) AEDは心電図を自動的に解析し、電気ショックが必要か不要かを判断します。

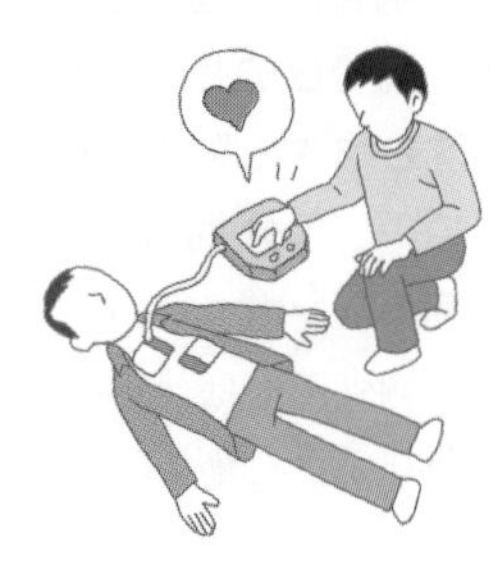

指示あり ➡ 電気ショックを促す音声メッセージにしたがって電気ショックを行います。電気ショックの後は、胸骨圧迫と心肺蘇生を再開します。

不要の指示あり ➡ **ただちに、胸骨圧迫と心肺蘇生を再開します。**

試験問題を解いてみよう！

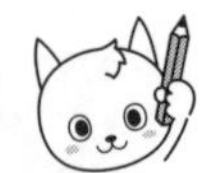

問題1 2021年4月（問32） チェック欄 □ □ □

一次救命処置に関する次の記述のうち、誤っているものはどれか。

① 傷病者に反応がある場合は、回復体位をとらせて安静にして、経過を観察する。

② 一次救命処置は、できる限り単独で行うことは避ける。

③ 口対口人工呼吸は、傷病者の鼻をつまみ、1回の吹き込みに約3秒かけて傷病者の胸の盛り上がりが見える程度まで吹き込む。

④ 胸骨圧迫は、胸が約5cm沈む強さで、1分間に100～120回のテンポで行う。

⑤ AED（自動体外式除細動器）による心電図の自動解析の結果、「電気ショックは不要です」などのメッセージが流れた場合には、すぐに胸骨圧迫を再開し心肺蘇生を続ける。

解答・解説

①：正しい
②：正しい
③：誤り
1回の吹き込みは、「3秒」ではなく、「1秒」です。
④：正しい
⑤：正しい

解答1	③

12 出血及び止血法

重要度 B

出血の種類を押さえましょう。止血法では、止血帯法を中心に学習しましょう。

1 出血

1．出血の致死量

体内の全血液量は、**体重の13分の1（8%）程度**ですが、このうち**約3分の1**を短時間に失うと生命が危険な状態となります。

2．出血の種類

出血は、外出血と内出血に分けられます。

外出血	血液が体の外に流出するもの
内出血	**胸腔、腹腔などの体腔内や皮下などの軟部組織への出血で、血液が体の外に流出しないもの**

また、出血の種類は、次のように分けられます。

動脈性出血	**鮮紅色（せんこうしょく）を呈する拍動性の出血。出血量が多い**※1
静脈性出血	**暗赤色（あんせきしょく）の血液がゆっくり持続的に傷口から湧き出る出血**※1　**浅い切り傷のときにみられる**
毛細血管性出血	**傷口から少しずつにじみ出るような出血。擦（す）り傷（きず）のときにみられる**

動脈性出血、静脈性出血、毛細血管性出血を判断できるようにしましょう。

※1 動脈を流れる血液は酸素を多く含んでいるので鮮やかな赤色なんだ。全身を巡るから勢いがあって出血すると出血量が多くなるよ。これに対して、静脈を流れる血液は、二酸化炭素を多く含んでいるから黒い赤色をしているんだ。全身を巡ってきた血液が心臓に戻るのでゆっくり出血するよ。

2 止血法

止血法には、**直接圧迫法、間接圧迫法、止血帯法**があります。

1．直接圧迫法

直接圧迫法は、出血部を直接圧迫して止血する方法です。※2

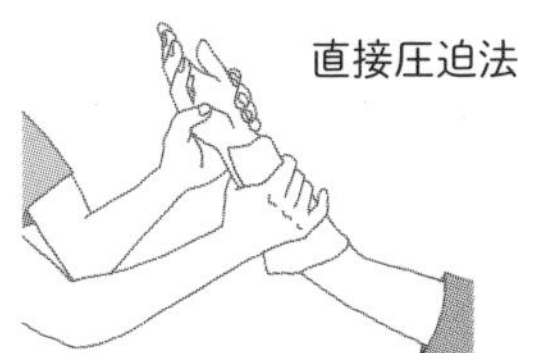

直接圧迫法

※2 直接圧迫法は、最も簡単で効果的な方法なんだよ。

2．間接圧迫法

間接圧迫法は、出血部位より心臓に近い部位の動脈を圧迫して止血する方法です。※3

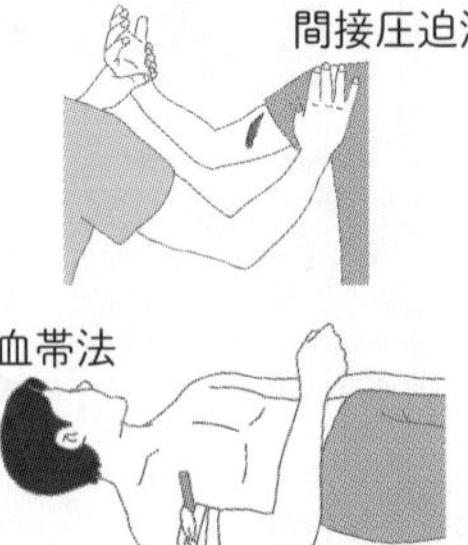

3．止血帯法

止血帯法は、3cm 以上の幅がある帯を使って止血する方法です。※4 止血帯にひものように幅の狭いものを用いると神経や皮下組織を損傷するので、使用しません。止血帯を施した後、受傷者を医師に引き継ぐまでに**30分以上**かかる場合には、止血帯を施してから**30分ごと**に1～2分間、出血部から血液がにじんでくる程度まで結び目をゆるめることが大切です。※5

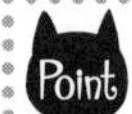

一般人が行う応急手当では、直接圧迫法が推奨されています。

※3 それぞれの部位の止血点を指で骨に向けて強く圧迫することがコツなんだ。

※4 たとえば、傷口が切断されているような場合は、直接圧迫法では止血できないから、止血帯法を使用するんだ。

※5 止血帯を定期的にゆるめることで、末梢側の組織や細胞が死んでしまうのを防ぐんだよ。

試験問題を解いてみよう！

問題1 2021年10月（問30） チェック欄 □ □ □

出血及び止血法並びにその救急処置に関する次の記述のうち、誤っているものはどれか。

① 体内の全血液量は、体重の約13分の1で、その約3分の1を短時間に失うと生命が危険な状態となる。

② 傷口が泥で汚れているときは、手際良く水道水で洗い流す。

③ 止血法には、直接圧迫法、間接圧迫法などがあるが、一般人が行う応急手当としては直接圧迫法が推奨されている。

④ 静脈性出血は、擦り傷のときにみられ、傷口から少しずつにじみ出るような出血である。

⑤ 止血帯を施した後、受傷者を医師に引き継ぐまでに30分以上かかる場合には、止血帯を施してから30分ごとに1～2分間、出血部から血液がにじんでくる程度まで結び目をゆるめる。

解答・解説

①：正しい
②：正しい
③：正しい
④：誤り
主語が誤りです。「静脈性出血」ではなく「毛細血管性出血」です。
⑤：正しい

解答1	④

熱傷

重要度 C

熱傷の応急手当を中心に学習しましょう。

1 熱傷

1．熱傷の重症度

熱傷※1は、熱いものに接触することにより皮膚を損傷することです。熱傷の重症度は、深度によって次のように分類されます。

Ⅰ度	皮膚の浅い部分の熱傷。皮膚が赤くなり、ヒリヒリ痛む	軽い
Ⅱ度	皮膚の表面よりも深い部分（真皮）にまで及んだ熱傷。**水疱が形成される**	↓
Ⅲ度	脂肪・筋肉といった皮下組織まで及んだ熱傷	重い

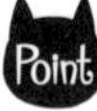

水疱ができる程度の熱傷は、Ⅱ度に分類されます。

2．低温熱傷

低温熱傷とは、45 ℃程度の熱源に長時間接触することによって生じる熱傷のことです。※2 低温熱傷は、一見、軽症にみえますが、**熱傷の深度は深く、難治性の場合が多い**のが特徴です。

2 熱傷の応急手当

1．応急手当（原則）

(1) 熱傷面は、すぐに水をかけて十分冷やすことが大切です。ただし、熱傷の範囲が広い場合、全体を冷却し続けることは低体温となるおそれがあるので注意が必要です。

(2) 着衣の上から熱傷をしたときは、無理に着衣を脱がさずそのまま水をかけて冷やします。

(3) 衣類を脱がすときは、熱傷面に付着している衣類は残して、その周囲の部分だけを切りとります。

この項目は、試験の出題頻度が低いので、サラッと読めば大丈夫だよ。

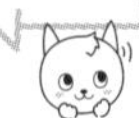

※1 やけどは、医学的には「熱傷」という言葉を使うんだ。

※2 使い捨てカイロを身体の同じ部分にずっとつけていると、その部分がヒリヒリして痛くなるよね。あれが低温熱傷だよ。

⑷　水疱ができたときは、破らないようにし、清潔なガーゼや布で軽く覆います。※3

※3 水疱は傷口を保護する効果があるので、破らないようにするんだ。

2．化学損傷※4の場合の応急手当

※4 薬品や有毒ガスなどの化学物質が皮膚や粘膜などの組織に接触することで皮膚が熱傷のように傷つくことさ。

⑴　衣服は直ちに除去します。

⑵　皮膚に付着したり、眼に入ったときは、水で洗い流します。

⑶　高温のアスファルトやタールが皮膚に付着した場合は、無理に取り除かないようにします。

⑷　熱傷部には、できるだけ軟膏（こう）や油類を塗らないようにします。

⑸　化学薬品がかかった場合は、中和剤は用いません。

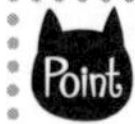

誤りの問題が出題されます。正しい応急手当を覚えましょう。

試験問題を解いてみよう！

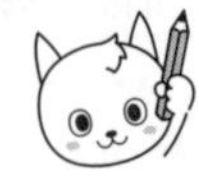

問題1　2017年４月（問34）　チェック欄 □ □ □

熱傷の救急処置などに関する次の記述のうち、誤っているものはどれか。

①　熱傷は、Ⅰ度～Ⅲ度に分類され、水疱（ほう）ができる程度の熱傷は、Ⅱ度に分類される。

②　水疱ができたときは、周囲に広がらないように水疱を破って清潔なガーゼや布で軽く覆う。

③　熱傷面は、すぐに水をかけて十分冷やすことが応急手当のポイントであるが、熱傷の範囲が広い場合、全体を冷却し続けることは低体温となるおそれがあるので注意が必要である。

④　衣類を脱がすときは、熱傷面に付着している衣類は残して、その周囲の部分だけを切りとる。

⑤　45℃程度の熱源への長時間接触による低温熱傷は、一見、軽症にみえても熱傷深度は深く難治性の場合が多い。

解答・解説

①：正しい
②：誤り
水疱は破らずに清潔なガーゼや布で覆います。
③：正しい
④：正しい
⑤：正しい

解答１	②

14 骨折

重要度 C

骨折の種類を丁寧に学習しましょう。
副子を使用する場合と脊髄損傷が疑われる場合の応急手当が問われます。

この項目は、試験の出題頻度が低いので、サラッと読めば大丈夫だよ。

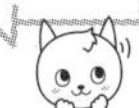

1 骨折の種類

1．骨折の程度による分類

完全骨折	骨が完全に折れている状態
不完全骨折	骨にひびが入った状態

完全骨折は、変形や骨折端どうしが擦れ合う軋轢音（あつれきおん）が認められます。※1

※1 不完全骨折の場合は、骨にひびが入っているけれども、折れていないので、軋轢音はしないよ。

2．閉鎖性と開放性による分類※2

単純骨折	皮膚の下で骨が折れて、皮膚に破損がない状態
複雑骨折（開放骨折）	骨折と共に皮膚、皮下組織が損傷し、骨折部が露出している状態。感染がおこりやすく治りにくい

※2 折れた骨が、皮膚下なのか、皮膚の外に露出しているかで分けるんだよ。

■単純骨折

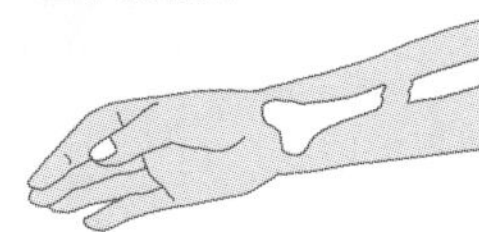

■複雑骨折（開放骨折）

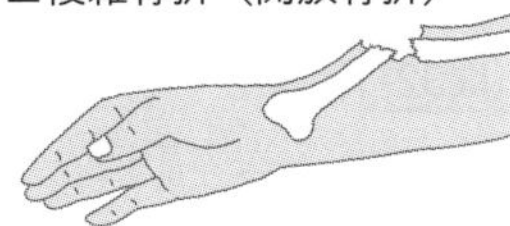

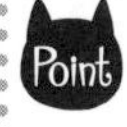

- 単純骨折は、皮膚の下で骨が折れて皮膚に破損がない状態をいうので、完全骨折・不完全骨折のどちらの状態もあります。
- 複雑骨折とは、骨が多数の骨片に破砕された状態をいうのではありません。

2 骨折の応急手当 頻出

次の点に注意して、応急手当を行います。

※3 骨折した部分を臨時的に固定するあて木や添え木のことだよ。

基本	• 骨折が疑われる部位は動かさない
副子（ふくし）※3を使用する場合	• 開放骨折では**皮膚を突出している骨は**戻さず、そのままの状態で固定する • 骨折部の固定のため副子を手や足に当てるときは、**副子の先端が手先や足先から**少し出るようにする
脊髄の損傷が疑われる場合	• 脊髄損傷が疑われる負傷者を搬送するときには、硬い板の上に乗せるようにする

■副子を使用する場合のイメージ

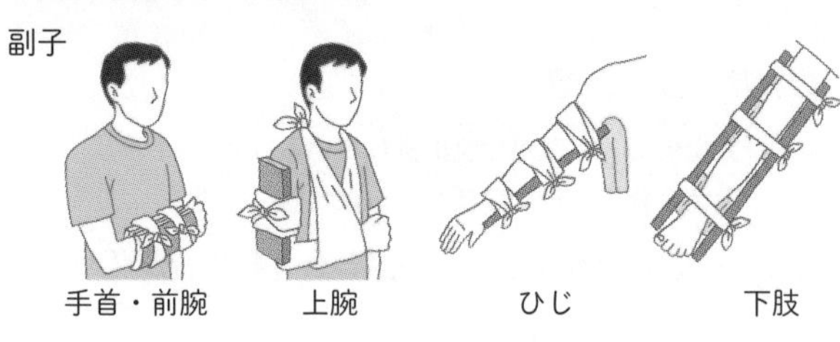

試験問題を解いてみよう！

問題1 **2017年10月（問32）** チェック欄 □ □ □

骨折及びその救急処置に関する次の記述のうち、誤っているものはどれか。

① 骨にひびの入った状態を不完全骨折といい、骨が完全に折れている状態を完全骨折という。

② 骨が1か所で折れている状態を単純骨折といい、骨が2か所以上折れたり、砕けている部分のある状態を複雑骨折という。

③ 骨折部が皮膚から露出した状態を開放骨折という。

④ 骨折部を副子で固定するときには、骨折した部分が変形していても、そのままの状態を保持して、直近の関節部を含めた広い範囲を固定する。

⑤ 脊髄損傷が疑われる傷病者を移動させる必要があるときには、硬い板などの上に載せる。

解答・解説

①：正しい
②：誤り
定義が誤りです。単純骨折とは**皮膚の下で骨が折れて皮膚に損傷がない状態**をいいます。また、複雑骨折とは**骨折と共に皮膚等が損傷し、骨折部が露出している状態**をいいます。
③：正しい
④：正しい
⑤：正しい

解答1	②

15 脳血管障害及び虚血性心疾患

重要度 A

脳血管障害では、特に虚血性病変の脳梗塞を丁寧に学習しましょう。虚血性心疾患では、狭心症と心筋梗塞の違いを押さえましょう。

1 脳血管障害 頻出

脳血管障害は、脳の血管の病気による変化（病変）が原因で、生じます。**出血性病変**や**虚血性病変**※1 等に分類されます。

※1 出血性病変が脳血管が破れて出血するもので、虚血性病変が脳血管が詰まるものだよ。

脳血管障害	出血性病変		くも膜下出血	脳表面のくも膜下腔に出血するもの※2
			脳出血	脳実質内に出血するもの
	虚血性病変	脳梗塞	脳血栓症	脳血管自体の動脈硬化により狭くなった血管に血栓ができるもの
			脳塞栓症（のうそくせんしょう）	心臓や動脈壁の血栓等がはがれて脳血管をふさぐもの

※2 最も多い原因は、脳動脈瘤といわれる血管のこぶが突然破裂して出血することだよ。

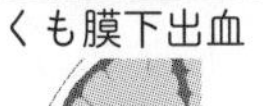

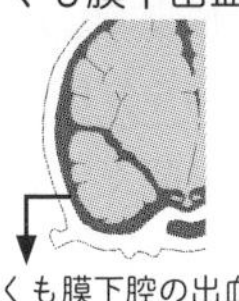

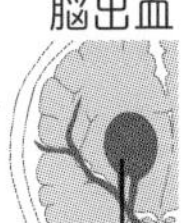

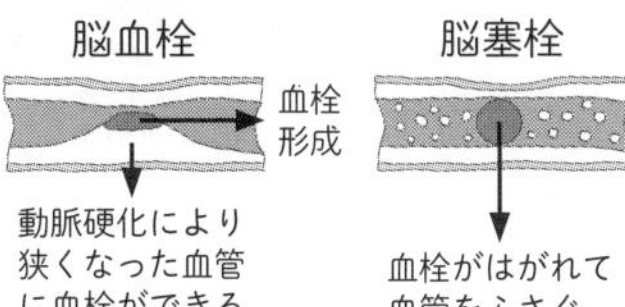

脳梗塞や脳出血では、頭痛、吐き気、手足のしびれ、麻痺（ひ）、言語障害、視覚障害などの症状が認められます。※3

※3 くも膜下出血の症状は、「頭が割れるような」、「ハンマーでたたかれたような」などと表現される急激で激しい頭痛があるのが特徴だよ。

- 脳血栓症と脳塞栓症の定義が入れ替えられて引っかけられます。
- くも膜下出血は、脳動脈瘤が破れた直後に発症します。数日後に発症するのではありません。

2 虚血性心疾患 頻出

虚血性心疾患は、冠動脈（➡第1章2 1）**による心筋への血液の供**

給が不足したり、途絶えることにより起こる心筋障害です。

虚血性心疾患は、**狭心症**と**心筋梗塞**に大別されます。

狭心症	心筋梗塞
● 動脈硬化のため冠動脈が狭くなり一時的に酸素が不足する心筋虚血状態になる ● **心筋の一部分に可逆的虚血**※4が起こる 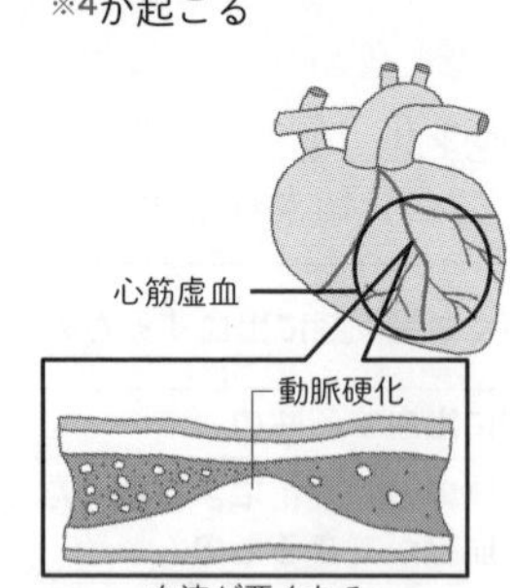 	● 動脈硬化で狭くなっているところに血栓ができて血流の供給が途絶えて心筋が壊死する ● **不可逆的な心筋壊死**※4が起こる 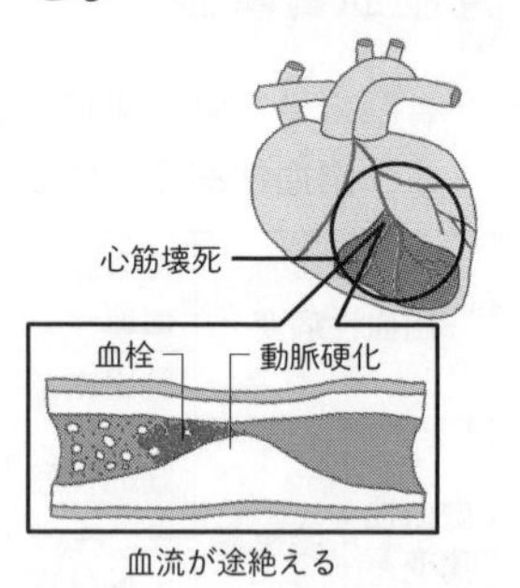

※4「可逆的虚血」は、血流が改善すれば組織が元の状態に戻ること、「不可逆的な心筋壊死」は元の状態に戻らないことをいうんだ。

虚血性心疾患発症の危険性を高めるものには、高血圧、喫煙、脂質異常症などがあります。

狭心症と心筋梗塞はどちらも激しい胸の痛みを感じます。発作が続く時間は、狭心症が通常数分程度で、長くても15分以内におさまることが多いのに対し、心筋梗塞は1時間以上続くこともあります。

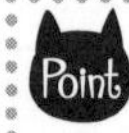

- 虚血性心疾患の原因は、「門脈」ではなく「**冠動脈**」の動脈硬化等によるものです。
- 運動負荷心電図検査※5は、虚血性心疾患の発見に有用です。

※5 運動をして心臓に負荷をかけたときの心電図変化をみる検査だよ。

試験問題を解いてみよう！

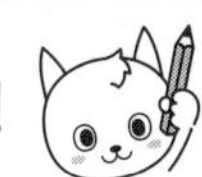

問題1 2019年4月（問31） チェック欄 □□□

脳血管障害及び虚血性心疾患に関する次の記述のうち、誤っているものはどれか。

① 脳血管障害は、脳の血管の病変が原因で生じ、出血性病変、虚血性病変などに分類される。

② 出血性の脳血管障害は、脳表面のくも膜下腔（くう）に出血するくも膜下出血、脳実質内に出血する脳出血などに分類される。

③ 虚血性の脳血管障害である脳梗塞は、脳血管自体の動脈硬化性病変による脳血栓症と、心臓や動脈壁の血栓などが剥がれて脳血管を閉塞する脳塞栓症に分類される。

④ 虚血性心疾患は、門脈による心筋への血液の供給が不足したり途絶えることにより起こる心筋障害である。

⑤ 虚血性心疾患は、心筋の一部分に可逆的虚血が起こる狭心症と、不可逆的な心筋壊（え）死が起こる心筋梗塞とに大別される。

解答・解説

①：正しい
②：正しい
③：正しい
④：誤り
「門脈」ではなく「冠動脈」です。
⑤：正しい

解答1	④

問題2 2022年10月（問31） チェック欄 □□□

虚血性心疾患に関する次の記述のうち、誤っているものはどれか。

① 虚血性心疾患は、門脈による心筋への血液の供給が不足したり途絶えることにより起こる心筋障害である。

② 虚血性心疾患発症の危険因子には、高血圧、喫煙、脂質異常症などがある。

③ 虚血性心疾患は、心筋の一部分に可逆的な虚血が起こる狭心症と、不可逆的な心筋壊（え）死が起こる心筋梗塞とに大別される。

④ 心筋梗塞では、突然激しい胸痛が起こり、「締め付けられるように痛い」、「胸が苦しい」などの症状が長時間続き、1時間以上になることもある。

⑤ 狭心症の痛みの場所は、心筋梗塞とほぼ同じであるが、その発作が続く時間は、通常数分程度で、長くても15分以内におさまることが多い。

解答・解説

①：誤り
「門脈」ではなく「冠動脈」です。
②：正しい
③：正しい
④：正しい
⑤：正しい

解答2	①

16 労働安全衛生マネジメントシステム

重要度 B

本試験では、労働安全衛生マネジメントシステムに関する指針から出題されます。試験問題で出題されている所に目を通すようにしましょう。

1 労働安全衛生マネジメントシステムとは

労働安全衛生マネジメントシステムは、事業者が労働者の協力のもとに、事業場の安全衛生水準を向上させるために自主的に行うしくみのことです。そのための基本的な考え方等が、指針に定められています。

2 労働安全衛生マネジメントシステムに関する指針

1. 目的

指針の目的は、次のとおりです。

> 事業者が労働者の協力の下に一連の過程を定めて継続的に行う自主的な安全衛生活動を促進することにより、労働災害の防止を図るとともに、労働者の健康の増進及び快適な職場環境の形成の促進を図り、事業場における安全衛生の水準の向上に資すること。

指針は、安衛法の規定に基づき機械、設備、化学物質等による危険又は健康障害を防止するため事業者が講ずべき具体的な措置を定めるものではありません。

2. 定義

(1) 労働安全衛生マネジメントシステム

事業場において、①～④の事項を体系的かつ継続的に実施する安全衛生管理に係る一連の自主的活動に関するしくみであって、生産管理等事業実施に係る管理と一体となって運用されるものをいいます。

> ①安全衛生方針の表明
> ②危険性又は有害性等の調査・結果に基づき講ずる措置
> ③安全衛生目標の設定
> ④安全衛生計画の作成、実施、評価、改善

(2) システム監査

労働安全衛生マネジメントシステムに従って行う措置が適切に実施されているかどうかについて、安全衛生計画の期間を考慮して**事業者が行う調査及び評価**をいいます。

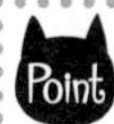

監査は、事業者自身が行います。外部の機関による監査を受ける必要はありません。

3. 安全衛生方針の表明・労働者の意見の反映

(1) 事業者は、事業場における安全衛生水準の向上を図るための安全衛生に関する基本的考え方を示すものとして、安全衛生方針を表明し、労働者及び関係請負人その他の関係者に周知させます。

(2) 事業者は、安全衛生目標の設定及び安全衛生計画の作成、実施、評価、改善にあたり**労働者の意見を反映**させます。※1

※1 職場の課題を解決するための目標を設定したり、計画を立てる上で、職場の作業内容やリスクを良く把握している労働者の意見を反映させることは有効なんだ。

4. 危険性又は有害性等の調査及び実施事項の決定

(1) 事業者は、指針に従って危険性又は有害性等を調査する手順を定め、この手順に基づき危険性又は有害性等を調査します。

(2) 事業者は、法又はこれに基づく命令、事業場安全衛生規程等に基づき実施すべき事項及び(1)の調査の結果に基づき労働者の危険又は健康障害を防止するため必要な措置を決定する手順を定め、この手順に基づき、実施する措置を決定します。

5. 安全衛生目標の設定

事業者は、安全衛生方針に基づき、**4**の調査結果及び過去の安全衛生目標の達成状況を踏まえ、安全衛生目標を設定し、その目標において一定期間に達成すべき到達点を明らかとし、その目標を労働者及び関係請負人その他の関係者に周知します。

6. 安全衛生計画の作成・実施

(1) 事業者は、安全衛生方針に基づき設定した安全衛生目標を達成するため、事業場における危険性又は有害性等の調査の結果等に基づき一定の期間を限り安全衛生計画※2を作成します。

※2 安全衛生計画は、安全衛生目標を達成するための具体的な実施事項や日程等について定めるものだよ。

⑵　事業者は、安全衛生計画を適切かつ継続的に実施する手順を定めるとともに、この手順に基づき、安全衛生計画を適切かつ継続的に実施します。

7．システム監査

事業者は、定期的なシステム監査の計画を作成し、システム監査を適切に実施します。

試験問題を解いてみよう！

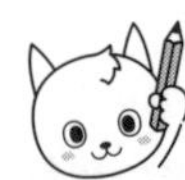

問題1　2021年10月（問34）　チェック欄 □□□

厚生労働省の「労働安全衛生マネジメントシステムに関する指針」に関する次の記述のうち、誤っているものはどれか。

① この指針は、労働安全衛生法の規定に基づき機械、設備、化学物質等による危険又は健康障害を防止するため事業者が講ずべき具体的な措置を定めるものではない。

② このシステムは、生産管理等事業実施に係る管理と一体となって運用されるものである。

③ このシステムでは、事業者は、事業場における安全衛生水準の向上を図るための安全衛生に関する基本的考え方を示すものとして、安全衛生方針を表明し、労働者及び関係請負人その他の関係者に周知させる。

④ このシステムでは、事業者は、安全衛生方針に基づき設定した安全衛生目標を達成するため、事業場における危険性又は有害性等の調査の結果等に基づき、一定の期間を限り、安全衛生計画を作成する。

⑤ 事業者は、このシステムに従って行う措置が適切に実施されているかどうかについて調査及び評価を行うため、外部の機関による監査を受けなければならない。

解答・解説

①：正しい
②：正しい
③：正しい
④：正しい
⑤：誤り
監査は事業者自身が行うものであり、外部の機関による監査を受ける必要はありません。

解答1	⑤

第3章

関係法令
(有害業務に係るもの以外のもの)

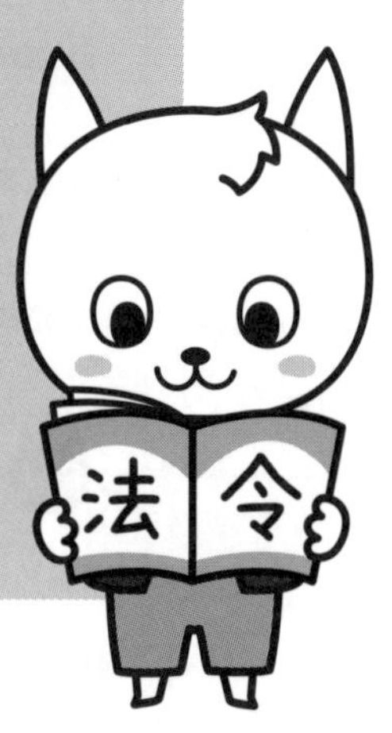

この章で学ぶこと

この章では、「労働安全衛生法」と「労働基準法」という法律を学びます。労働安全衛生法は、職場における労働者の安全と健康を確保し、快適な職場環境の形成を促進することを目的とした法律です。一方、労働基準法は、労働時間や休日、給料の支払いなどの労働条件について最低基準を定め、労働者を保護することを目的とした法律です。労働安全衛生法を中心に学習していきましょう。

試験の特徴

この章からの出題数は7問です。学習の中心は、労働安全衛生法で定める安全衛生管理体制の「総括安全衛生管理者」や「衛生管理者」、「産業医」です。特にこれらの選任要件や職務内容等についてしっかり学習しましょう。また、「衛生委員会」の役割も重要です。
労働基準法では、「労働時間」や「年次有給休暇」など労働条件に関する問題や、「年少者・女性の保護」に関する規定から出題されます。

1 労働安全衛生法の概要

重要度 C

労働安全衛生法の目的条文の文言を覚えるようにしましょう。

1 労働安全衛生法の概要

安衛法は、職場における労働者の安全と健康を確保し快適な職場環境の形成を促進することを目的とした法律です。※1

※1 安衛法は、労働基準法の規定の一部が分離独立する形で、昭和47年に制定されたよ。

目的条文

この法律は、労働基準法と相まって、**労働災害**※2の防止のための**危害防止基準の確立**、**責任体制の明確化**及び**自主的活動の促進の措置**を講ずる等その防止に関する総合的計画的な対策を推進することにより職場における**労働者の安全と健康を確保**するとともに、**快適な職場環境の形成を促進**することを目的とする。

※2 業務に起因して労働者が負傷、疾病、又は死亡することだよ。

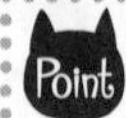

本試験では、目的条文を穴抜きした問題が出題されることがあります。赤字の言葉を覚えておきましょう。

2 安全衛生管理体制

事業者※3は、法律上、一定規模以上の事業場※4において、必要な管理者や産業医を職場に選任することが義務づけられています。これらの管理者や産業医に権限と責任を与えることによって、労働災害を防止するようにしているのです。この体制を**安全衛生管理体制**といいます。

※3 法人企業の場合はその法人、個人企業の場合は事業経営主を指すよ。

※4 たとえば、本社と支社がある会社では、それぞれを別個の事業場として、要件に該当するかを判断するよ。

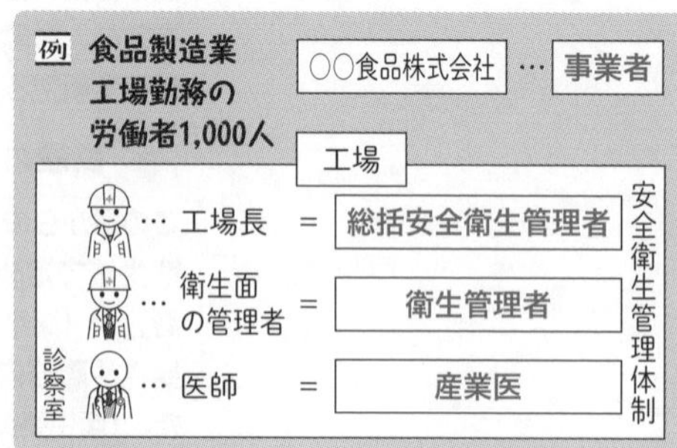

3 労働者死傷病報告

労働者死傷病報告は、労働者が労働災害等の原因により、死亡又は休業したときに、事業者が所轄労働基準監督署長※5に提出しなければならない報告書です。休業日数によって、提出期限が異なります。

原　則	遅滞なく提出
休業日数が4日未満	1月～3月、4月～6月、7月～9月、10月～12月の期間における最後の月の翌月末日※6までに提出

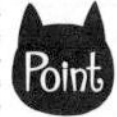

派遣労働者が派遣先で就労中に労働災害により被災し休業したときは、派遣元及び派遣先双方の事業者に、労働者死傷病報告の作成と提出義務が生じます。

※5 所轄とは、その事業場を管轄するという意味だよ。

※6 休業日が1月～3月の期間であれば4月30日までに提出するってことだよ。

試験問題を解いてみよう！

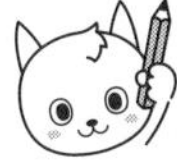

問題1 2013年10月（問21）　チェック欄 □□□

労働安全衛生法の目的に関する次の文中の［　　］内に入れるAからCの語句の組合せとして、法令上、正しいものは①～⑤のうちどれか。

「この法律は、労働基準法と相まって、労働災害の防止のための危害防止基準の確立、［　A　］の明確化及び［　B　］の促進の措置を講ずる等その防止に関する総合的計画的な対策を推進することにより職場における労働者の安全と健康を確保するとともに、［　C　］の形成を促進することを目的とする。」

	A	B	C
①	責任体制	安全衛生管理	安全文化
②	責任体制	自主的活動	快適な職場環境
③	事業者責任	健康管理	快適な職場環境
④	管理体制	自主的活動	安全文化
⑤	管理体制	安全衛生管理	安全文化

解答・解説

A：責任体制
B：自主的活動
C：快適な職場環境

解答1	②

2 総括安全衛生管理者

重要度 A

総括安全衛生管理者はどのような事業場で選ぶ必要があるのか、業種と規模要件をしっかり覚えましょう。

1 選任 頻出

総括安全衛生管理者は、職場における安全・衛生を管理する最高責任者です。[※1] 業種によって選任[※2] 要件が異なります。

業　種[※3]	事業場の規模（常時使用する労働者数）
【屋外産業的業種】 **林業、鉱業、建設業、運送業、清掃業**	**100人以上**
【屋内産業的業種のうち工業的業種】 製造業、電気業、ガス業、熱供給業、水道業、**通信業**、各種商品卸売業、家具・建具・じゅう器等卸売業、各種商品小売業（百貨店）、家具・建具・じゅう器等小売業、燃料小売業、**旅館業**、**ゴルフ場業**、自動車整備業、機械修理業	**300人以上**
【屋内産業的業種のうち非工業的業種】 上記以外のその他の業種（医療業など）	1,000人以上

2 総括安全衛生管理者の職務

総括安全衛生管理者の職務[※4] は、事業場における安全・衛生の最高責任者として衛生管理者等を指揮し、次の業務を**統括管理**[※5] することです。総括安全衛生管理者は、事業場において事業の実施を**統括管理する者**をもって充てなければなりません。

①労働者の危険又は健康障害を防止するための措置に関すること
②労働者の安全又は衛生のための教育の実施に関すること
③健康診断の実施その他健康の保持増進のための措置に関すること
④労働災害の原因の調査及び再発防止対策に関すること
⑤労働災害を防止するため必要な業務で、厚生労働省令で定めるもの

※1 現場のトップだよ。たとえば、工場の場合、工場長が該当するよ。

※2 選んで任務に就かせるということだよ。

※3【屋外産業的業種】は、外で働く危険な業種、【屋内産業的業種のうち工業的業種】は、屋内だけどまあまあ危険で、労災事故が起こりやすい業種、【屋内産業的業種のうち非工業的業種】は安全な業種ってイメージだよ。

※4 その人が担当している任務や仕事のことさ。

※5 複数の部門や人をまとめることだよ。

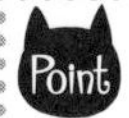

統括管理する者でなければ、総括安全衛生管理者になれません。したがって、「事業の実施を統括管理する者に準ずる者」はなれません。

3 その他の規定

次の規定があります。

報　告	事業者は、選任すべき事由が発生した日から**14日以内**に選任し、**遅滞なく**所轄労働基準監督署長に選任報告書を提出しなければならない
代理者	総括安全衛生管理者が、旅行、疾病等により職務を行うことができないときは代理者を選任しなければならない※6
行　政	**都道府県労働局長**は、労働災害を防止するため必要があると認めるときは、総括安全衛生管理者の業務の執行について事業者に**勧告**※7することができる

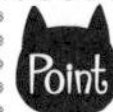

衛生管理者（➲3）や産業医（➲4）の規定と比較学習しましょう。

※6 安全衛生管理業務がストップしないように代理者を決めておくんだね。

※7 あることをするように説得することだよ。行政が一定の目的実現のために指導する場合に、用いられることが多い言葉だよ。

試験問題を解いてみよう！

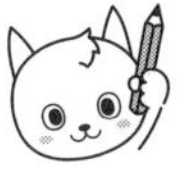

問題1 2021年10月（問21）　チェック欄 □ □ □

常時使用する労働者数が300人で、次の業種に属する事業場のうち、法令上、総括安全衛生管理者の選任が義務付けられていない業種はどれか。

① 通信業
② 各種商品小売業
③ 旅館業
④ ゴルフ場業
⑤ 医療業

解答・解説

①：正しい
②：正しい
③：正しい
④：正しい
⑤：誤り
医療業はその他の業種に該当するため、労働者数が300人の事業場では、法令上総括安全衛生管理者の選任が義務付けられていません。

解答1	⑤

3 衛生管理者

重要度 A

衛生管理者を選任する事業場の要件を覚え、具体例に対応できるようにしましょう。また、業務内容も問われるので、しっかり覚えましょう。

1 資格

衛生管理者は、職場において、衛生に関する技術的事項を管理する者です。

衛生管理者として業務を行うには、一定の資格が必要になります。「第一種衛生管理者」「第二種衛生管理者」「衛生工学衛生管理者」は都道府県労働局長の免許を受けた者ですが、免許の種類によって、対応できる業種が異なります。

業種	必要な資格
農林畜水産業、鉱業、建設業、製造業、電気業、ガス業、水道業、熱供給業、運送業、自動車整備業、機械修理業、医療業、清掃業	•第一種衛生管理者 •**衛生工学衛生管理者**※1 •医師、歯科医師 •**労働衛生コンサルタント**※2
上記以外のその他の業種 〔**通信業**、**警備業**、**各種商品小売業**（百貨店）、**旅館業**、**ゴルフ場業**など〕	•第一種衛生管理者 •第二種衛生管理者 •衛生工学衛生管理者 •医師、歯科医師 •労働衛生コンサルタント

※1 有害物を取り扱う工場等で、衛生工学的な対策を行って、作業改善等をする衛生管理者のことだよ。

※2 国家資格をもつ労働衛生のスペシャリストで、事業場の診断や指導を行うんだよ。

第一種衛生管理者と衛生工学衛生管理者は、すべての業種に対応できますが、第二種衛生管理者は、業種が限定されています。※3

※3 この表を覚える必要はないよ。

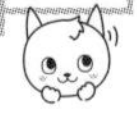

Point 第二種衛生管理者は、医療業や運送業、清掃業などの業種には対応できません。

2 選任 頻出

衛生管理者は、**全業種、常時50人以上**の労働者を使用している事業場ごとに選任しなければなりません。

また、衛生管理者は、事業規模が大きいほど、選任しなければならない人数が多くなります。たとえば、労働者数が800人の事業場では、3人以上の衛生管理者を選任する必要があります。

事業場の規模（常時使用する労働者数）	衛生管理者数
50人以上 200人以下	1人以上
200人を超え 500人以下	2人以上
500人を超え 1,000人以下	3人以上
1,000人を超え2,000人以下	4人以上
2,000人を超え3,000人以下	5人以上
3,000人を超える場合	6人以上

本試験では衛生管理者の選任数が具体的に問われるので、この表は覚えましょう。特に事業場の規模要件の「超える」と「以上」に注意しましょう。※4 ※5

※4 規模要件の労働者数は頭文字をとって、5(ゴ)・2(ニ)・5(ゴ)・1(イチ)・2(ニ)・3(サン)と覚えよう！

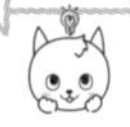

※5 たとえば「500人を超える」は、「501人以上」と同じ意味だよ。だから、労働者数が500人の事業場で必要な衛生管理者数は、3人じゃなくて「2人」なんだね。

3 専属 頻出

衛生管理者は、原則として事業場に**専属**※6の者から選任しなければなりません。

ただし、**2人以上選任する場合で、その中に労働衛生コンサルタントがいるときは、その労働衛生コンサルタントのうち1人については、専属である必要はありません。**※7

※6 1つの会社や団体にだけ所属していることだよ。

※7 外部は労働衛生コンサルタント1人だけだよ！

例 事業場に衛生管理者が3人いる場合

●全員が衛生管理者免許

専　属	専属以外（外部）

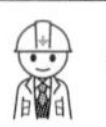 衛管免許

 労働衛生コンサルタント

●2人が衛生管理者免許、1人が労働衛生コンサルタント

専　属	専属以外（外部）
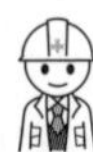 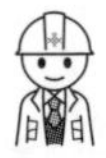	

●全員が労働衛生コンサルタント

専　属	専属以外（外部）

4 専任・衛生工学衛生管理者

次の要件に該当する事業場では、衛生管理者のうち少なくとも1人を**専任**※8の衛生管理者としなければなりません。※9

専任	次の①**又は**②に該当する事業場 ①**常時1,000人を超える**労働者を使用する事業場 ②**常時500人を超える**労働者を使用する事業場で、一定の有害業務に**30人以上**の労働者を従事させる事業場

また、次の要件に該当する事業場では、衛生管理者のうち1人を**衛生工学衛生管理者免許を受けた者**のうちから選任しなければなりません。

衛生工学	**常時500人を超える**労働者を使用する事業場で、一定の有害業務に**30人以上**の労働者を従事させる事業場

専任要件②と衛生工学衛生管理者の選任要件は、いずれも「常時500人を超える労働者を使用する事業場で、一定の有害業務に30人以上の労働者を従事させる事業場」になりますが、その有害業務の範囲は一部異なります。

特に覚えておきたい有害業務は次のとおりです。

※8 ある1つの任務だけを担当することだよ。つまり、勤務時間に労働衛生管理の仕事だけをすることを指すんだね。

※9 たとえば、労働者数が1,500人の事業場では、少なくとも専属の衛生管理者を4人選ぶ必要があるけど、このうち1人は専任にしなければならないよ。他の3人は他の仕事と兼任してもよいってことだよ。

専任：専任が必要な業務、衛生工学：衛生工学衛生管理者が必要な業務

有害業務	専任	衛生工学
多量の高熱物体を取り扱う業務及び著しく暑熱な場所における業務	○	○
多量の**低温物体**を取り扱う業務及び著しく**寒冷な場所**における業務	○	
鉛、水銀、クロム及び**一酸化炭素**等の有害物の粉じん、蒸気、ガスを発散する場所における業務	○	○
ボイラー製造等強烈な騒音を発する場所における業務	○	

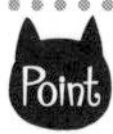

- 本試験では有害業務が具体的に出題されますので、上記の表を覚えましょう。
- 多量の高熱物体を取扱う業務は、専任の衛生管理者と衛生工学衛生管理者免許を受けた者の選任が必要ですが、多量の低温物体を取扱う業務は、専任の衛生管理者の選任のみが必要です。※10
- 深夜業を含む業務は、前記の有害業務に該当しません。

※10 つまり、熱い物体や暑い場所での業務には「両方必要」、冷たい物体や寒い場所での業務では「専任のみ必要」というイメージだよ。

5 衛生管理者の業務 頻出

衛生管理者は、**総括安全衛生管理者が統括管理する業務のうち衛生に係る技術的事項**を管理します。具体的には次の業務です。

①労働者の危険又は健康障害を防止するための措置に関すること
②労働者の安全又は衛生のための教育の実施に関すること
③健康診断の実施その他健康の保持増進のための措置に関すること
④労働災害の原因の調査及び再発防止対策に関すること
⑤労働災害を防止するために必要な業務
- 安全衛生に関する方針の表明に関すること
- 危険性又は有害性等の調査及びその結果に基づき講ずる措置に関すること
- 安全衛生に関する計画の作成、実施、評価及び改善に関すること

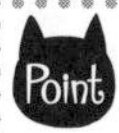

衛生管理者の業務には、「事業者に対して行う労働者の健康管理等についての必要な勧告に関すること」や「衛生推進者の指揮に関すること」は含まれません。

6 定期巡視

衛生管理者は、少なくとも**毎週1回**※11、作業場等を**巡視**※12し、設備、**作業方法**、**衛生状態**に有害の恐れがあるときは、直ちに、労働者の健康障害を防止するために必要な措置を講じなければなりません。

※11 衛生面はまめなチェックが必要だから週1回なんだね。

※12「見回り」のことだよ。作業場等を回って、作業環境を実際に見ることで、安全衛生上の問題点をみつけて、改善していく目的なんだよ。

7 その他の規定

次の規定があります。

報　告	事業者は、選任すべき事由が発生した日から**14日以内**に選任し、**遅滞なく**所轄労働基準監督署長に報告しなければならない
代理者	衛生管理者が、旅行、疾病等により職務を行うことができないときは代理者を選任しなければならない
行　政	**労働基準監督署長**は、事業者に対し、衛生管理者の増員又は解任を命ずることができる

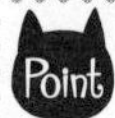

総括安全衛生管理者の規定と比較学習しましょう。報告や代理者の規定は同じですが、行政に関する規定が異なります。総括安全衛生管理者の規定は「都道府県労働局長の勧告」(➲**2**)です。

8 安全衛生推進者・衛生推進者

常時50人未満の労働者を使用する事業場では、衛生管理者の選任が義務づけられていませんが、小規模な事業場であっても安全衛生管理を行う必要があるため、**常時10人以上50人未満**の労働者を使用する事業場では、業種によって、**安全衛生推進者又は衛生推進者**の選任が義務づけられています。

屋外産業的業種	林業、鉱業、建設業、運送業、清掃業	安全衛生推進者
屋内産業的工業的業種	製造業、電気業、ガス業、熱供給業、水道業、各種商品小売業など	
屋内産業的非工業的業種	その他の業種 (例) **金融業**	衛生推進者

試験問題を解いてみよう！

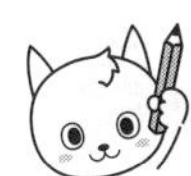

問題1 2016年4月（問21） チェック欄 □□□

衛生管理者に関する次の記述のうち、法令上、誤っているものはどれか。

① 事業者は、衛生管理者に、労働者の危険又は健康障害を防止するための措置に関すること等の業務のうち衛生に係る技術的事項を管理させなければならない。

② 事業者は、衛生管理者に対し、衛生に関する措置をなし得る権限を与えなければならない。

③ 衛生管理者は、少なくとも毎月1回作業場等を巡視し、設備、作業方法等に有害のおそれがあるときは、直ちに、労働者の健康障害を防止するため必要な措置を講じなければならない。

④ 事業者は、衛生管理者を選任すべき事由が発生した日から14日以内に選任しなければならない。

⑤ 所轄労働基準監督署長は、労働災害を防止するため必要があると認めるときは、事業者に対し、衛生管理者の増員又は解任を命ずることができる。

解答・解説

①：正しい
②：正しい
③：誤り
巡視する頻度は、**「毎月1回」**ではなく、少なくとも**「毎週1回」**でなければなりません。
④：正しい
⑤：正しい

解答1	③

問題2 2020年10月（問22） チェック欄 □□□

事業者が衛生管理者に管理させるべき業務として、法令上、誤っているものは次のうちどれか。

ただし、次のそれぞれの業務のうち衛生に係る技術的事項に限るものとする。

① 安全衛生に関する方針の表明に関すること。

② 労働者の健康管理等について事業者に対して行う必要な勧告に関すること。

③ 安全衛生に関する計画の作成、実施、評価及び改善に関すること。

④ 労働災害の原因の調査及び再発防止対策に関すること。

⑤ 健康診断の実施その他健康の保持増進のための措置に関すること。

解答・解説

①：正しい
②：誤り
衛生管理者の業務に「事業者に対して勧告をする」という権限はありません。
③：正しい
④：正しい
⑤：正しい

解答2	②

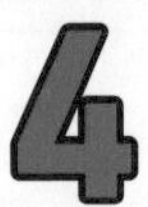

4 産業医

重要度 A

産業医を選任する事業場の選任・専属要件を覚えましょう。また、職務内容が問われるので、しっかり覚えておきましょう。

1 選任等

産業医は、労働者の健康管理等を行うのに必要な医学に関する知識について一定の要件を備えた医師※1※2です。

産業医は、**全業種、常時50人以上**の労働者を使用する事業場において、選任しなければなりません。

また、**常時3,000人を超える**労働者を使用する事業場では、**2人以上の産業医**を選任する必要があります。

事業場においてその事業を統括管理する者は、厚生労働大臣の指定する者が行う産業医研修の修了者である医師であっても、産業医として選任することはできません。

また、事業者は、産業医が辞任したとき又は産業医を解任したときは、遅滞なく、その旨及びその理由を衛生委員会又は安全衛生委員会に報告しなければなりません。

※1 医師免許を持っているだけじゃ産業医になれないよ。さらに、**厚生労働大臣の指定する者が行う産業医研修の修了者等**の所定の要件を備える必要があるんだ。

※2 法人の代表者や、個人事業主、**事業の実施を統括管理する者は、産業医になれないよ。**労働者の健康管理よりも、事業経営上の利益を優先してしまう可能性があるからだよ。

2 専属 頻出

次の①**又は**②の要件に該当する事業場では、専属の産業医を選任しなければなりません。

①常時1,000人以上の労働者を使用する事業場
②一定の有害業務に常時500人以上の労働者を従事させる事業場

上記②に該当する一定の有害業務の中で、特に本試験で問われやすいのは、次の業務です。

有害業務
多量の**高熱物体**を取り扱う業務及び著しく**暑熱な場所**における業務
多量の**低温物体**を取り扱う業務及び著しく**寒冷な場所**における業務
重量物の取扱い等重激な業務
ボイラー製造等強烈な騒音を発する場所における業務
深夜業を含む業務

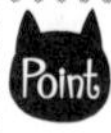

衛生管理者の専任要件（➲3 4）と比較して覚えましょう。特に、次の2点の違いは大切です。※3

《**産業医の専属要件**》　《**衛生管理者の専任要件**》

《産業医の専属要件》		《衛生管理者の専任要件》
1,000人以上	対象事業場	**1,000人超**
深夜業が該当	有害業務	**深夜業は不該当**

※3 たとえば、深夜業に常時500人の労働者を就かせる事業場では、専任の衛生管理者は必要ないけど、専属の産業医は必要ということだよ。

3 産業医の職務等 頻出

産業医は、次に掲げる労働者の健康管理等を行わなければなりません。

①健康診断の実施及びその結果に基づく労働者の健康を保持するための措置に関すること
②長時間労働者等の面接指導、必要な措置の実施、これらの結果に基づく労働者の健康を保持するための措置に関すること
③心理的な負担の程度を把握するための検査（ストレスチェック）の実施、面接指導の実施、その結果に基づく労働者の健康を保持するための措置に関すること
④**作業環境**の維持管理に関すること
⑤**作業の管理**に関すること
⑥①～⑤に掲げるもののほか、労働者の健康管理に関すること
⑦健康教育、健康相談その他労働者の健康の保持増進を図るための措置に関すること
⑧**衛生教育に関すること**
⑨労働者の健康障害の原因の調査及び再発防止のための措置に関すること

産業医は、上記の事項について、総括安全衛生管理者に対して勧告し、又は衛生管理者に対して指導・助言することができます。

※4「安全衛生に関する方針の表明に関すること」に係る衛生に関する技術的事項は、産業医の職務ではなく、衛生管理者が管理する業務だよ。

本試験では、産業医の職務として**定められていないもの**が出題されます。「安全衛生に関する方針の表明に関すること」は、産業医の職務として定められていません。注意しましょう。※4

4 産業医に対する情報提供

産業医を選任した事業者は、産業医に対して次の情報を提供しなければいけません。

①健康診断実施後の措置、長時間労働者に対する面接指導実施後の措置、ストレスチェック検査結果に基づく面接指導実施後の措置又は講じようとするこれらの措置内容に関する情報	意見聴取後、遅滞なく
②1か月あたり80時間を超えた労働者の氏名とその超えた時間に関する情報	時間算定後速やかに
③労働者の業務に関する情報であって産業医が労働者の健康管理等を適切に行うために必要と認めるもの	提供を求められた後速やかに

5 産業医による勧告等

産業医は、労働者の健康を確保するため必要があると認めるときは、事業者に対し必要な勧告を行うことができます。事業者は、この勧告を尊重しなければなりません。

事業者は、産業医から前記の勧告を受けたときは、その勧告の内容とその勧告を踏まえて講じた措置の内容（措置を講じない場合にあっては、その旨及びその理由）を記録し、**3年間**保存しなければなりません。また、勧告を受けた内容等を、遅滞なく衛生委員会又は安全衛生委員会に報告しなければなりません。※5

※5 産業医の勧告を衛生委員会等へ報告することにより、勧告内容が労働者の健康確保措置の検討に生かされやすくなるんだ。

6 産業医に対する権限の付与

事業者は、産業医に対し、前記3の職務をなし得る権限を与えなければなりません。具体的には、次の権限が含まれます。

①事業者又は総括安全衛生管理者に対して意見を述べること。
②**労働者の健康管理等（前記❸の職務）を実施するために必要な情報を労働者から収集すること。**
③労働者の健康を確保するため、緊急の必要がある場合において、労働者に対し必要な措置をとるべきことを指示すること。

7 定期巡視 頻出

産業医は、少なくとも**毎月1回**、**作業場等を巡視**し、**作業方法又は衛生状態**に有害の恐れがあるときは、直ちに、労働者の健康障害を防止するために必要な措置を講じなければなりません。

ただし、**事業者から産業医に、毎月1回以上、次の情報が提供されており、事業者の同意を得ているときは、巡視頻度は2か月に1回**で足ります。※6※7

①衛生管理者が行う巡視の結果
②労働者の健康障害を防止し、又は労働者の健康を保持するために必要な情報であって、衛生委員会又は安全衛生委員会における調査審議を経て事業者が産業医に提供することとしたもの

※6 衛生管理者の巡視頻度と比較して学習しよう!

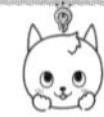

※7 衛生委員会の議事概要を事業者から提供されても、①②に該当しないから、巡視頻度は2か月に1回にならないよ。

8 その他の規定

次の規定があります。※8

報告	事業者は、選任すべき事由が発生した日から14日以内に選任し、遅滞なく所轄労働基準監督署長に報告しなければならない
代理者	なし
周知	事業者は、その事業場における産業医の業務の具体的な内容、産業医に対する健康相談の申出の方法、産業医による労働者の心身の状態に関する情報の取扱いの方法を、常時各作業場の見やすい場所に掲示し、又は備え付ける等の方法により労働者に周知させなければならない。
委員会の会議	産業医は、衛生委員会等に対して労働者の健康を確保する観点から必要な調査審議を求めることができる。

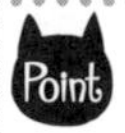

産業医に代理者の選任規定はありません。したがって、産業医がやむを得ない事由によって職務を行うことができなくても、代理者を選任する必要はありません。※9

※8 総括安全衛生管理者や衛生管理者の規定と比較学習すると効果的だよ!

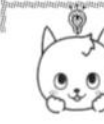

※9 医師の職務は、そもそも専門性が高いことから、他の人が簡単に代理をすることができないんだよ。だから代理者の規定がないんだ。

試験問題を解いてみよう！

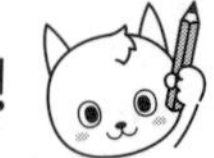

問題1 2021年10月（問22） チェック欄 □ □ □

産業医に関する次の記述のうち、法令上、誤っているものはどれか。

① 産業医を選任した事業者は、産業医に対し、労働者の業務に関する情報であって産業医が労働者の健康管理等を適切に行うために必要と認めるものを提供しなければならない。

② 産業医を選任した事業者は、その事業場における産業医の業務の具体的な内容、産業医に対する健康相談の申出の方法、産業医による労働者の心身の状態に関する情報の取扱いの方法を、常時各作業場の見やすい場所に掲示し、又は備え付ける等の方法により、労働者に周知させなければならない。

③ 産業医は、衛生委員会に対して労働者の健康を確保する観点から必要な調査審議を求めることができる。

④ 産業医は、衛生委員会を開催した都度作成する議事概要を、毎月1回以上、事業者から提供されている場合には、作業場等の巡視の頻度を、毎月1回以上から2か月に1回以上にすることができる。

⑤ 事業者は、産業医から労働者の健康管理等について勧告を受けたときは、当該勧告の内容及び当該勧告を踏まえて講じた措置の内容（措置を講じない場合にあっては、その旨及びその理由）を記録し、これを3年間保存しなければならない。

解答・解説

①：正しい
②：正しい
③：正しい
④：誤り
衛生委員会を開催した都度作成する議事概要を事業者から提供されても巡視頻度を2か月に1回以上にすることはできません。
⑤：正しい

解答1	④

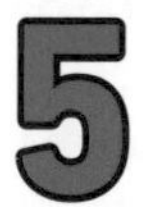

5 衛生委員会、安全衛生委員会

重要度 A

衛生委員会の設置や委員の構成についてよく問われます。開催頻度や記録の規定については、数字要件をきちんと覚えましょう。

1 設置

衛生委員会は、衛生管理に関する調査審議を行い、事業者に対して意見を述べる場です。衛生委員会は、**全業種、常時50人以上**の労働者を使用している事業場ごとに設置しなければなりません。

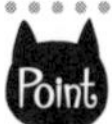

衛生委員会には、業種の限定はありません。全業種に設置義務があります。※1

※1 全業種50人以上を要件にしているのは、衛生管理者、産業医、衛生委員会だよ。

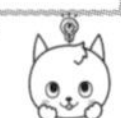

2 委員の構成 頻出

衛生委員会の委員は、次の者によって構成されています。

議長

①**総括安全衛生管理者又は総括安全衛生管理者以外の者で、当該事業場においてその事業の実施を統括管理する者、これに準ずる者のうちから事業者が指名した者**（1名）
②**衛生管理者**のうちから**事業者が指名した者**※2
③**産業医**のうちから**事業者が指名した者**
④**当該事業場の労働者で衛生に関し経験を有するもののうちから事業者が指名した者**

※2 たとえば、事業場に5人の衛生管理者がいて、事業者が指名した者が2名だったときは、2名だけが衛生委員になるんだよ。全員じゃないからね。

また、事業者は、**その事業場の労働者**で、**作業環境測定を実施しているもの**を委員として**指名できます**。

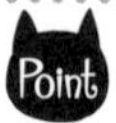

- 衛生委員会の議長（①）には、総括安全衛生管理者の他に、事業の実施を統括管理する者や準ずる者もなれます。※3
- 事業者が指名した者であれば、事業場に専属でない産業医や労働衛生コンサルタントである衛生管理者も委員になれます。
- 外部の作業環境測定機関に属する作業環境測定士を、衛生委員会の委員に指名することはできません。

※3 準ずる者も対象だから、副工場長や部長代理も衛生委員会の議長になれるんだよ。

衛生委員は、議長を除く委員について、事業者側と労働者側が半数ずつ担当する構成です。※4

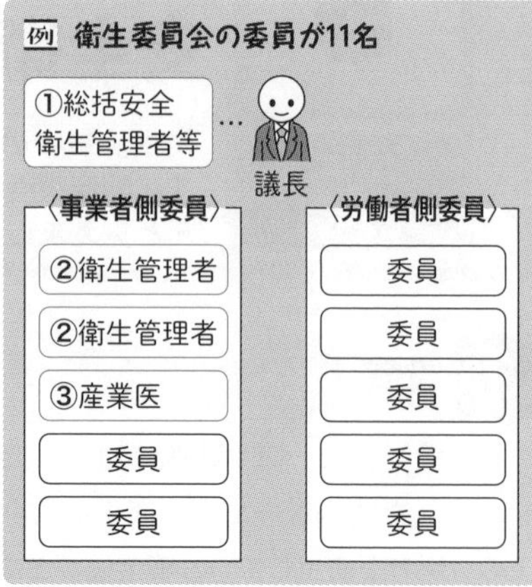

また、**議長を除く**半**数の委員**（労働者側の委員）は、労働者の過半数で組織する労働組合（ない場合は労働者の過半数を代表する者）の推薦に基づき**事業者が指名**しなければなりません。

※4 たとえば、衛生委員会の委員が11人の場合、議長を除く10人について、事業者側と労働者側の委員が、それぞれ5人ずつ担当するよ。対等な立場で意見を出せるように配慮しているんだね。

3 調査審議事項

衛生委員会の調査審議事項は、次のとおりです。※5

①労働者の健康障害を防止するための基本となるべき対策に関すること
②労働者の健康の保持増進を図るための基本となるべき対策に関すること
③労働災害の原因及び再発防止対策で、衛生に関すること
④①～③のほか、労働者の健康障害の防止及び健康の保持増進に関する重要事項（**付議事項**※6）
- 長時間にわたる労働による健康障害の防止を図るための対策の樹立に関すること
- 労働者の精神的健康の保持増進を図るための対策の樹立に関すること
- 労働者が化学物質にばく露される程度を、最小限度にするために講ずる措置に関すること

※5 産業医は、衛生委員会に対して労働者の健康を確保する観点から必要な調査審議を求めることができるんだよ。

※6 会議にかけること、ある事項に付け加えて話し合うことをいうんだよ。

4 その他の規定 頻出

次の規定があります。

開　催	毎月1回以上開催しなければならない
周　知	**議事の概要は、委員会開催の都度、遅滞なく、所定の方法によって、周知させなければならない**
記録の保存	3年間保存しなければならない

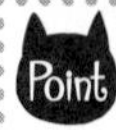

本試験では、開催頻度や記録の保存期間等の数字をひっかけるのが定番です。

5 安全衛生委員会

安全委員会※7及び衛生委員会の両方を設けなければならないときは、それぞれの委員会の設置に変えて、**安全衛生委員会を設置することができます。**

※7 一定の業種や規模の事業場において、安全管理に関する調査審議を行い、事業者に対して意見を述べる場だよ。

試験問題を解いてみよう！

問題1 2022年4月（問21）　チェック欄 □□□

衛生委員会に関する次の記述のうち、法令上、正しいものはどれか。

① 衛生委員会の議長は、衛生管理者である委員のうちから、事業者が指名しなければならない。
② 衛生委員会の議長を除く委員の半数は、事業場に労働者の過半数で組織する労働組合があるときにおいてはその労働組合、労働者の過半数で組織する労働組合がないときにおいては労働者の過半数を代表する者が指名しなければならない。
③ 衛生管理者として選任しているが事業場に専属ではない労働衛生コンサルタントを、衛生委員会の委員として指名することはできない。
④ 衛生委員会の付議事項には、労働者の精神的健康の保持増進を図るための対策の樹立に関することが含まれる。
⑤ 衛生委員会は、毎月1回以上開催するようにし、議事で重要なものに係る記録を作成して、これを5年間保存しなければならない。

解答・解説

①：誤り
衛生管理者を議長として指名できません。
②：誤り
「労働者の過半数を代表する者」ではなく「事業者」が指名します。
③：誤り
事業場に専属でない労働衛生コンサルタントも委員に指名できます。
④：正しい
⑤：誤り
保存期間は「5年間」ではなく「3年間」です。

解答1	④

6 安全衛生教育

重要度 C

法改正により、全業種において、すべての安全衛生教育項目の実施が義務化されました。

1 雇入れ時の安全衛生教育

1．実施時期、対象者

事業者は、**労働者を雇い入れたとき又は作業内容を変更したとき**は、従事する作業に関する安全又は衛生のための教育を行わなければなりません。この教育の対象は、**全業種のすべての労働者**です。

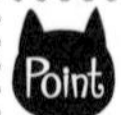

- 労働者数が少ない事業場でも実施義務があります。※1
- 期間の定めのある労働者やパート労働者も対象です。※1

※1 雇入れ時の教育では、仕事に直結することを教育するよ。だから、10人未満の事業場でも実施義務があるし、パート労働者も対象だよ。

2．教育項目

教育項目は、次のとおりです。

教育項目		
教育項目	①機械等、原材料等の危険性又は有害性及びこれらの取扱い方法に関すること ②安全装置、有害物抑制装置又は保護具の性能及びこれらの取扱い方法に関すること ③**作業手順に関すること** ④**作業開始時の点検に関すること**	**全業種** **省略不可**
	⑤業務に関して発生するおそれのある疾病の原因及び予防に関すること ⑥整理、整頓及び清潔の保持に関すること ⑦事故時等における応急措置及び退避に関すること ⑧業務に関する安全又は衛生のために必要な事項	

出題頻度が低いので、この表を覚える必要はないよ。

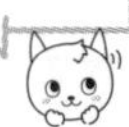

また、上記の教育項目の全部又は一部に関し、十分な知識や技能を有していると認められる労働者については、その事項についての教育を省略することができます。

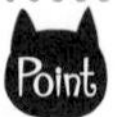

以前は、教育項目①～④を省略できる業種と省略できない業種が具体的に問われましたが、2024年4月1日施行の法改正により、全業種において、すべての安全衛生教育項目の実施が義務化されました。

2 記録の保存

雇入れ時の安全衛生教育に関しては、法律上、**記録の保存義務はありません**。

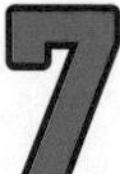

7 一般健康診断、健康診断実施後の措置

重要度 A

雇入れ時の健康診断、定期健康診断を中心に学習を進めましょう。一般健康診断の対象者と実施時期を押さえた学習が効果的です。

1 健康診断の全体像

安衛法では、労働者の健康状態を把握するために、事業者に対し、次の健康診断の実施を義務づけています。第3章では**一般健康診断**※1について学習していきましょう。

※1 一般的な健康状態を確認するものだよ。すべての事業者に実施義務があるよ。

一般健康診断	有害業務従事者の健康診断
雇入れ時の健康診断	特殊健康診断
定期健康診断	歯科医師による健康診断
特定業務従事者の健康診断	
海外派遣労働者の健康診断	
給食従業員の検便	

2 雇入れ時の健康診断 頻出

雇入れ時の健康診断は、入社の際に行う健康診断です。

1. 対象者等

対象者	常時使用する労働者
実施時期	雇入れ時に実施
結果の記録	**健康診断個人票**※2**を作成**し、5年間保存
行政への報告	なし

※2 健康診断の結果を個人ごとにまとめたものだよ。事業者は、労働者の健康を確保する必要があるので、診断結果を記録し、保存しておかなきゃいけないよ。

- 健康診断個人票は、すべての事業者に作成・保存義務があります。
- 雇入れ時の健康診断の結果は、事業場の規模にかかわらず行政に報告する必要はありません。

2．検査項目

検査項目	医師の判断による省略
既往歴・業務歴の調査	省略不可
自覚症状・他覚症状の有無の検査	
身長、体重、腹囲、視力、**聴力の検査**	
胸部エックス線検査	
血圧の測定	
貧血検査（血色素量・赤血球数）	
肝機能検査	
血中脂質検査	
血糖検査	
尿検査（尿中の糖・蛋白の有無の検査）	
心電図検査	

＊**3か月以内に医師による健康診断を受けた者が健康診断の結果証明書類を提出した場合、その項目の省略可**

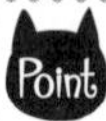

- 医師の判断により検査項目を省略することはできません。※3
- 聴力の検査は、年齢にかかわらず**1,000ヘルツと4,000ヘルツ**の音に係る聴力についてしなければなりません。
- 血液中の尿酸の量の検査は、健康診断項目に含まれていません。

※3 問題文に「医師の判断により○○検査を省略している」と書かれていたら、必ず主語を確認して！「雇入れ時の健康診断」だったら、誤りだからね。

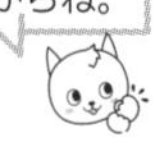

3 定期健康診断

定期健康診断は、毎年、定期的に行う健康診断です。

1．対象者等

対象者	常時使用する労働者
実施時期	1年以内ごとに1回、定期に実施
結果の記録	**健康診断個人票を作成**し、5年間保存
行政への報告	**労働者数が**常時50人以上の事業者は、**定期健康診断結果報告書**を**遅滞なく、所轄労働基準監督署長**へ提出

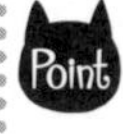

雇入れ時の健康診断と比較学習しましょう。健康診断個人票の作成・保存義務がある点は同じですが、行政への報告義務の有無が異なります。※4

※4 定期健康診断結果報告書は、行政が全国の労働者の健康状態等に関する統計を取るために提出させる報告書だよ。だから、「定期的」に行われる健康診断が対象だし、小規模でない「労働者数50人以上」の事業場を対象にしているよ。

2. 検査項目[※5]

検査項目	医師の判断による省略[※6]
既往歴・業務歴の調査	**省略不可**
自覚症状・他覚症状の有無の検査	**省略不可**
身長、体重、腹囲、視力、**聴力の検査**	身長 20歳以上の者は省略可 腹囲 次の者は省略可 • 40歳未満（除35歳）の者 • 妊娠中の女性等 • BMIが20未満の者 • BMIが22未満で、自ら申告した者
胸部エックス線検査 **喀痰検査**[※7]	胸部エックス線検査 40歳未満の者のうち、次のいずれにも該当しないものは省略可 • 20歳、25歳、30歳、35歳の者 • 感染症法で結核に係る定期の健康診断の対象とされている施設等で働いている者 • じん肺法で3年に1回のじん肺健康診断の対象とされている者 喀痰検査 次の者は省略可 • 胸部エックス線検査を省略された者 • 胸部エックス線検査によって病変の発見されない者又は胸部エックス線 検査によって結核発病のおそれがないと診断された者
血圧の測定	**省略不可**
貧血検査（血色素量・赤血球数）	40歳未満の者（除35歳）は省略可
肝機能検査	
血中脂質検査	
血糖検査	
尿検査（尿中の糖・蛋白の有無の検査）	**省略不可**
心電図検査	40歳未満の者（除35歳）は省略可

＊雇入れ時の健康診断、海外派遣労働者の健康診断又は特殊健康診断を受けた場合、健康診断実施日から1年間に限り、その項目の省略可

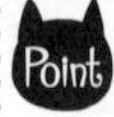

- 本試験では、医師の判断により省略できない項目が問われます。「**既往歴・業務歴の調査**」「**自覚症状・他覚症状の有無の検査**」「**血圧の測定**」「**尿検査**」の4つを押さえましょう。[※8]
- 聴力の検査は省略できませんが、35歳、40歳及び45歳以上の者を除いて、医師が適当と認める検査に代えることができます。

※5 定期健康診断の検査項目は、喀痰検査を除いて、雇入れ時の健康診断の検査項目と同じだよ。

※6 雇入れ時の健康診断と違って、医師の判断による省略項目があるのが特徴だよ。

※7 呼吸器の病気を調べるための検査で、痰の中にどんな病的な成分が含まれているかを調べるよ。

※8 健康診断に行ったときって、必ずお医者さんの問診と、血圧測定、尿検査をやるよね。あれは、法律上省略できない検査項目だからなんだね。

4 特定業務従事者の健康診断

特定業務従事者の健康診断は、**特定業務に従事する労働者**に対して、**定期健康診断と同じ検査項目**を、**1年に2回行う**健康診断です。※9

対象者	深夜業を含む業務など特定業務に常時従事する労働者
実施時期	•配置替えの際に実施 •6か月以内**ごとに1回**、定期に実施 ただし、胸部エックス線**及び喀痰検査は**、1年以内ごとに1回、**定期の実施で可**
結果の記録	健康診断個人票を作成し、5年間保存
行政への報告	労働者数が常時50人以上の事業者は、定期健康診断結果報告書を所轄労働基準監督署長へ提出

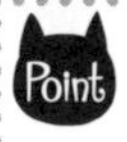

試験対策上、深夜業を含む業務が特定業務に該当することを押さえておけば、他の特定業務は覚えなくても大丈夫です。

※9 たとえば、深夜に働く労働者は、昼間に働く労働者よりも、身体に負担がかかりやすくて健康状態が心配だよね。だから、6か月ごとに一般健康診断を実施して、健康状態を把握しやすいようにしているんだよ。

5 海外派遣労働者の健康診断

海外派遣労働者の健康診断は、海外派遣労働者に対して、派遣前後に、決められた項目の検査を行う健康診断です。

対象者	①**6か月以上**海外派遣予定の労働者 ②**6か月以上**海外派遣後、帰国し国内業務に就く予定の労働者（**一時的に業務に就かせる場合を除く。**）
実施時期	①海外に派遣するとき、②国内業務に就くとき
結果の記録	健康診断個人票を作成し、5年間保存
行政への報告	なし

6 給食従業員の検便

この健康診断は、給食従業員の検便の検査です。

対象者	食堂等における給食の業務に従事する労働者
実施時期	•雇入れの際 •配置替えの際
結果の記録	健康診断個人票を作成し、5年間保存
行政への報告	なし

7 健康診断実施後の流れ

一般健康診断を実施した後、事業者は、健康診断個人票への記録や行政への報告のほかに、労働者に対し次の措置を行います。

健康診断の結果		
	すべての労働者	・健康診断の結果の通知
	異常の所見ありの労働者	・医師等からの意見聴取 ・健康診断実施後の措置
	健康保持に努める必要ありの労働者	・保健指導等

1．健康診断の結果の通知

事業者は、**健康診断を受けた労働者**に対して、**遅滞なく**、健康診断の結果を通知しなければなりません。※10

※10 この規定に違反した場合、罰則の適用があるよ。診断結果を知らせなかったために、病気を発症させたら大変だからね。

すべての労働者に通知義務があるので、異常の所見が認められなかった者にも、診断結果を通知しなければなりません。

2．異常の所見ありと診断された労働者に対する措置

(1) 医師等からの意見聴取

事業者は、すべての健康診断の結果、**異常の所見があると診断された労働者**に対し、労働者の健康を保持するために必要な措置について、**医師又は歯科医師の意見を聴かなければなりません**。

実施時期	**健康診断実施日から3か月以内に実施**
記　録	聴取した医師・歯科医師の意見を、健康診断個人票に記載

また、事業者は、医師又は歯科医師から、意見聴取を行う上で必要となる労働者の業務に関する情報を求められたときは、速やかに、提供しなければなりません。

(2) 健康診断実施後の措置

事業者は、医師又は歯科医師の意見を勘案し、必要があると認めるときは、次のような就業措置を講じなければなりません。

- 就業場所の変更、作業の転換、労働時間の短縮、深夜業の回数の減少等の措置※11
- 作業環境測定の実施、施設又は設備の設置又は整備、医師・歯科医師の意見の衛生委員会等への報告その他の適切な措置※12

※11 労働者に対して行う措置だよ。たとえば、残業や休日出勤が多いことが原因と考えられる場合、その労働者の労働時間を短くしたり、部署異動をさせるよ。

※12 事業場に対して行う措置だよ。働く環境に問題があると考えられる場合は、施設の設備を整備したりするよ。

3．健康保持に努める必要ありと診断された労働者に対する措置

事業者は、一般健康診断の結果、**特に健康の保持に努める必要があると認める労働者**に対し、医師又は保健師による保健指導を行うように努めなければなりません。

試験問題を解いてみよう！

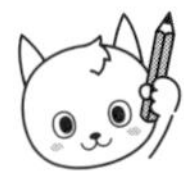

問題1 2016年10月（問34）　チェック欄 □□□

健康診断における検査項目に関する次の記述のうち、誤っているものはどれか。

① 尿酸は、体内のプリン体と呼ばれる物質の代謝物で、血液中の尿酸値が高くなる高尿酸血症は、関節の痛風発作などの原因となるほか、動脈硬化とも関連するとされている。

② 血清トリグリセライド（中性脂肪）は、食後に値が上昇する脂質で、空腹時にも高値が持続することは動脈硬化の危険因子となる。

③ HDLコレステロールは、悪玉コレステロールとも呼ばれ、高値であることは動脈硬化の危険因子となる。

④ 尿素窒素（BUN）は、腎臓から排泄される老廃物の一種で、腎臓の働きが低下すると尿中に排泄されず、血液中の値が高くなる。

⑤ γ－GTPは、正常な肝細胞に含まれている酵素で、肝細胞が障害を受けると血液中に流れ出し、特にアルコールの摂取で高値を示す特徴がある。

解答・解説

①：正しい
②：正しい
③：誤り
悪玉コレステロールと呼ばれるのは、「LDLコレステロール」であって、「HDLコレステロール」ではありません。
④：正しい
⑤：正しい

解答1	③

問題2 2021年10月（問23） チェック欄 □ □ □

労働安全衛生規則に基づく医師による健康診断について、法令に違反しているものは次のうちどれか。

① 雇入時の健康診断において、医師による健康診断を受けた後３か月を経過しない者が、その健康診断結果を証明する書面を提出したときは、その健康診断の項目に相当する項目を省略している。

② 雇入時の健康診断の項目のうち、聴力の検査は、35歳及び40歳の者並びに45歳以上の者に対しては、1,000Hz及び4,000Hzの音について行っているが、その他の年齢の者に対しては、医師が適当と認めるその他の方法により行っている。

③ 深夜業を含む業務に常時従事する労働者に対し、６か月以内ごとに１回、定期に、健康診断を行っているが、胸部エックス線検査は、１年以内ごとに１回、定期に、行っている。

④ 事業場において実施した定期健康診断の結果、健康診断項目に異常所見があると診断された労働者については、健康を保持するために必要な措置について、健康診断が行われた日から３か月以内に、医師から意見聴取を行っている。

⑤ 常時50人の労働者を使用する事業場において、定期健康診断の結果については、遅滞なく、所轄労働基準監督署長に報告を行っているが、雇入時の健康診断の結果については報告を行っていない。

解答・解説

①：違反していない
②：違反している
雇入れ時の健康診断項目である聴力の検査は、すべての年齢の者に対して、1,000Hzと4,000Hzの音について行わなければなりません。
③：違反していない
④：違反していない
⑤：違反していない

解答2	②

問題3 2022年10月（問23） チェック欄 □ □ □

労働安全衛生規則に基づく次の定期健康診断項目のうち、厚生労働大臣が定める基準に基づき、医師が必要でないと認めるときは、省略することができる項目に該当しないものはどれか。

① 自覚症状の有無の検査
② 腹囲の検査
② 胸部エックス線検査
④ 心電図検査
⑤ 血中脂質検査

解答・解説

①：該当しない
自覚症状の有無の検査は、医師の判断により省略することができません。
②：該当する
③：該当する
④：該当する
⑤：該当する

解答3	①

8 面接指導等、心理的な負担の程度を把握するための検査等（ストレスチェック制度）

重要度 A

長時間労働者の面接指導とストレスチェック制度の高ストレス者に対する面接指導の要件を比較学習しましょう。

1 面接指導等

1．面接指導等の流れ

長時間労働者は健康障害を発症するリスクが高いことから、**医師による面接指導**[※1]を行い、その結果を踏まえた措置を講じることが事業者に義務づけられています。具体的な流れは、次のとおりです。

※1 問診等によって労働者の心身の状況を把握し、面接によって指導を行うことだよ。

面接指導の対象者（長時間労働者） → （遅滞なく） → 医師による面接指導 → （遅滞なく） → 面接指導実施後の措置

2．面接指導等の対象者

面接指導等の対象者は、次の①～③に該当する長時間労働者です。[※2]

※2 対象者①をしっかり学習しておけば試験対策はバッチリだよ！

対象者① 時間外・休日労働時間[※3]が1か月あたり**80時間を超え**、**かつ**、**疲労の蓄積が認められる労働者**であって、事業者に申出をしたもの
対象者② **研究開発業務に従事する労働者**であって、時間外・休日労働時間が、1か月あたり**100時間を超える**もの
対象者③ **高度プロフェッショナル制度**[※4]**の対象労働者**であって、1週間あたりの健康管理時間が40時間を超えた場合におけるその超えた時間について1か月あたり**100時間を超えるもの**

※3 時間外労働は、法定労働時間を超えて働くことで、休日労働は、週1日も休みなく働くことだよ。これらの時間を合計して判断するよ（➲10⑦）。

※4 高度な専門知識を有し、高額な年収要件等を満たす労働者に対し、労働時間の規制を外して働かせる制度だよ（➲10⑨）。

事業者は、対象者①と、対象者②に対する面接指導を実施するため、タイムカードによる記録等の客観的な方法その他の適切な方法により、**監督又は管理の地位にある者を含め**、労働時間の状況を把握しなければなりません。

3．面接指導の実施、及び面接指導の実施後の措置

試験対策上は、対象者①が重要ですので、ここでは対象者①について確認していきましょう。

面接指導の実施	•**申出**があったとき、**遅滞なく**実施 •**産業医**は、申出をしない労働者に対して、面接指導の申出をするよう**勧奨**※5可
医師からの意見聴取	遅滞なく
記　録	面接指導の結果を記録し、5年間保存

※5 そのことをするようにすすめることだよ。

面接指導の結果の記録は、次の事項を記載したものでなければなりません※6。

①面接指導の実施年月日
②面接指導を受けた**労働者の氏名**
③面接指導を行った**医師の氏名**
④面接指導を受けた**労働者の疲労の蓄積の状況**
⑤面接指導を受けた**労働者の心身の状況**
⑥面接指導の結果に基づき、労働者の健康を保持するために必要な措置について**医師から聴取した意見**

※6 面接指導の結果は、健康診断個人票に記載する必要はないよ。
①～⑥の事項が記入されていれば任意の用紙で構わないんだ。

事業者は、医師の意見を勘案し、必要があると認めるときは、次のような就業措置、医師の意見の衛生委員会への報告その他の適切な措置を実施しなければなりません。

就業場所の変更、作業の転換、労働時間の短縮、深夜業の回数の減少等の措置

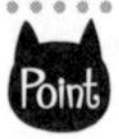

•面接指導を行う医師は、その事業場の産業医に限られません。
•健康診断実施後の措置と比較学習しましょう。
•「面接指導を受けた労働者の家族の状況」は、記載しなければならない事項ではありません。

2 心理的な負担の程度を把握するための検査等[※6]

1．心理的な負担の程度を把握するための検査等の流れ

心理的な負担の程度を把握するための検査（以下「ストレスチェック」といいます。）は、労働者に自らのストレス状況について気づきを促し、ストレスの高い労働者のメンタル不調を未然に防ぐ目的で行われます。具体的な流れは、次のとおりです。

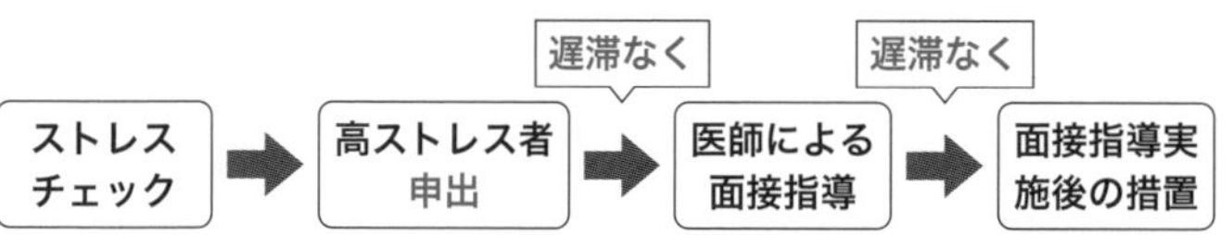

2．ストレスチェックの実施

対象事業場		**常時50人以上**の労働者を使用する事業者[※7]
対象者		常時使用する労働者
実施時期		**1年以内ごとに1回**、定期に実施
ストレスチェック	実施者	医師等（①**医師**、②**保健師**、③法定研修を修了した**歯科医師、看護師、精神保健福祉士、公認心理師**）
	検査項目	①**心理的な負担の原因に関する項目** ②**心理的な負担による心身の自覚症状に関する項目** ③**他の労働者による労働者への支援に関する項目**
	通知	遅滞なく、医師等から**労働者**に対し通知

ストレスチェックを受ける労働者について、解雇・昇進・異動に関して直接の権限を持つ監督的地位にある者は、ストレスチェックの実施の事務に従事してはなりません。

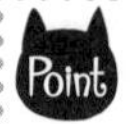

- 衛生管理者や産業カウンセラーは、実施者にはなれません。
- ストレスチェックの結果は、衛生管理者には行かず、直接、ストレスチェックを受けた労働者に通知されます。[※8]

3．高ストレス者に対する面接指導

対象者及び実施方法は、次のとおりです。

対象者	高ストレス者（検査の結果、心理的な負担の程度が高い者であって、面接指導を受ける必要があると検査を行った医師等が認めた者）であって、面接指導の**申出**をしたもの[※9]
実施	・**申出**があったとき、**遅滞なく**実施 ・検査を行った**医師等**は、申出をしない労働者に対して、面接指導の申出をするよう**勧奨可**[※10]

※6 本試験では、ストレスチェックでなく、心理的な負担の程度を把握するための検査等という名称で出題されるよ。

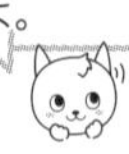

※7 すべての事業者に実施義務があるわけじゃないよ。労働者数が50人未満の事業者は、ストレスチェックの実施は努力義務だよ。

※8 個人情報だから、直接、労働者に結果が通知されるんだね。

※9 面談指導の対象は、高ストレス者全員じゃないよ。

※10 この取扱いは、長時間労働者の面接指導における対象者①と同じだね。

4. 高ストレス者に対する面接指導実施後の措置

面接指導実施後の措置は、次のとおりです。

医師からの意見聴取	遅滞なく
記　録	面接指導の結果を記録し、5年間保存

事業者は、医師の意見を勘案し、必要があると認めるときは、次のような就業措置、医師の意見の衛生委員会への報告その他の適切な措置を実施しなければなりません。

> 就業場所の変更、作業の転換、労働時間の短縮、深夜業の回数の減少等の措置

5. 定期報告

労働者数が**常時50人以上**の事業者は、**1年以内ごとに1回**、定期に、ストレスチェックと面接指導の実施状況について、所轄労働基準監督署長に報告しなければなりません。

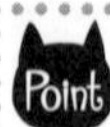

- 面接指導を行う医師は、産業医に限られません。
- 面接指導の結果について、健康診断個人票に記載しなければならないという規定はありません。
- 定期報告の対象は、「常時使用する労働者数」が50人以上の事業者です。「面接指導を受けた労働者数」ではありません。

試験問題を解いてみよう！

問題1 2019年4月（問24） チェック欄 □□□

労働時間の状況等が一定の要件に該当する労働者に対して、法令により実施することとされている医師による面接指導の結果に基づく記録に記載しなければならない事項として定められていないものは、次のうちどれか。

① 面接指導を行った医師の氏名
② 面接指導を受けた労働者の氏名
③ 面接指導を受けた労働者の家族の状況
④ 面接指導を受けた労働者の疲労の蓄積の状況
⑤ 面接指導の結果に基づき、労働者の健康を保持するために必要な措置について医師から聴取した意見

解答・解説

①：定めあり
②：定めあり
③：定めなし
労働者の家族の状況は、記録の記載事項として定められていません。
④：定めあり
⑤：定めあり

解答1	③

問題2 2022年4月（問25） チェック欄 □□□

労働安全衛生法に基づく心理的な負担の程度を把握するための検査（以下「ストレスチェック」という。）及びその結果等に応じて実施される医師による面接指導に関する次の記述のうち、法令上、正しいものはどれか。

① 常時50人以上の労働者を使用する事業場においては、6か月以内ごとに1回、定期に、ストレスチェックを行わなければならない。

② 事業者は、ストレスチェックの結果が、衛生管理者及びストレスチェックを受けた労働者に通知されるようにしなければならない。

③ 労働者に対して行うストレスチェックの事項は、「職場における当該労働者の心理的な負担の原因」、「当該労働者の心理的な負担による心身の自覚症状」及び「職場における他の労働者による当該労働者への支援」に関する項目である。

④ 事業者は、ストレスチェックの結果、心理的な負担の程度が高い労働者全員に対し、医師による面接指導を行わなければならない。

⑤ 事業者は、医師による面接指導の結果に基づき、当該面接指導の結果の記録を作成して、これを3年間保存しなければならない。

解答・解説

①：誤り
ストレスチェックの実施頻度は「6か月以内ごとに1回」ではなく「1年以内ごとに1回」です。

②：誤り
ストレスチェックの結果は、衛生管理者には通知されません。

③：正しい

④：誤り
心理的な負担の程度が高い労働者「全員」ではなく「面接指導の申出をしたもの」が対象です。

⑤：誤り
「3年間」ではなく「5年間」保存義務があります。

解答2	③

9 労働安全衛生規則の衛生基準、事務所衛生基準規則

重要度 A

数字要件を中心に覚えていきましょう。
労働安全衛生規則は、具体例が出題されるので、試験問題を参考に対応できるようにしましょう！

事務所[※1]の作業環境は、安衛則と事務所衛生基準規則で定める衛生基準に従って整えていきます。[※2]

1 労働安全衛生規則の衛生基準

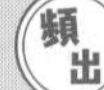

1．気積・換気

(1) 気積

労働者を常時就業させる屋内作業場の気積[※3]を、設備の占める容積及び床面から**4mを超える高さにある空間を除き、労働者1人について10㎥以上**としなければなりません。

例　常時50人の労働者を就業させる屋内作業場の気積が、4mを超える高さの空間を除いて600㎡となっている場合は衛生基準に違反していますか?[※4]

➡　違反していない　(500㎡以上あれば基準を満たす)

(2) 換気

換気が十分行われる性能を有する設備を設けたとき以外は、窓その他の開口部の直接外気に向かって開放することができる部分の面積が、**常時床面積の20分の1以上になるようにしなければなりません。**

例　窓その他の開口部の直接外気に向かって開放できる部分の面積が常時床面積の15分の1の場合は衛生基準に違反していますか?[※5]

➡　違反していない　(1/15>1/20のため基準を満たす)

本試験では、このような具体例が出題されます。

※1 この項目の対象は、事務所だよ。だから、工場や店舗には適用されないよ。

※2 事務所における衛生基準は、事務所に附属する食堂・炊事場を除いて、労働安全衛生規則は適用されず、事務所衛生基準規則が適用されるよ。

※3 事務所内の空気の総量だよ。

※4 問題を解くときは「労働者数×10㎥」で必要な気積を計算するとよいよ。

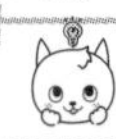

※5 問題文を読むときに、単純に数字だけを見て、異なるからバツってしちゃだめだよ。1/15は1/20より大きいから基準を満たしているんだよ。

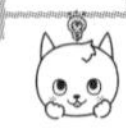

2．休養関係

(1) 休憩設備

労働者が有効に利用することができる休憩の設備を設けるように努めなければなりません。

(2) 休養室等

常時50人以上又は**常時**女性30人以上**の労働者**を使用するときは、労働者が**臥床**（がしょう）※6 することのできる休養室又は休養所を、男性用と女性用に区別して設けなければなりません。

※6 横になることだよ。

例　男性5人と女性35人の労働者を使用している事業場で、労働者が臥床できる休養室を男女別に設けていない場合は衛生基準に違反していますか？

➡　違反している

また、プライバシーを確保するため、更衣室や休憩室等は、入口や通路から直視されない設備を設け、関係者以外の出入りを制限します。

3．清潔

(1) 清掃等の実施

① 日常行う清掃のほか、大掃除を、**6か月以内ごとに1回**、定期に、統一的に行わなければなりません。

② **ねずみ、昆虫**等の発生場所、生息場所、侵入経路、被害の状況について、**6か月以内ごとに1回**、定期に、統一的に**調査**を実施し、その結果に基づき、発生を防止するため必要な措置を講じなければなりません。

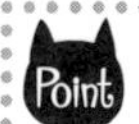

実施頻度を押さえましょう。どちらも「6か月以内ごとに1回」です。

(2) 便所

事業場には、男性用と女性用に分けた便所を設けなければなりません。主な基準は、次のとおりです。

男性	大便所	**60人以内ごと**に1個以上
	小便所	**30人以内ごと**に1個以上
女性		20人以内ごとに1個以上
便池		汚物が土中に浸透しない構造にすること
手洗い設備		流出する清浄な水を十分に供給すること

また、労働者数が10人以下の場合は、男性用と女性用を区別しない独立個室型の便所※7で足りるとされています。

※7 個室の男女共用トイレのことだよ。法律上は、男性用と女性用を区別しない四方を壁等で囲まれた一個の独房により構成された便所と規定されているよ。

4．食堂・炊事場

事業場に附属する食堂・炊事場のおもな基準は次のとおりです。

① 食堂の床面積は、食事の際の1人について、**1㎡以上**としなければなりません。※8

② 炊事従業員**専用の休憩室**及び**便所**を設けなければなりません。

③ 炊事場には、炊事場専用の履物を備え、**土足のまま立ち入らせてはなりません**。

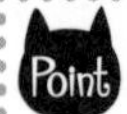
②は、専用の休憩室と便所のどちらか一方では基準違反です。

※8 たとえば、床面積が1人あたり0.8㎡だったら、衛生基準違反になるね。

2 事務所衛生基準規則※9

※9 労働安全衛生規則と同じ規定もあるので、ここでは、事務所衛生基準規則特有の規定をみていくよ。

1．空気調和設備等による調整

空気調和設備※10又は**機械換気設備**※11を設けている場合は、常時労働者を就業させる室（以下、室といいます。）に供給される空気が次の基準に適合するよう設備調整が必要です。※12※13

※10 空気を浄化し、その温度、湿度、流量を調節して供給できる設備だよ。

※11 空気を浄化し、流量を調節して供給できる設備だよ。

※12 第2章**2**の空気環境にも、同じ内容が載っているよ。（➲第2章**2** **2**）

※13 **2**は、本試験の出題頻度が低いのでサラッと読めば大丈夫だよ。

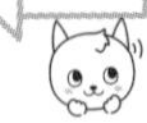

項目	基準
浮遊粉じん量	0.15mg/㎥**以下**
一酸化炭素の含有率	原則 100万分の10以下 外気が汚染されて困難な場合 100万分の20以下
二酸化炭素の含有率	100万分の1,000**以下**
ホルムアルデヒドの量	0.1mg/㎥以下
気流	0.5m/秒**以下**
気温（空気調和設備の場合）	**18℃以上28℃以下**
相対湿度（空気調和設備の場合）	**40%以上70%以下**

※含有率…1気圧、温度25℃とした場合の空気中に占める割合

例1

① 空気調和設備等を設けている場合は、空気中に占める二酸化炭素の含有率が100万分の 1,000 以下となるように、当該設備を調整しなければならない。
② ①の設備により室に流入する空気が、特定の労働者に直接、継続して及ばないようにし、かつ、室の気流を 0.5 m/秒以下としなければならない。

例2

空気調和設備又は機械換気設備を設けている場合は、室に供給される空気が、次に適合するように当該設備を調整しなければならない。
① 1気圧、温度25℃とした場合の当該空気1㎥中に含まれる浮遊粉じん量が 0.15 mg以下であること。
② 1気圧、温度25℃とした場合の当該空気1㎥中に含まれるホルムアルデヒドの量が 0.1 mg以下であること

2．燃焼器具

① 燃焼器具（発熱量が著しく少ないものを除きます。以下同じです。）※14を使用する室等には、排気筒、換気扇その他の換気のための設備を設けなければなりません。
② 燃焼器具を使用するときは、**毎日**、当該器具の異常の有無を点検しなければなりません。

※14 石油ストーブやガスストーブ等が該当するよ。石油やガスを燃焼する際に空気を必要とする火を扱う器具のことさ。

3．作業環境測定等

① **中央管理方式の空気調和設備を設けている建築物の事務室**については、**2か月以内ごとに1回**、定期に、**空気中の一酸化炭素・二酸化炭素の含有率**、室温・外気温、相対温度を測定しなければなりません。
② 事務室の建築、大規模の修繕、大規模な模様替を行ったときは、その事務室における空気中のホルムアルデヒドの濃度を、その事務室の使用開始後、**所定の期間に1回**、測定しなければなりません。

4．点検等

(1) 機械による換気のための設備

事務室で使用する**機械による換気のための設備**は、**2か月以内**

ごとに1回、定期に、異常の有無を点検しなければなりません。

(2) 空気調和設備

空気調和設備を設けている場合、次の措置を講じなければなりません。※15

※15 病原体によって室内の空気が汚染されることを防止するために必要なんだね。

①冷却塔及び冷却水について、使用開始時及び使用を開始した後、原則として1か月以内ごとに1回、定期に、汚れの状況を点検し必要に応じ清掃及び換水等を行う
②**加湿装置**について、使用開始時及び使用を開始した後、原則として**1か月以内ごとに1回**、定期に、汚れの状況を点検し、必要に応じ、その清掃等を行う
③**空気調和設備内に設けられた排水受け**について、使用開始時及び使用を開始した後、原則として**1か月以内ごとに1回**、定期に、汚れ及び閉塞の状況を点検し、必要に応じ、その清掃等を行う
④**冷却塔、冷却水の水管及び加湿装置の清掃**を、それぞれ**1年以内ごとに1回**、定期に行う

5. 照度等

(1) 照度

事務所における室（部屋）の作業面（机の上）の照度を、作業の区分に応じて下記の基準に適合させなければなりません。

〈作業区分〉		〈基準〉(※16)
一般的な事務作業	⇒	**300ルクス以上**
付随的な事務作業(※17)	⇒	**150ルクス以上**

※16 物体の表面にどれだけの光が届いているかを表すもので、単位はルクスを使うよ(➲第2章3 2)。

※17 たとえば、資料を袋詰めするときなど、事務作業のうち文字を読み込んだり、資料を細かく識別したりする必要のないものが該当するよ。

(2) 採光・照明

①採光・照明は、明暗の対照が著しくなく、かつ、まぶしさを生じさせない方法によらなければなりません。
②部屋の照明設備について、**6か月以内ごとに1回**、定期に、点検しなければなりません。

試験問題を解いてみよう！

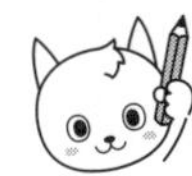

問題1 2021年4月（問25） チェック欄 □□□

ある屋内作業場の床面から4mをこえない部分の容積が150㎥であり、かつ、このうちの設備の占める分の容積が55㎥であるとき、法令上、常時就業させることのできる最大の労働者数は次のうちどれか。

① 4人
② 9人
③ 10人
④ 15人
⑤ 19人

解答・解説

設問の場合、屋内作業場の気積は、95㎥（150㎥−55㎥）になるので、就業させることができる最大の労働者数は「9人」（95㎥÷10㎥）です。

解答1	②

問題2 2022年4月（問24） チェック欄 □□□

事業場の建築物、施設等に関する措置について、労働安全衛生規則の衛生基準に違反していないものは次のうちどれか。

① 日常行う清掃のほか、1年以内ごとに1回、定期に、統一的に大掃除を行っている。
② 男性25人、女性25人の労働者を常時使用している事業場で、労働者が臥(が)床することのできる休養室又は休養所を男性用と女性用に区別して設けていない。
③ 60人の労働者を常時就業させている屋内作業場の気積が、設備の占める容積及び床面から4mを超える高さにある空間を除き、500㎥となっている。
④ 事業場に附属する食堂の床面積を、食事の際の1人について、0.8㎡としている。
⑤ 労働衛生上の有害業務を有しない事業場において、窓その他の開口部の直接外気に向かって開放することができる部分の面積が、常時床面積の15分の1である屋内作業場に、換気設備を設けていない。

解答・解説

①：違反している
大掃除の実施頻度は、「1年に1回」ではなく「6か月以内ごとに1回」です。
②：違反している
設問の場合、労働者が臥床できる休養室等を男女別に設けなければなりません。
③：違反している
屋内作業場の気積は「600㎥以上」必要です。
④：違反している
食堂の床面積は1人について「1㎡以上」必要です。
⑤：違反していない

解答2	⑤

10 労働基準法の概要、労働時間・休憩・休日

重要度 B

労働時間・休憩・休日の基本を理解しましょう。
労働時間・休憩・休日の規定の適用除外者と、適用除外の範囲を理解しましょう。

1 労働基準法の概要

労働基準法（以下、「労基法」といいます。）は、労働時間や休憩、休日、給料の支払い等の**労働条件の最低基準**を定め、**使用者**※1に守らせることで、**労働者**※2を**保護**することを目的とした法律です。労基法は、労働者を1人以上使用する事業に適用されます。

使用者は、労基法の規定を守らなければならず、違反した場合には、罰則が適用されたり、違反部分が無効になり労基法の規定に自動修正されます。※3

※1 人を雇う側のことだよ。使用者の定義は、事業主よりも広く、これによって、法律を遵守させたり、違反時に責任を取らせる範囲を広くしているんだよ。

※2 労働者は、雇われる側だよ。労基法では、事業に使用される者で、賃金を支払われる者と定義しているよ。

※3 たとえば、1日の労働時間を20時間で契約しても、1日8時間（労基法の規定）に自動修正されちゃうのさ。

2 労使協定

労使協定とは、使用者と労働者代表との間で締結される書面による協定です。労使協定には、本来は法違反となる行為を行っても、例外的に法違反にならない法律上の効果（免罰効果）があります。

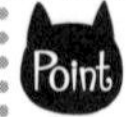

労使協定は、法律上では「労働者の過半数で組織する労働組合がある場合においてはその労働組合、労働者の過半数で組織する労働組合がない場合においては労働者の過半数を代表する者との書面による協定」と定められています。本試験では、この表現で出てくる場合と、労使協定として出てくる場合があります。

3 監督機関

労基法を施行する行政機関には、次のものがあります。

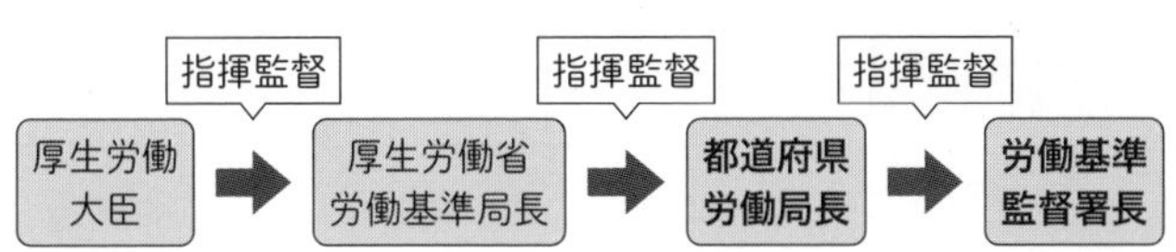

4 労働時間

1. 労働時間（原則）

労働時間とは、労働者が使用者の指揮命令の下に置かれた時間をいい、一般的には、拘束時間（始業時刻から終業時刻までの時間）から休憩時間を除いた時間となります。

例1 始業時刻：9時　終業時刻：17時
休憩時間：12時〜13時

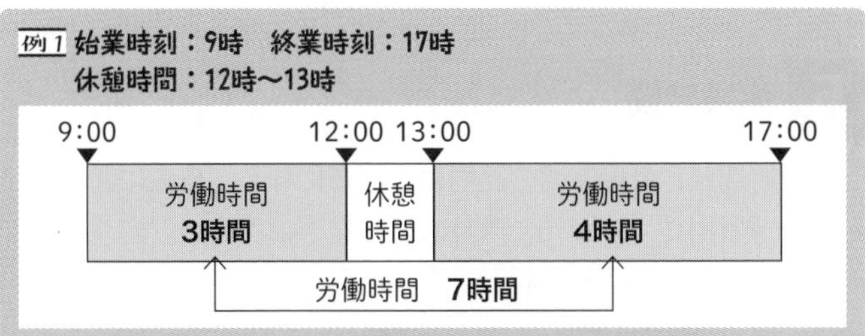

また、労働者が2以上の事業場で勤務する場合※4には、**それぞれの時間を通算した時間が、労働時間**となります。

※4 本試験では「事業場を異にする場合」という表現で出題されるよ。

例2 2つの事業場に勤務する場合

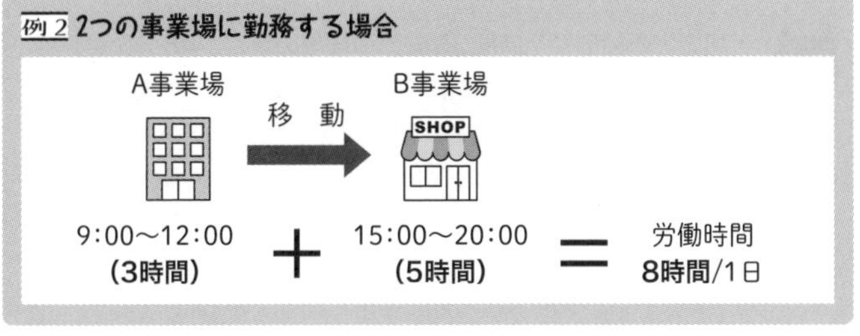

2. 法定労働時間等

(1) 法定労働時間

労基法では労働時間の上限時間を定めており、この時間を**法定労働時間**といいます。※5

※5 法定労働時間を超えて労働することは、原則として禁止されているんだ。

法定労働時間	原　則	**1日8時間**	かつ ※6	**週40時間**
	特例対象事業	1日8時間		週44時間

特例対象事業には、常時10人未満の労働者を使用する商業、映画演劇の事業（映画の製作の事業を除く）、保健衛生の事業、接客娯楽業が該当します。

※6「かつ」は併せるという意味だよ。だから、労働時間は1日の限度と1週間の限度の要件を両方満たさないとダメなんだ。たとえば、1日7時間、週6日勤務の場合、週の労働時間が42時間になるから認められないんだよ。

(2) 所定労働時間

各事業場で定める労働時間を、**所定労働時間**といいます。※7

※7 たとえば、前頁の例1の事業場では、所定労働時間は7時間だね。

5 休憩時間

休憩時間は、**労働時間の途中に、一斉に与え、自由に利用**させることが原則です。また、休憩時間の長さは次表のとおりです。

労働時間	休憩時間
6時間以下	**不要**
6時間超え8時間以下	少なくとも**45分**
8時間超え	少なくとも**1時間**

- 所定労働時間が7時間30分の事業場の場合、45分間の休憩時間で足りますが、労働時間を1時間延長したときは、8時間を超えるため1時間の休憩時間を与える必要があります。
- その日の労働時間が10時間になっても、与える休憩時間の長さは、1時間でたります。90分間与える必要はありません。

6 休日

1．法定休日等

(1) 法定休日

労基法では、**少なくとも毎週1日の休日**※8か、又は**4週間を通じて4日以上の休日**※9を与えなければならないと規定されており、この休日を**法定休日**といいます。

※8 週1日の休みは、日曜日や祝日である必要はないよ。

※9 毎週休日を与えることが難しい場合は、就業規則等（⊃14）で起算日を定めて採用すれば、1・2週目に休日を2日ずつ、3・4週目に休日なし、ってこともOKだよ。

(2) 所定休日

法定休日以外に使用者が労働者に与える休日を**所定休日**といいます。

例 週休2日制で法定休日が日曜日の場合

土	日
休	休
↑ 所定休日	↑ 法定休日

2. 休日の振替と代休

休日の振替	就業規則等に規定を定め、**事前に**休日と労働日を入れ替えること	休日労働にならない
代　休	休日に労働させた**後に**、他の労働日を休日にすること	休日労働となる

7 時間外労働と休日労働 

1. 時間外労働・休日労働が認められる場合

労基法では原則として**時間外労働**[※10]や**休日労働**[※11]（以下、時間外労働等といいます。）を禁止しています。しかし、下記の場合は例外として時間外労働等を認めています。[※12]

時間外労働等が認められる場合	**36（さぶろく）協定（きょうてい）の締結・届出**	**労使協定**[※13]（➲2）**を締結し、所轄労働基準監督署長に届け出た場合**
	非常災害時	災害等による臨時の必要がある場合
	臨時の公務	公務のために臨時の必要がある場合

時間外労働等が認められる方法は、36協定の締結・届出だけではありません。上表の３通りの方法が該当します。

2. 時間外労働の上限規制

36協定を締結した場合であっても、労基法上、時間外労働の上限は、原則として**1か月45時間、1年360時間**となり、臨時的な特別の事情がなければ、この時間を超えることはできません。[※14]

また、新技術、新商品等の研究開発業務や高度プロフェッショナル制度の対象者（➲9）は、上限規制の適用が除外されます。

※10 法定労働時間を超える労働のことだよ。

※11 法定休日に労働させることだよ。つまり、1週間に1日の休みもなく働くことだよ。

※12 時間外労働等をさせたときは、通常よりも高い賃金（割増賃金）を払う必要があるんだよ。

※13 時間外労働に係る労使協定は労基法第36条に規定されているから「サブロクキョウテイ」と呼ぶんだ。

※14 この規定に違反した場合は、罰則が適用されるよ。

3．労働時間延長の制限業務

坑内労働等の健康上特に有害な業務の労働時間の延長は**1日2時間**を超えてはなりません。おもな業務は次のとおりです。

①多量の高熱物体を取り扱う業務、著しく暑熱な場所における業務
②**多量の低温物体を取り扱う業務**、著しく寒冷な場所における業務
③**異常気圧下における業務**
④ボイラー製造等強烈な騒音を発する場所における業務
⑤**鉛、水銀、一酸化炭素、その他これらに準ずる有害物の粉じん、蒸気又はガスを発散する場所における業務**

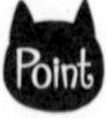

本試験では、制限業務に該当する業務が具体的に問われます。表の健康上特に有害な業務をきちんと覚えましょう。※15

※15 ひっかけで「給湿を行う紡績又は織布の業務」「病原体によって汚染された物を取り扱う業務」が出るから注意だよ！

8 労働時間、休憩及び休日に関する規定の適用除外

次のいずれかに該当する労働者には、**労働時間**、**休憩**及び**休日**の規定が適用されません。

①農業又は水産業（㊫林業）の事業に従事する者
②**事業の種類にかかわらず監督若しくは管理の地位にある者**（管理監督者）※16又は機密の事務を取り扱う者（以下、「管理監督者等」といいます。）※17
③**監視又は断続的労働に従事する者で、使用者が行政官庁（所轄労働基準監督署長）の許可を受けたもの**

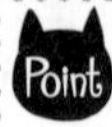

- ①②は**当然に適用が除外**されますが、③は「所轄労働基準監督署長の許可」を受けて初めて適用が除外されます。たとえば、機密の事務を取り扱う者は、所轄労働基準監督署長の許可を受けなくても労働時間に関する規定は適用されません。
- 適用除外になるのは、労働時間、休憩、休日に関する規定のみです。年次有給休暇（➲**12**）や**深夜業**※18**の規定は適用されます。**

※16 管理監督者は、部長や工場長など労働条件の決定その他労務管理について経営者と一体的な立場にある者をいうんだよ。

※17 機密の事務を取り扱う者には、秘書が該当するよ。

※18 深夜の時間帯である22時から翌日の5時までの間、労働者を働かせることだよ。

9 高度プロフェッショナル制度

高度プロフェッショナル制度は、高度の専門的知識等を有し、職務の範囲が明確で、一定の年収要件を満たす労働者を対象に、労働時間、休憩、休日及び深夜の割増賃金規定の適用を除外する制度です。

試験問題を解いてみよう！

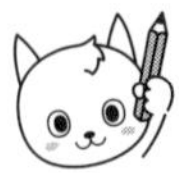

問題1 2021年10月（問26） チェック欄 □□□

労働基準法における労働時間等に関する次の記述のうち、正しいものはどれか。

① 1日8時間を超えて労働させることができるのは、時間外労働の協定を締結し、これを所轄労働基準監督署長に届け出た場合に限られている。

② 労働時間に関する規定の適用については、事業場を異にする場合は労働時間を通算しない。

③ 労働時間が8時間を超える場合においては、少なくとも45分の休憩時間を労働時間の途中に与えなければならない。

④ 機密の事務を取り扱う労働者については、所轄労働基準監督署長の許可を受けなくても労働時間に関する規定は適用されない。

⑤ 監視又は断続的労働に従事する労働者については、所轄労働基準監督署長の許可を受ければ、労働時間及び年次有給休暇に関する規定は適用されない。

解答・解説

①：誤り
36協定の締結・届出に限られません。
②：誤り
事業場を異にする場合でも、労働時間は通算されます。
③：誤り
「45分」ではなく「1時間」与えなければなりません。
④：正しい
⑤：誤り
「労働時間及び年次有給休暇」という点が誤りです。
設問の場合に規定が適用されないのは「労働時間」です。

解答1	④

11 変形労働時間制等

重要度 C

1か月単位の変形労働時間制とフレックスタイム制が出題されます。
それぞれの制度の内容と必要な手続きを押さえましょう。

1 変形労働時間制等の種類

変形労働時間制とは、業務の繁閑に応じて、一定期間の労働時間を調整することができる制度です。※1 変形期間に応じて、「**1か月単位**」「**1年単位**」「**1週間単位**（非定形的）」の3種類があります。

フレックスタイム制とは、一定期間（清算期間）について定めた総労働時間の中で、労働者が自由に始業及び終業の時刻を選択して働くことができる制度です。※2

※1 変形労働時間制の労働時間は、使用者が定めるよ。繁忙期は労働時間を長く、閑散期は短く定めることができるし、あらかじめ労働時間を長く定めた日は割増賃金を払う必要がないんだ。

※2 フレックスタイム制の労働時間は、労働者が決めるんだよ。

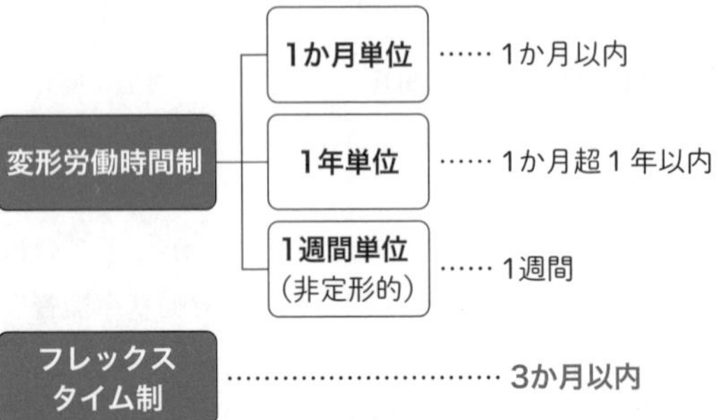

労働者を変形労働時間制により働かせる場合には、育児を行う者など特別の配慮が必要な者に対して、これらの者が育児等に必要な時間を確保できるような配慮をしなければなりません。

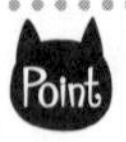

- 変形労働時間制を採用した場合でも、妊産婦が請求した場合には、管理監督者を除き、法定労働時間を超えて労働させることはできません。（➲13 2）
- 妊産婦についても、フレックスタイム制による労働をさせることができます。

2 1か月単位の変形労働時間制

1か月単位の変形労働時間制は、特定された週又は日において法定労働時間（**1週40時間等、1日8時間**）を超えて労働させることができる制度です。

変形期間	1か月以内の期間
採用要件	**労使協定又は就業規則等**に一定事項を定める
労働時間の特定	変形期間を平均し、1週間あたりの労働時間が法定労働時間（40時間等）を超えない範囲内で各週、各日の労働時間を特定する※3
所轄労働基準監督署長への届出	**労使協定 ➡ 必要**※4 ※就業規則は就業規則の変更として届出が必要

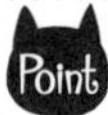

- 労使協定の締結又は就業規則の定めのどちらか一方により、採用できます。
- 労使協定での採用では、所轄労働基準監督署長へ届出が必要です。

※3 1か月単位の変形労働時間制は、変形期間を平均して法定労働時間（週40時間等）内であれば、あらかじめ定めた日や週の労働時間に上限はないよ。

※4 届出が必要なのは、労働者に不利益かどうかを行政が確認するためだよ。

3 フレックスタイム制

フレックスタイム制は、一定期間（清算期間）について定めた総労働時間数になるように、労働者が日々の始業・終業時刻や労働時間を自由に決めることができる制度です。※5

清算期間	3か月以内の期間
採用要件	**労使協定及び就業規則等**に一定の事項を定める
定める事項	労使協定 対象労働者の範囲、清算期間、総労働時間等の定め、標準となる1日の労働時間、有効期間の定め（清算期間が1か月を超える場合）等 就業規則 始業・終業の時刻を労働者の決定に委ねる旨の定め
所轄労働基準監督署長への届出	労使協定 清算期間が1か月以内 ➡ 不要 清算期間が**1か月を超える場合 ➡ 必要** **※就業規則は就業規則の変更として届出が必要**

※5 たとえば、清算期間を1か月、その間の総労働時間数を160時間と決めた場合、1か月で160時間になるように、労働者が日々の始業・終業時刻や労働時間を決めるんだ。

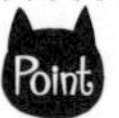

- 労使協定の締結と就業規則の定めの両方が必要です。
- 労使協定は、清算期間が1か月以内であれば、所轄労働基準監督署長へ届出は不要です。

試験問題を解いてみよう！

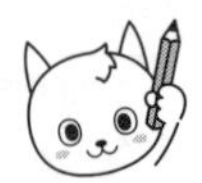

問題1 2016年4月（問26） チェック欄 □□□

1か月単位の変形労働時間制に関する次の記述のうち、労働基準法上、誤っているものはどれか。

ただし、常時使用する労働者数が10人以上の規模の事業場の場合とし、「労使協定」とは、「労働者の過半数で組織する労働組合（その労働組合がない場合は労働者の過半数を代表する者）と使用者との書面による協定」をいう。

① この制度を採用する場合には、労使協定又は就業規則により、1か月以内の一定の期間を平均し1週間当たりの労働時間が40時間を超えないこと等、この制度に関する定めをする必要がある。

② この制度を採用した場合には、この制度に関する定めにより特定された週又は日において1週40時間又は1日8時間を超えて労働させることができる。

③ この制度に関する定めをした労使協定は所轄労働基準監督署長に届け出る必要はないが、就業規則は届け出る必要がある。

④ この制度を採用した場合であっても、妊娠中又は産後1年を経過しない女性が請求した場合には、監督又は管理の地位にある者等労働時間に関する規定の適用除外者を除き、当該女性に対して法定労働時間を超えて労働させることはできない。

⑤ この制度で労働させる場合には、育児を行う者等特別な配慮を要する者に対して、これらの者が育児等に必要な時間を確保できるような配慮をしなければならない。

解答・解説

①：正しい
②：正しい
③：誤り
1か月単位の変形労働時間制の定めをした労使協定は、所轄労働基準監督署長に届け出る必要があります。
④：正しい
⑤：正しい

解答1	③

12 年次有給休暇

重要度 A

年次有給休暇の付与日数がよく問われています。
また、年次有給休暇を与えることができるさまざまなルールを確認しましょう。

1 年次有給休暇の発生要件

年次有給休暇（以下、「休暇」といいます。）とは、労働日に休んでも賃金が減額されない休暇のことです。休暇は、次の２要件を満たすことで、**当然に**発生します。※1※2

6か月間継続勤務 ＋ 全労働日※3の8割以上出勤 ＝（当然に）10日の休暇付与

出勤率 ＝ 出勤日／全労働日

出勤率を算定する際に、下記の期間は、実際に出勤しなくても**出勤したものとみなして、出勤日に加えます**。※4

①業務上の傷病による療養のため休業した期間
②産前産後の休業期間
③**育児休業・介護休業を取得した期間**
④年次有給休暇を取得した期間
⑤労働者の責めに帰すべき事由によらない不就労日

2 年次有給休暇の付与日数 頻出

休暇は、雇入れ日から起算して６か月経過した日に付与され、その日から起算した継続勤続年数１年ごとに、付与されます。※5

例 雇入日が4月1日の場合

初めて休暇が付与される日	10月1日
その後の休暇付与日	毎年10月1日

※1 労働者の心身の疲労を回復させ、ゆとりある生活を保障する目的のお休みだよ。だから、発生要件を満たせば、法律上当然に与えられるよ。

※2 管理監督者等にも、休暇の規定は適用されるよ。

※3 働く義務がある日のことだよ。

※4 労働者の故意過失ではないこれらの休業日を出勤日に加えることで、有利に取り扱っているんだ。

※5 ただし、1年間の出勤率が8割未満の場合は、その後の1年間は休暇が付与されないんだ。

休暇の付与日数は、次のとおりです。

1．原則

勤続年数	6か月	1年6か月	2年6か月	3年6か月	4年6か月	5年6か月	6年6か月以上
付与日数	10日	11日	12日	**14日**	16日	**18日**	**20日**

2．所定労働日数が少ない労働者に対する付与日数（比例付与）

パートタイム労働者など、所定労働日数が少ない労働者には、原則の付与日数よりも少ない日数で休暇が付与されます。具体的には、**所定労働時間が週30時間未満で、かつ、所定労働日数が週4日以下**（年間の所定労働日数が216日以下）の労働者が該当します。※6

所定労働日数		勤続年数						
週	年間	6か月	1年6か月	2年6か月	3年6か月	4年6か月	5年6か月	6年6か月以上
4日	169〜216日	7日	8日	9日	**10日**	**12日**	**13日**	**15日**
3日	121〜168日	5日	6日	6日	8日	9日	10日	11日
2日	73〜120日	3日	4日	4日	5日	6日	6日	7日
1日	48〜72日	1日	2日	2日	2日	3日	3日	3日

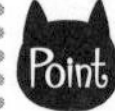

・本試験では、休暇の付与日数が具体的に問われます。特に、比例付与の週所定労働日数が4日の場合の付与日数を、しっかり覚えましょう。※7

※6 たとえば、所定労働時間が1日7.5時間の場合、週4日勤務の労働者は週30時間の労働時間になるから、「原則」の対象、週3日勤務の労働者は「比例付与」の対象だよ。

※7 たとえば、週の所定労働時間が25時間、所定労働日数が4日の労働者が3年6か月継続勤務した場合、その後の1年間に付与される休暇は10日だよ。

3 年次有給休暇の単位

休暇は、原則として1日を単位として付与されます。ただし、労使協定を締結した場合は、**1年に5日を限度**として、**時間単位**で休暇を付与することができます。

4 年次有給休暇を与える時季等

1．時季指定権と時季変更権

① 休暇は、労働者の請求する時季[※8]に与えなければなりません。労働者が休暇を取得したい時季を決めることができる権利を時季指定権といいます。

② 使用者は、労働者から請求があったときは、これを拒むことはできません。ただし、労働者から請求された時季に休暇を与えることが事業の正常な運営を妨げる場合に限り、他の時季に与えることができます。この権利を時季変更権といいます。

※8 特定の月日の他に、シーズンを加えた時期も含むから、「時季」だよ。

2．計画的付与

労使協定により、休暇を与える時季に関する定めをした場合は、**休暇のうち5日を超える部分**については、その定めにより休暇を与えることができます。[※9]

労使協定の締結が必要です。労使協定は、本試験では、「労働者の過半数で組織する労働組合がある場合においてはその労働組合、労働者の過半数で組織する労働組合がない場合においては労働者の過半数を代表する者との書面による協定」という表現で出てきます。

※9 計画的付与って、夏休みや年末年始を利用して、会社全体や部門ごとに一斉に休みをとって、休暇を消化させるしくみだよ。

3．休暇の時季指定（使用者による時季指定）

休暇が10日以上付与される労働者に対して、使用者は**年5日の休暇**を、休暇を付与した日から1年以内に、時季を指定して労働者に取得させなければなりません。[※10]

※10 本来、休暇は労働者自身が請求して取得するものだけど、休暇を請求しない労働者もいるので、使用者が、時季を指定して休暇を取得させるルールができたんだよ。

5 年次有給休暇の賃金

休暇取得日の賃金は、次の①～③のいずれかの方法で支払う義務があります。また、労使協定により③を定めた場合は、③が最優先されます。

①平均賃金
②所定労働時間労働した場合に支払われる通常の賃金
③健康保険法の標準報酬月額の30分の1（労使協定で定めた場合）

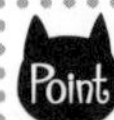

休暇取得日の賃金は、「最低賃金額」や「平均賃金の100分の60相当額」ではありません。

6 その他の規定

次の規定があります。

時効	休暇の権利は、2年を経過したときは、時効によって消滅する
不利益取扱い	使用者は、休暇を取得した労働者に対して、賃金の減額その他不利益な取扱いをしないようにしなければならない

試験問題を解いてみよう！

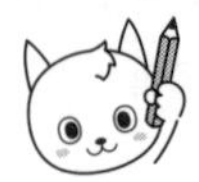

問題1 2022年10月（問27） チェック欄 □□□

週所定労働時間が25時間、週所定労働日数が4日である労働者であって、雇入れの日から起算して3年6か月継続勤務したものに対して、その後1年間に新たに与えなければならない年次有給休暇日数として、法令上、正しいものは次のうちどれか。

ただし、その労働者はその直前の1年間に全労働日の8割以上出勤したものとする。

① 8日
② 10日
③ 12日
④ 14日
⑤ 16日

解答・解説

設問の労働者には比例付与の日数が付与されるので、②10日が正しいです。

解答1	②

13 年少者・女性の保護

重要度 A

女性の保護に関する規定のうち、特に妊産婦に関する保護規定を押さえるようにしましょう。また、育児時間は要注意です。

1 年少者の保護

1．未成年者・年少者・児童

労基法では、精神的、肉体的に未熟であることから、未成年者・年少者・児童に対して、さまざまな保護規定を設けています。※1

年齢区分		保護規定
満18歳未満	**未成年者** **年少者**	• 労働契約締結の保護 • 賃金の請求権 • **労働時間・休日・深夜業の制限**（※2） • 坑内労働の禁止 • **危険有害業務の就業制限等**
満15歳到達年度末	**児童**	• 使用禁止（例外あり）

※満15歳到達年度末…15歳に達した日以後の最初の3月31日が終了していない者

※1 児童は、すべての保護規定が適用されるようになっているよ。

※2 時間外・休日労働の制限があるのは、満18歳未満の者（年少者）だよ。満20歳未満の者ではないよ。

2．年少者に係る危険有害業務の就業制限

年少者※3は、次の（1）（2）の業務への就業が禁止されています。

※3 本試験では、年少者じゃなくて「満18歳に満たない者」という表現で出題されるよ。

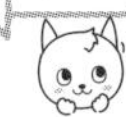

（1）重量物を取り扱う業務

年齢及び性		重量（単位kg）	
		断続作業	継続作業
満16歳未満	女	12	8
	男	15	10
満16歳以上 満18歳未満	女	**25**	15
	男	**30**	**20**

Point 10kgの重量物を断続的に取り扱う業務は、禁止されていません。

(2) 危険有害な業務

①さく岩機、鋲(びょう)打機等身体に著しい振動を与える機械器具を用いて行う業務
②**土石、獣毛等のじんあい又は粉末を著しく飛散する場所における業務**
③**異常気圧下における業務**
④**多量の高熱物体を取り扱う業務**及び著しく暑熱な場所における業務
⑤多量の低温物体を取り扱う業務及び**著しく寒冷な場所における業務**
⑥強烈な騒音を発する場所における業務　など

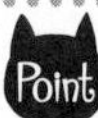

本試験では、就業制限業務に該当する業務と該当しない業務がそれぞれ問われます。該当しない業務には、「赤外線又は紫外線にさらされる業務」や、「超音波にさらされる業務」があります。※4

※4 本試験では、女性の就業制限規定とあわせて出題されることもあるよ。

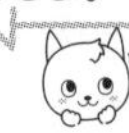

2 女性の保護 頻出

労基法では、母性保護の観点から、**妊産婦**※5である女性労働者に対して、さまざまな保護規定を設けています。

※5「妊婦」と「産婦（産後1年を経過しない女性）」の総称だよ。

1. 産前産後の休業

産前産後の期間については、原則として次のように就業が制限されています。

産前休業	使用者は、**6週間**（**多胎妊娠**※6の場合には**14週間**）**以内**に出産する予定の女性が休業を**請求**した場合においては、その者を就業させてはならない
産後休業	原則　使用者は、**産後8週間**を経過しない女性を**就業させてはならない** 例外　**産後6週間を経過した女性**が**請求**した場合において、**医師が支障がないと認めた業務**に就かせることは差し支えない

※6 2人以上の赤ちゃんを同時に妊娠することだよ。多胎妊娠は、母体の負担がとても大きいので、産前休業を長くしているんだよ。

※7 出産日は、産前休業に含むんだ。

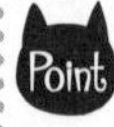

数字要件が問われます。赤字部分をしっかり覚えましょう。

2. 軽易な業務への転換

使用者は、**妊娠中の女性**が**請求**した場合には、他の軽易な業務に転換させなければなりません。※8

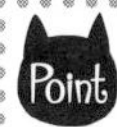

対象は妊婦のみです。管理監督者等である妊婦も対象になります。

※8 お腹の赤ちゃんに影響がないように身体的に楽な仕事に変更するのさ。だから、対象は妊婦だけなんだよ。

3. 妊産婦に係る労働時間等の制限

妊産婦が請求した場合には、次の労働時間の制限があります。

	制限内容	妊産婦	
		原則	管理監督者
変形労働時間制（➲11 1）	1週又は1日の法定労働時間を超えて働かせること	**禁止**	就業可能
時間外労働 休日労働 （➲10 7）	時間外労働・休日労働を行わせること	**禁止**	就業可能
深夜業	**深夜の時間帯**※9に働かせること	**禁止**	**禁止**

※9 22時から翌日の5時までだよ。

Point

- **フレックスタイム制**は、労働者が始業・終業の時刻を決めることができる制度なので、**就業禁止の対象となりません。**
- 変形労働時間制を採用している場合であっても、妊産婦が請求した場合には、管理監督者等を除いて、1週40時間、1日8時間を超えて労働させてはなりません。※10
- 管理監督者等に対しても深夜業の規定は適用されるため、管理監督者である妊産婦が請求したときは、深夜業が禁止されます（➲**10**）。

※10 たとえば、1か月単位の変形労働時間制や1年単位の変形労働時間制を採用していても、請求があれば週40時間、1日8時間までにしなきゃいけないんだよ。

4. 育児時間

育児時間とは、**生児**※11への授乳時間です。

生後満1年に達しない生児を育てる女性労働者が請求したときは、休憩時間の他に、**1日2回それぞれ少なくとも30分**の育児時間が与えられます。

育児期間は、**労働者が請求する時間**に与える必要があります。※12

※11 生まれたばかりの子って意味だよ。

※12 育児時間は、労働時間の途中に与える必要はないんだ。だから、出勤を遅らせたり、退勤を早めることもできるんだよ。

- 対象となる生児の年齢に注意しましょう！ 生後満１年を超え満２年に達しない生児は対象ではありません。
- 請求がない場合は、育児時間を与える必要はありません。
- 育児時間を有給・無給とするかは労使当事者の自由に委ねられるため、育児時間は有給でなくても差し支えありません。

5．生理休暇

使用者は、生理日の就業が著しく困難な女性が休暇を請求したときは、生理日に就業させてはなりません。

3 妊産婦に係る危険有害業務の就業制限 

妊産婦は、坑内労働や、重量物取扱業務、危険有害業務の就業が禁止されています。おもな就業禁止業務は次のとおりです。このうち①②の**業務はすべての女性労働者の就業が禁止**されています。※13

※13 ①②の業務は、女性の妊娠又は出産に係る機能に有害なためすべての女性が就業禁止だよ。

×…禁止、申出×…申出により禁止、○…就業可能

業　務	女性	妊婦	産婦
①重量物を取り扱う業務	×	×	×
②一定の有害物質を発散する場所における業務	×	×	×
③**多量の高熱物体を取り扱う業務、** 著しく暑熱な場所における業務	○	×	申出×
④多量の低温物体を取り扱う業務、 **著しく寒冷な場所における業務**	○	×	**申出×**
⑤**異常気圧下における業務**	○	×	申出×
⑥**さく岩機、鋲打機（びょうだき）等身体に著しい振動を与える機械器具を用いて行う業務**	○	×	×
⑦深さ・高さが5メートル以上の場所等における業務	○	×	○

上表①は、年齢区分に応じて右表の重量以上の重量物を取り扱う業務です。※14

年齢	重量（単位kg）	
	断続作業	継続作業
満16歳未満	12	8
満16歳以上満18歳未満	25	15
満18歳以上	30	20

※14 本試験では、重量物を取り扱う業務について、数字要件を穴抜きした問題が出題されるよ。右表の数字をしっかり覚えようね。

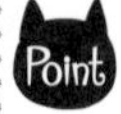

- 妊婦は、申出の有無にかかわらず、すべての業務が就業禁止です。
- 20kg以上の重量物を継続的に取り扱う業務は、すべての女性労働者の就業が禁止されています。
- 産婦[※15]は、申出により禁止される業務が問われます。

※15 本試験では、産婦じゃなくて「満18歳以上で産後8週間を経過したが1年を経過しない女性」という表現で出てくるよ。

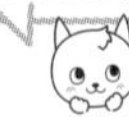

試験問題を解いてみよう！

問題1 2022年10月（問26）　チェック欄 □□□

労働基準法に定める妊産婦等に関する次の記述のうち、法令上、誤っているものはどれか。

ただし、常時使用する労働者数が10人以上の規模の事業場の場合とし、管理監督者等とは、「監督又は管理の地位にある者等、労働時間、休憩及び休日に関する規定の適用除外者」をいうものとする。

① 時間外・休日労働に関する労使協定を締結し、これを所轄労働基準監督署長に届け出ている場合であって、妊産婦が請求した場合には、管理監督者等の場合を除き、時間外・休日労働をさせてはならない。

② 1か月単位の変形労働時間制を採用している場合であって、妊産婦が請求した場合には、管理監督者等の場合を除き、1週40時間、1日8時間を超えて労働させてはならない。

③ 1年単位の変形労働時間制を採用している場合であっても、妊産婦が請求した場合には、管理監督者等の場合を除き、1週40時間、1日8時間を超えて労働させてはならない。

④ 妊娠中の女性が請求した場合には、管理監督者等の場合を除き、他の軽易な業務に転換させなければならない。

⑤ 生理日の就業が著しく困難な女性が休暇を請求したときは、その者を生理日に就業させてはならない。

解答・解説

①：正しい
②：正しい
③：正しい
④：誤り
管理監督者等である妊産婦も、この規定の対象に含まれる。
⑤：正しい

解答1	④

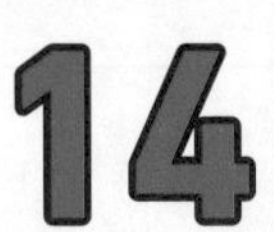

就業規則

重要度 C

就業規則の作成の流れを理解しましょう。
就業規則の必要記載事項が、絶対的必要記載事項なのか相対的必要記載事項なのかをわけて覚えるようにしましょう。

1 就業規則とは

就業規則は、使用者が労働条件や職場のルール等を定め、書面にしたものです。**常時10人以上の労働者**※1**を使用する使用者**は、**就業規則を作成**し、**所轄労働基準監督署長に届け出**なければなりません。就業規則の記載内容を**変更**したときも、**同様**です。

※1 労働者には、パート社員やアルバイトも含まれるよ。

2 就業規則の作成の流れ

使用者は、就業規則を作成又は変更するときは、**労働者代表の意見を聴かなければなりません**。また、就業規則の届出をする場合は、**労働者代表の意見書を添付**しなければなりません。

就業規則の作成・変更  **労働者代表の意見聴取** 届出  労働基準監督署長

労働者代表の「意見聴取」であって「同意」でない点に注意しましょう。※2

※2 労働者代表の意見を聴くことが必要で、必ずしも同意を得る必要はないよ。だから、「就業規則の内容に反対です。」という意見でも構わないんだよ。

3 周知方法

就業規則の周知方法は、次のとおりです。※3

①常時各作業場の見やすい場所に掲示又は備え付け
②書面交付
③磁気テープ、磁気ディスク等に記録し、かつ、労働者が記録内容を常時確認できる機器を各作業場に設置

※3 周知方法は、法律上定められているよ。

4 就業規則の必要記載事項

就業規則の必要記載事項は、次のとおりです。

絶対的必要記載事項 ※4	①**始業及び終業の時刻、休憩時間、休日、休暇**並びに交替制の場合には就業時転換に関する事項 ②賃金の決定、計算及び支払の方法、賃金の締切り及び支払の時期並びに**昇給**に関する事項 ③**退職に関する事項（解雇の事由を含む。）**
相対的必要記載事項 ※4	①退職手当に関する事項 ②臨時の賃金等（賞与）、最低賃金額に関する事項 ③食費、作業用品などの負担に関する事項 ④**安全及び衛生に関する事項** ⑤職業訓練に関する事項 ⑥災害補償、業務外の傷病扶助に関する事項 ⑦**表彰、制裁に関する事項** ⑧その他全労働者に適用される事項

※4 本試験では、絶対的必要記載事項は、「必ず就業規則に定めておくこと」で、相対的必要記載事項は、「これに関する定めをする場合には就業規則に定めておく必要があること」で出題されるよ。

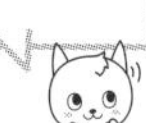

試験問題を解いてみよう！

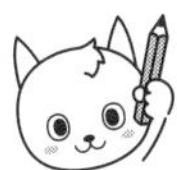

問題1 2016年10月（問27） チェック欄 □□□

労働基準法により作成が義務付けられている就業規則に関する次の記述のうち、誤っているものはどれか。

① 就業規則の作成又は変更の手続きとして、事業場の労働者の過半数で組織する労働組合（その労働組合がない場合は労働者の過半数を代表する者）の同意が必要である。

② 退職に関する事項（解雇の事由を含む。）については、必ず就業規則に定めておく必要がある。

③ 休日及び休暇に関する事項については、必ず就業規則に定めておく必要がある。

④ 安全及び衛生に関する事項については、これに関する定めをする場合には就業規則に定めておく必要がある。

⑤ 就業規則は、常時作業場の見やすい場所へ掲示すること、各労働者に書面を交付すること等の一定の方法によって、労働者に周知させなければならない。

解答・解説

①：**誤り**
「**同意**」ではなく「**意見を聴くこと**」が必要です。
②：正しい
③：正しい
④：正しい
⑤：正しい

解答1	①

第4章

労働衛生
（有害業務に係るもの）

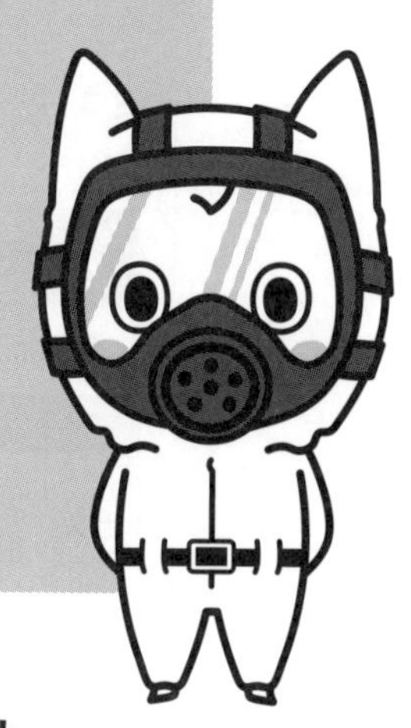

この章で学ぶこと

この章では、有害な作業環境が労働者の心身に与える影響等と、その対策について学習します。化学物質の特性や有害性、危険物や有害物質を取り扱う労働者の心身に与える影響等を学習し、有害業務に関する作業環境の管理や、作業管理、健康管理についてそれぞれ学びます。

試験の特徴

この章からの出題数は10問です。化学物質の名称や健康障害における疾病名等が多く出題されるため、苦手に思う方も多いようですが、公表試験問題を上手に活用して、正解肢を中心に覚えていきましょう。「局所排気装置」や「労働衛生保護具」は確実に得点したい項目です。

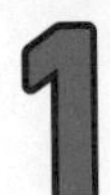

1 化学物質の状態

重要度 A

ガス、蒸気、粉じんに該当する化学物質名を覚えることが得点につながるポイントです。

1 化学物質の分類

化学物質のうち、人の健康に害を及ぼす可能性のある物質を**有害物質**といいます。有害物質は、その性質や状態、取扱い方法によって、**気体状の物質**である**ガス**、**蒸気**と、**粒子状の物質**である**ミスト**、**粉じん**、**ヒューム**にわかれます。

2 気体状の物質（気体）

気体状の物質には、**ガス**と**蒸気**が該当します。

	性状	化学物質名
ガス	常温・常圧（25℃、1気圧）で気体のもの	**塩素**、**塩化ビニル**、**アンモニア**、**ホルムアルデヒド**、**硫化水素**、二酸化硫黄、**エチレンオキシド**　等
蒸気	常温・常圧で液体又は固体の物質が蒸気圧に応じて揮発※1又は昇華※2して気体となっているもの	二硫化炭素、アクリロニトリル、アセトン、フェノール、**水銀**、**硫酸ジメチル**、ニッケルカルボニル、トリクロロエチレン　等

Point 本試験では、ガスや蒸気に該当する具体的な化学物質名が出題されます。特に、蒸気に該当する化学物質名を最優先で覚えましょう。※3

※1 通常の温度で、液体が気体になることだよ。

※2 固体が液体にならずに直接気体になることだよ。

※3 暗記が苦手な人は、まず「アクリロニトリル＝蒸気」を覚えよう。

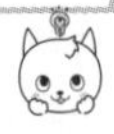

3 粒子状の物質

頻出

粒子状の物質には、**ミスト**、**粉じん**、**ヒューム**が該当します。

ミストは**液体の微粒子**で、**粉じん**と**ヒューム**は**固体の微粒子**です。

1．液体

	性状	化学物質名
ミスト	液体の微粒子が、空気中に浮遊しているもの（**粒径5～100μm**）※4	**クロム酸**、コールタール、硝酸、硫酸　等

※4 μm（マイクロメートル）は第1章1❸を参照しよう。

2．固体

	性状	化学物質名
粉じん（ダスト）	固体に研磨(けんま)、切削(せっさく)、粉砕(ふんさい)等の機械的な作用を加えて発生した固体微粒子で、空気中に浮遊しているもの（粒径1～150 μm）	**ジクロロベンジジン**※5、オルト-トリジン、石綿、**二酸化マンガン**　等
ヒューム	気体が空気中で凝固や化学変化を起こし固体の微粒子となり、空気中に浮遊しているもの（**粒径0.1～1μm**）	溶融金属の表面から発生する酸化鉛、酸化カドミウム　等

※5「ジクロロベンジジン」は、法律上では「ジクロルベンジジン及びその塩」というよ（➲第5章❹）。

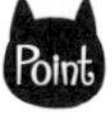

ヒュームとミストの粒径を比較すると、ヒュームの方がミストよりも微細です。（ヒュームの粒径＜ミストの粒径）

試験問題を解いてみよう！

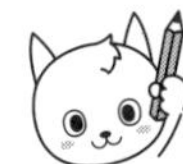

問題1　2022年10月（問11）　チェック欄 □□□

次の化学物質のうち、常温・常圧（25℃、1気圧）の空気中で蒸気として存在するものはどれか。

ただし、蒸気とは、常温・常圧で液体又は固体の物質が蒸気圧に応じて揮発又は昇華して気体となっているものをいうものとする。

① 塩化ビニル
② ジクロロベンジジン
③ アクリロニトリル
④ 硫化水素
⑤ アンモニア

解答・解説

①塩化ビニル、④硫化水素⑤アンモニアはガスとして、②ジクロロベンジジンは粉じんとして存在します。

解答1	③

2 化学物質等による危険性又は有害性の調査

重要度 A

本試験では、長文の問題が出題されます。リスクを見積もるおもな方法は、しっかり目を通すようにしましょう。

1 化学物質等による危険性又は有害性の調査とは

安衛法では、事業者に対して、化学物質等による危険性又は有害性の調査（以下、「リスクアセスメント」といいます。）の実施と、その結果に基づく必要措置の実施を努力義務規定として定めています。そのための基本的な考えや具体的な手順等が指針に定められています。

2 リスクアセスメントの定義・対象事業場

定義	リスクアセスメントとは、**化学物質やその製剤のもつ危険性や有害性**（ハザードという。）を特定し、それによる労働者への危険又は健康障害を生じるおそれの程度を見積り、リスク低減対策を検討することをいう
対象	化学物質を製造したり、取り扱うすべての事業場が対象となる。業種や、事業規模は問われない

ハザードの定義に注意しましょう。ハザードとは、危険性又は有害性のことをいいます。

3 リスクアセスメントの実施時期

リスクアセスメントは、法律上※1、次の場合に実施することが義務づけられています。

※1 実施時期は、法律の定めの他に、指針にも努力義務規定として定められているよ。

①化学物質等を原材料等として**新規に採用**し又は**変更**するとき
②化学物質等を**製造**し、又は取り扱う業務に係る**作業の方法や手順を新規に採用**したり、**変更**するとき
③化学物質等による危険性又は有害性等について変化が生じたり、変化が生じるおそれがあるとき

また、リスクアセスメントの実施に当たっては、化学物質等に係る**安全データシート（SDS）**※2や、**作業標準**、**作業手順書**、**作業環境測定結果**等の資料を入手し、その情報を活用します。

※2 化学物質等を譲渡・提供する際に、提供する相手側に対して提供するための文書だよ。安全データシートには、その化学物質等の危険性・有害性や取扱いに関する情報等を記載するんだ。

4 リスクアセスメントの実施手順

リスクアセスメントは、次の手順で進めます。

ステップ1		ステップ2		ステップ3		ステップ4		ステップ5
化学物質等による危険性・有害性の特定	➡	リスク※3の見積もり	➡	リスク低減措置の内容の検討	➡	リスク低減措置の実施	➡	労働者へリスクアセスメント結果の周知

Point 最初に実施するのは、化学物質等による危険性又は有害性を特定することです。

※3 ここでは、リスクの意味を、①ステップ1により特定された化学物質等による危険性・有害性、②その化学物質等を取り扱う作業方法、設備等により業務に従事する労働者に危険を及ぼし、又は労働者の健康障害を生ずるおそれの程度と、危険又は健康障害の程度としているよ。

1．化学物質等による危険性又は有害性の特定

化学物質等による危険性又は有害性の特定は、**リスクアセスメント等の対象となる業務を洗い出した上で**、国際連合から勧告として公表された「**化学品の分類及び表示に関する世界調和システム（GHS）**」等に示されている分類に則して行います。

2．リスクの見積もり

化学物質等を製造・取扱う業務ごとに次のいずれかの方法又は併用によってリスクを見積もります。

①化学物質等が労働者に危険を及ぼし、又は化学物質等により労働者の健康障害を生ずるおそれの程度（発生可能性）と、危険又は健康障害の程度（重篤度）を考慮して行う方法※4
②化学物質等への労働者のばく露濃度※5と化学物質等の有害性の程度を考慮する方法
③①又は②に準ずる方法

※4 疾病にかかるリスクを見積もる場合は①～③の方法が対象だけど、危険性に係るリスクを見積もる場合は、①と③の方法に限られるよ。

※5 労働者が呼吸する空気中に有害物質がどの程度含まれるかを測定したものさ。

リスクを見積もるおもな方法には、次のものがあります。なお、②の方法では、**実測値による方法が望ましい**とされています。

①の方法	マトリクス法	発生可能性及び重篤度を相対的に尺度化し、それらを縦軸と横軸として、あらかじめ発生可能性及び重篤度に応じてリスクが割りつけられた表を使用する方法
①の方法	数値化法	発生可能性及び重篤度を一定の尺度によりそれぞれ数値化し、それらを加算又は乗算等する方法
①の方法	枝分かれ図を用いた方法	発生可能性及び重篤度を段階的に分岐していく方法
①の方法	コントロール・バンディング	ILOの化学物質リスク簡易評価法（コントロール・バンディング）を用いる方法
②の方法	災害のシナリオから見積もる方法	化学プラントなどの化学反応のプロセスなどによる災害のシナリオを仮定して、その事象の発生可能性と重篤度を考慮する方法
②の方法	実測値による方法	化学物質等への労働者のばく露濃度を測定した結果をばく露限界※6と比較する方法
②の方法	使用量等から推定する方法	数理モデルを用いて、対象業務の作業を行う労働者の周辺の化学物質の気中濃度を推定し、ばく露限界と比較する方法
②の方法	尺度化した表を用いる方法	対象の化学物質等への労働者のばく露の程度及び当該化学物質等による有害性を相対的に尺度化し、それらを縦軸と横軸とし、あらかじめばく露の程度及び有害性の程度に応じてリスクが割りつけられた表を使用する方法

※6 作業現場で、化学物質等にさらされても、空気中の濃度がこの数値以下であれば、ほとんどすべての労働者に健康上の悪影響がみられないと判断される濃度のことだよ。

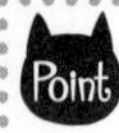

- 本試験ではリスクを見積もるおもな方法が出題されます。※7
- 実測値による方法は、測定結果と「ばく露限界」を比較するものです。「管理濃度」と比較するのではありません。
- 数値化法で、一定の尺度により数値化するのは「発生可能性及び重篤度」です。「取り扱う化学物質等の年間の取扱量及び作業時間」ではありません。

※7 覚えるべきは、リスクを見積もる方法の名称じゃなくて、その内容だよ。

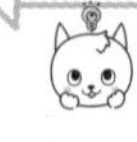

5 リスク低減措置の検討

リスク低減措置の検討は、リスクアセスメントの結果に基づき、法令に定められた事項を除いて次の優先順位で行います。※8

優先度	順位	リスク低減措置の内容
高	1	**危険性又は有害性のより低い物質への代替** **化学反応のプロセス等の運転条件の変更**
	2	化学物質等に係る**機械設備等の密閉化、局所排気装置の設置等**の衛生工学的対策
	3	**作業手順の改善、立入禁止等**の管理的対策
低	4	化学物質等の**有害性に応じた有効な保護具の使用**

※8 優先順位を押さえよう。優先順位が最も高いのは「危険性又は有害性のより低い物質への代替」「化学反応のプロセス等の運転条件の変更」で、最も低いのは「有効な保護具の使用」だよ。

試験問題を解いてみよう！

問題1 2022年10月（問12） チェック欄 □□□

厚生労働省の「化学物質等による危険性又は有害性等の調査等に関する指針」において示されている化学物質等による疾病に係るリスクを見積もる方法として、適切でないものは次のうちどれか。

① 発生可能性及び重篤度を相対的に尺度化し、それらを縦軸と横軸として、あらかじめ発生可能性及び重篤度に応じてリスクが割り付けられた表を使用する方法

② 取り扱う化学物質等の年間の取扱量及び作業時間を一定の尺度によりそれぞれ数値化し、それらを加算又は乗算等する方法

③ 発生可能性及び重篤度を段階的に分岐していく方法

④ ILOの化学物質リスク簡易評価法（コントロール・バンディング）を用いる方法

⑤ 対象の化学物質等への労働者のばく露の程度及び当該化学物質等による有害性を相対的に尺度化し、それらを縦軸と横軸とし、あらかじめばく露の程度及び有害性の程度に応じてリスクが割り付けられた表を使用する方法

解答・解説

①：正しい
②：一定の尺度により数値化するのは、「**取り扱う化学物質等の年間の取扱量及び作業時間**」ではなく「**発生可能性及び重篤度**」です。
③：正しい
④：正しい
⑤：正しい

解答1	②

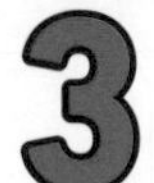

3 化学物質による健康障害

重要度 A

複数の問題が出題される重要項目です。それぞれの化学物質が引き起こす症状を正しく覚えることが得点につながります。

1 粉じんによる健康障害 頻出

1．じん肺の症状

じん肺とは、**粉じん（➲1）を吸入することによって、肺に生じた線維増殖性変化**※1 **を主体とする疾病**です。

じん肺の自覚症状は、初期にはあまりみられませんが、進行すると、咳、痰、呼吸困難等がみられます。じん肺がある程度進行すると、粉じんへのばく露を中止しても肺の病変が進行する性質があります。

※1 微細な粉じんを吸入すると、肺の奥まで到達して、それを排除するために肺の組織が炎症を起こし、少しずつ破壊されて線維状の組織に変化するんだ。これを線維増殖性変化っていうんだよ。線維状の組織になると、酸素交換がしにくくなるんだ。

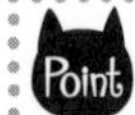

Point じん肺のキーワードは、「線維増殖性変化」です。「炎症性病変」ではありません。

2．合併症

じん肺になると合併症を生じやすくなります。現在、法律では**肺結核**、**結核性胸膜炎**、**続発性気胸**、**続発性気管支炎**、**続発性気管支拡張症**、**原発性肺がん**が、合併症として指定されています。

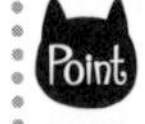

Point 間質性肺炎や慢性閉塞性肺疾患（COPD）は、じん肺の合併症として指定されていません。※2

※2 合併症として指定されているのは、6つだけだよ。

3．粉じんの種類とじん肺

（1）けい肺

けい肺は、**鉱物性粉じん**に含まれる**遊離けい酸**（SiO_2）を吸入することによって生じるじん肺です。

けい肺結節（けっせつ）という線維性の結節※3 **が形成**されます。病状が進行してから、咳や痰が始まり、やがて呼吸困難に陥ります。

※3 しこりのことさ。

(2) その他のじん肺

石綿肺	石綿(アスベスト)を吸入することによって生じるじん肺。肺がん、胸膜中皮腫などの重篤な疾病を起こすおそれがある
溶接工肺	溶接に際して発生する酸化鉄ヒュームのばく露によって生じるじん肺
アルミニウム肺	アルミニウムやその化合物によって生じるじん肺
炭素肺	炭素を含む粉じんによって生じるじん肺

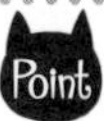

けい肺を中心に学習しましょう。原因となる遊離けい酸は、「鉱物性粉じん」に含まれます。また、石灰化を伴う胸膜肥厚や 胸膜中皮腫は、症状として生じません。※4

※4 胸膜中皮腫の症状が出るのは、石綿肺だよ。けい肺はけい肺結節の形成だよ。

2 金属による健康障害 (頻出)

1. 金属による健康障害

金属には、次のように特有の症状を起こすものがあります。※5

※5 2〜4の項目は、化学物質による健康障害として混合問題で出題されることもあるよ。

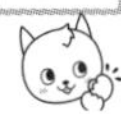

金属名		おもな症状
鉛		貧血、末梢神経障害※6、腹部の疝痛※7
クロム		皮膚の潰瘍、鼻の粘膜の潰瘍、鼻中隔穿孔 長期によるばく露※8の場合、**肺がん、上気道がん**
マンガン		筋のこわばり、ふるえ、歩行困難
水銀	**金属水銀**	感情不安定、幻覚などの精神障害や手指の震え
	無機水銀	**腎障害**による血尿、蛋白尿、無尿
カドミウム		上気道炎、肺炎、腎機能障害
ベリリウム		急性中毒の場合、**接触皮膚炎**、肺炎 慢性中毒の場合、**ベリリウム肺**が発生
砒素		角化症、黒皮症などの皮膚障害、鼻中隔穿孔

※6 末梢神経障害は、運動神経や感覚神経の障害で、鉛中毒の場合にみられる症状に**伸筋麻痺**があるんだ。本試験では、直接、伸筋麻痺で出題されることもあるよ。

※7 腹部の臓器が痛むことによって周期的に反復する発作的な腹痛のことだよ。

※8 さらされることだよ。

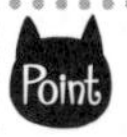

金属名と症状の組みあわせを正しく覚えましょう。マンガン中毒では「**パーキンソン病に似た症状**」という言葉が、ベリリウム中毒では「(慢性中毒の場合)**ベリリウム肺**」という言葉が書かれていれば、正しい組みあわせです。

2. 金属熱

金属熱は、金属の溶融作業等で亜鉛や銅などのヒュームを吸入

したときに発生するもので、**悪寒、発熱、関節痛などの症状がみられます**。※9

※9 金属熱は、金属ヒュームによって、肺の蛋白質の変性が起きることに対するアレルギー反応だよ。

3 有機溶剤による健康障害 

1. 有機溶剤とは

有機溶剤とは、他の物質を溶かす性質をもつ有機化合物※10で、次のような特徴があります。

※10 炭素を含む化合物のことだよ。

①**揮発性が高い**ため、蒸気となって、呼吸器から吸収されやすい。蒸気は、**空気よりも重い**。
②**脂溶性**※11があり、**皮膚からも吸収される**。脂肪の多い**脳などに入りやすい**。
③引火性であるものが多いが、ハロゲン化炭化水素のように難燃性のものもある。

※11 脂肪に溶けやすいってことだよ。

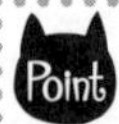

- 蒸気は、一般的に空気よりも重いです。
- 呼吸器の他に、皮膚からも吸収されます。

2. 有機溶剤による健康障害

(1) 共通の症状

有機溶剤は、脂溶性があることから、体内に入ると脳など神経系に取り込まれやすく、**中枢神経を抑制する働き**（**中枢神経系抑制作用**）※12や**皮膚や粘膜を刺激する働き**（皮膚粘膜刺激作用）※13があります。

※12 頭痛、めまい、失神、麻酔作用、意識障害などの症状だよ。

※13 **結膜炎**、湿疹、**皮膚の角化**、亀裂などの症状だよ。

低濃度の繰り返しばく露による慢性中毒の場合
➡**頭痛、めまい、記憶力減退、不眠などの不定愁訴**※14がみられる
高濃度ばく露による急性中毒の場合
➡**中枢神経系抑制作用による酩酊状態**をきたし、死に至る場合がある

※14 明確な原因がないのに身体の不調を訴えることだよ。

- 皮膚粘膜には、黒皮症、鼻中隔穿孔の症状はみられません。
- 慢性中毒の症状を優先的に覚えましょう。

(2) 特有の症状

物質ごとの特有な症状には、次のものがあります。※15

有機溶剤	おもな症状
二硫化炭素	精神障害、意識障害、動脈硬化の進行
メタノール	視力低下、視野狭窄(しやきょうさく)※16
酢酸メチル	視力低下、視野狭窄(しやきょうさく)※16
ノルマルヘキサン	**末梢神経障害**(多発性神経炎)
N, N–ジメチルホルムアミド	頭痛、肝機能障害
ベンゼン	**再生不良性貧血**、白血病

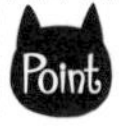

メタノールによる健康障害は、網膜細動脈瘤(りゅう)を伴う脳血管障害ではありません。

4 ガスによる健康障害

1. 刺激性ガスによる健康障害

刺激性ガスは、刺激臭があり、体内に吸引されると炎症反応を起こすものです。次のような特徴と症状があります。

ガス	特徴	おもな中毒症状
二酸化硫黄	無色の気体。水分に溶けると亜硫酸になる。空気よりも重い	急性中毒：咳、眼の痛み 慢性中毒：**慢性気管支炎**、**歯牙酸蝕症(しがさんしょくしょう)**※17
二酸化窒素	赤褐色の気体。水分に溶けると硝酸と亜硝酸になる	急性中毒：粘膜刺激症状 慢性中毒：慢性気管支炎、歯牙酸蝕症
塩　素	黄緑色の気体。刺激臭が強く漂白剤や消毒剤に使用される	低濃度：粘膜刺激症状 高濃度：気管支炎、肺水腫
弗化水素(ふっかすいそ)	無色の気体。刺激臭が強く、水溶性も高い	慢性中毒：**骨の硬化**、**斑状歯**※18、**歯牙酸蝕症**

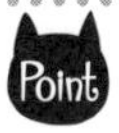

- 弗化水素中毒の症状を優先的に押さえましょう！※19
- 慢性中毒による症状が出題されます。慢性中毒を中心に覚えましょう。

2. 窒息性ガスによる健康障害

窒息性ガスは、体内に吸引されると呼吸を困難にするものです。

※15 本試験では、有機溶剤業務における生物学的モニタリング（➲8 1）に関する問題と混合で出題されることがあるよ。

※16「メ」がつく物質は、メの障害（視覚障害）って覚えよう！

※17 歯が酸によって溶けていく症状のことだよ。

※18 フッ素を過剰摂取することで、歯がまだら模様になることだよ。

※19 弗化水素中毒は、歯や骨に影響が出るんだね。

※20 一酸化炭素は、炭素を含有する物が不完全燃焼した際に発生するんだ。

※21 一酸化炭素の濃度や吸入時間によっては、死に至る場合があるよ。

ガス	特徴	おもな症状
一酸化炭素	エンジンの排気ガス、たばこの煙などに含まれる。※20 空気とほぼ同じ重さで無色・無臭の気体のため、吸入しても気がつかないことが多い	• 赤血球中の**ヘモグロビン**と強く結合することで生じる**体内組織の酸素欠乏状態による**息切れ、頭痛、虚脱、意識混濁等※21 • 後遺症：**健忘、パーキンソン症状**
硫化水素（りゅうかすいそ）	腐卵臭の気体	低濃度：粘膜刺激症状 高濃度：**意識消失、呼吸麻痺**
シアン化水素（青酸）	アーモンド臭のある無色の気体	**細胞内での酸素利用の障害による呼吸困難、痙攣（けいれん）**

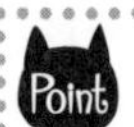

一酸化炭素中毒の症状は、「**酸素欠乏状態による息切れ、頭痛、虚脱、意識混濁等**」です。※22「ヘモグロビン合成の障害による貧血や溶血等」ではありません。

※22 一酸化炭素中毒の後遺症として、健忘やパーキンソン症状がみられることがあるよ。

5 化学物質とそれにより発症するおそれのあるがん

作業をする際に、発がん物質にばく露されることによって生じるがんを職業がんといいます。おもなものは次のとおりです。

発がん物質	がんの種類
塩化ビニル	**肝血管肉腫**
ベンジジン	膀胱がん
ベータ-ナフチルアミン	膀胱がん
コールタール	肺がん、皮膚がん
クロム酸	肺がん、上気道がん
ビス（クロロメチル）エーテル	肺がん
石綿	肺がん、胸膜中皮腫
ベンゼン	**白血病**

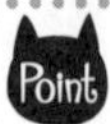

塩化ビニルによる健康障害は「**肝血管肉腫**」です。「慢性気管支炎、歯牙酸蝕症」ではありません。

試験問題を解いてみよう！

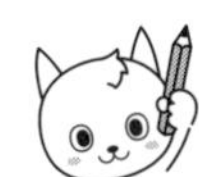

問題1 2022年4月（問15） チェック欄 □□□

粉じん（ヒュームを含む。）による健康障害に関する次の記述のうち、誤っているものはどれか。

① じん肺は、粉じんを吸入することによって肺に生じた線維増殖性変化を主体とする疾病である。

② 鉱物性粉じんに含まれる遊離けい酸（SiO_2）は、石灰化を伴う胸膜肥厚や胸膜中皮腫を生じさせるという特徴がある。

③ じん肺は、肺結核のほか、続発性気管支炎、続発性気胸、原発性肺がんなどを合併することがある。

④ 溶接工肺は、溶接の際に発生する酸化鉄ヒュームのばく露によって発症するじん肺である。

⑤ アルミニウムやその化合物によるじん肺は、アルミニウム肺と呼ばれている。

解答・解説

①：正しい
②：誤り
遊離けい酸の特徴は、けい肺結節の形成です。
③：正しい
④：正しい
⑤：正しい

解答1	②

問題2 2021年10月（問14） チェック欄 □□□

金属による健康障害に関する次の記述のうち、誤っているものはどれか。

① カドミウム中毒では、上気道炎、肺炎、腎機能障害などがみられる。

② 鉛中毒では、貧血、末梢（しょう）神経障害、腹部の疝（せん）痛などがみられる。

③ マンガン中毒では、筋のこわばり、震え、歩行困難などのパーキンソン病に似た症状がみられる。

④ ベリリウム中毒では、溶血性貧血、尿の赤色化などの症状がみられる。

⑤ 金属水銀中毒では、感情不安定、幻覚などの精神障害や手指の震えなどの症状・障害がみられる。

解答・解説

①：正しい
②：正しい
③：正しい
④：誤り
ベリリウムは、急性中毒の場合には、**皮膚潰瘍、肺炎**が、慢性中毒の場合には、**ベリリウム肺**がみられる。
⑤：正しい

解答2	④

問題3 **2021年４月（問13）** チェック欄 □ □ □

有機溶剤に関する次の記述のうち、誤っているものはどれか。

① 有機溶剤は、呼吸器から吸収されやすいが、皮膚から吸収されるものもある。

② メタノールによる障害として顕著なものは、網膜細動脈瘤（りゅう）を伴う脳血管障害である。

③ キシレンのばく露の生物学的モニタリングの指標としての尿中代謝物は、メチル馬尿酸である。

④ 有機溶剤による皮膚又は粘膜の症状としては、皮膚の角化、結膜炎などがある。

⑤ 低濃度の有機溶剤の繰り返しばく露では、頭痛、めまい、物忘れ、不眠などの不定愁訴がみられる。

解答・解説

①：正しい
②：誤り
メタノールによる障害は、「網膜細動脈瘤を伴う脳血管障害」ではなく、「視力低下、視野狭窄」です。
③：正しい
④：正しい
⑤：正しい

解答３	②

問題4 **2022年10月（問16）** チェック欄 □ □ □

化学物質による健康障害に関する次の記述のうち、誤っているものはどれか。

① 一酸化炭素は、赤血球中のヘモグロビンと強く結合し、体内組織の酸素欠乏状態を起こす。

② シアン化水素による中毒では、細胞内での酸素利用の障害による呼吸困難、けいれんなどがみられる。

③ 硫化水素による中毒では、意識消失、呼吸麻痺（ひ）などがみられる。

④ 塩化ビニルによる慢性中毒では、慢性気管支炎、歯牙酸蝕（しょく）症などがみられる。

⑤ 弗（ふっ）化水素による慢性中毒では、骨の硬化、斑状歯などがみられる。

解答・解説

①：正しい
②：正しい
③：正しい
④：誤り
塩化ビニルによる慢性中毒では、肝血管肉腫による障害がみられます。
⑤：正しい

解答４	④

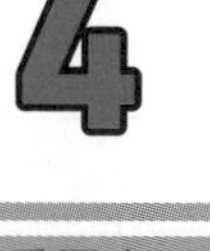

作業環境における有害因子による健康障害

重要度 A

この項目からは、主に混合問題が出題されます。それぞれの規定を正しく覚えることで、得点につなげていきましょう。

1 温熱環境による健康障害

1．高温（暑熱）環境による疾病

高温環境によって生じる身体の適応障害の状態を**熱中症**といいます。熱中症には、次のようなものがあります。

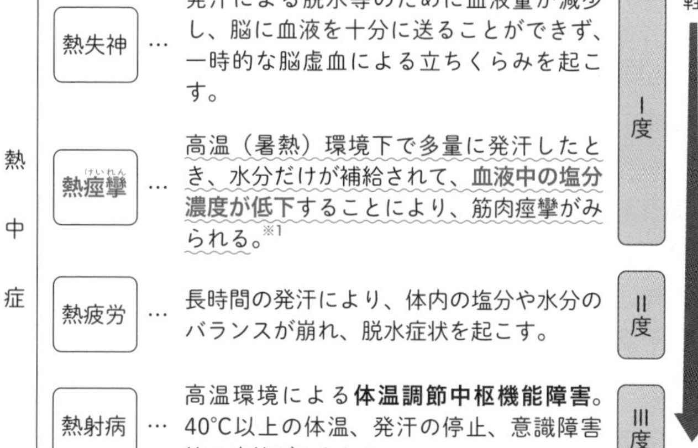

※1 熱痙攣のキーワードは「血液中の塩分濃度の低下」だよ。

熱中症の症状は、Ⅰ度からⅢ度に分類されます。Ⅰ度は、めまい、生あくび、失神、筋肉痛、筋肉の硬直（こむら返り）、大量の発汗が、Ⅱ度は頭痛、気分の不快、吐き気等が、**Ⅲ度は意識障害**、痙攣、手足の運動障害等が、それぞれ症状としてみられます。

意識障害の症状はⅢ度です。Ⅰ度ではありません。

2．寒冷環境による疾病

寒冷環境によって生じる身体の適応障害の状態には、次のようなものがあります。

凍瘡	**しもやけ**のこと。冷えによる血液循環の悪化がおもな原因
凍傷	**0℃以下**の寒冷化で**皮膚組織が凍結壊死**を起こしたもの※2
低体温症	低温下の作業で全身が冷やされ、**体内温度が35℃以下に低下した状態**。意識消失、筋の硬直などの症状がみられる

※2 凍傷のキーワードは、「0℃以下」「皮膚組織の凍結壊死」だよ。

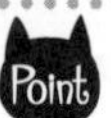

- 凍瘡は、皮膚組織の凍結を伴いません。
- 凍傷の症状を押さえましょう。凍傷はしもやけではありません。

2 騒音環境による健康障害

1. 騒音とは

騒音とは、人が感じる不愉快な音※3のことです。

人が聴くことのできる音の周波数は、**20Hzから20,000Hz**程度までで、このうち会話の音域は**500Hzから2,000Hz**程度といわれています。

騒音レベルを測定するときは、通常、騒音計の周波数補正回路の**A特性**で行い※4、その大きさは**dB（A）**※5で表示します。

また、騒音は常に一定の大きさではなく時間的に変動するので、**一定期間の平均的な騒音の程度を表す**場合は、**等価騒音レベル**を用います。

※3 音は空気の振動だから、大きさや高さを使って表現するんだよ。音の大きさはdB（デシベル）、音の高さはHz（ヘルツ）で表すんだ。

※4 聴覚は、高周波域はよく聞こえ、低周波域は聞き取りにくいという特性があるため、騒音レベルの測定では、この特性を補正しているA特性という回路を使うんだ。

※5 騒音計を使って測定した騒音の大きさは、dB（A）と表現するんだ。

※6 等価騒音レベルの定義は、誤りで出題されることが多いよ。

■等価騒音レベルのイメージ

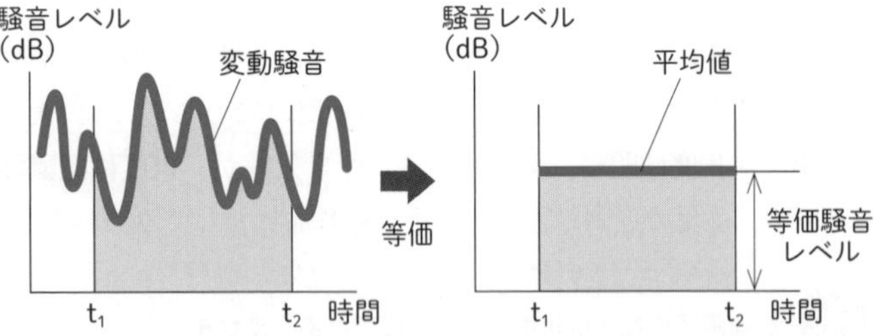

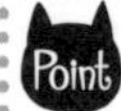

- 等価騒音レベルの定義が重要です。等価騒音レベルは、「**時間的に変動する騒音レベルのエネルギー的な平均値を表す**」ものです。※6
- 等価騒音レベルは、変動する騒音に対する人間の生理・心理的反応とよく対応しています。

2．騒音による疾病

(1) 精神疲労

騒音下では、精神的疲労が生じたり、自律神経系や内分泌系にも影響を与えます。騒音ばく露により、**交感神経**(➲第1章11 4)**の活動が亢進**され、内分泌腺の働きが活発になり、**副腎皮質ホルモン**(➲第1章7 2)**の分泌が増加**することがあります。

騒音によって、副腎皮質ホルモンの分泌は、「増加」します。

(2) 騒音性難聴

騒音性難聴とは、長年、一定以上の騒音にばく露されたことによって、永久的に聴力が障害を受けるものです。騒音性難聴は、音を神経に伝達する**内耳の蝸牛**(か)※7(➲第1章12 2)**の中の有毛細胞が変性する**※8ことにより起こります。※9

※7 本試験では「内耳の聴覚器官」という表現で出題されることもあるよ。

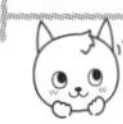

※8 細胞等の機能に障害を負って、徐々に機能を失っていくことだよ。

※9 騒音性難聴は、感音性の難聴で、耳鳴りを伴うことが多いんだよ。

騒音性難聴には、次のような特徴があります。

①初期には気づかないことが多い
②通常、会話音域より高い音域から聴力低下が始まる
③不可逆的な難聴である

また、**騒音性難聴の初期に認められる**4,000Hz（4kHz）付近の音**から始まる聴力低下の型**をC⁵dipといいます。

騒音性難聴の原因は、「内耳の蝸牛」の有毛細胞の変性です。「中耳」や「内耳の前庭・半規管」の変性ではありません。

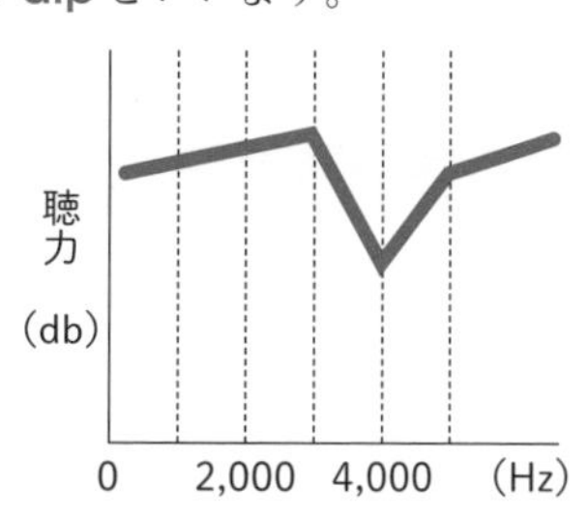

3 電離放射線による健康障害

1．電離放射線とは

電離放射線とは、放射線※10のうち、物質を構成する原子を電離する能力をもつもの※11です。**粒子線**と**電磁波**に分かれます。

※10 高いエネルギーを持った目に見えない粒子や光のことだよ。物質を通り抜ける性質や、物質の状態を変える性質を持っているんだ。

※11 人体を通り抜けるときに、細胞の中の電子を弾き飛ばして、細胞を破壊する力を持っているのさ。

（1）放射性同位元素（ラジオアイソトープ）

物質を構成する元素には、電離放射線を放出し、他の元素に変わるものがあります。これを**放射性同位元素（ラジオアイソトープ）**といいます。自然界に存在するものとしては**ウラン**や**ラジウム**等があり、人工的につくられるものとしては、**コバルト60**や**イリジウム192**等があります。

（2）その他の電離放射線

次のようなものがあります。

エックス線（X線）	エックス線装置を用いて発生させる人工の電離放射線	**電磁波**
ガンマ線（γ線）	コバルト60、イリジウム192等の放射性同位元素から放射される電離放射線	**電磁波**

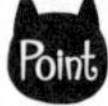

エックス線とガンマ線は、どちらも**電磁波**です。

2．電離放射線による疾病

（1）身体的影響と遺伝的影響

電離放射線に被ばく※12したことによって生じる人体への影響には、**身体的影響**※13と**遺伝的影響**※14があります。このうち身体的影響には、被爆後30日以内に症状が出る**急性障害**と、数十年にわたる潜伏期間を経て症状の出る**晩発障害**があります。

※12 放射線を浴びることだよ。体外から放射線を浴びることを外部被ばくといい、放射性物質を体内に取り入れることによって放射線を浴びることを内部被ばくというんだ。

※13 被ばく者本人の身体に影響が現れることだよ。

※14 被ばく者の子供や孫に影響が現れることだよ。

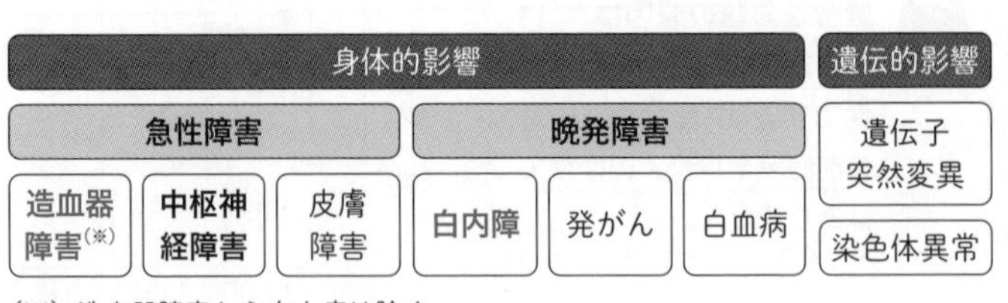

（※）造血器障害から白血病は除く。

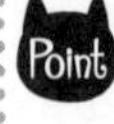

身体的影響のうち、造血器障害は**急性障害**に、白内障は**晩発障害**に分類されます。

（2）確定的影響と確率的影響

電離放射線に被ばくしたことによる人体への影響は、障害の生じる可能性によって、**確定的影響**と**確率的影響**に分けられます。

確定的影響 … **被ばく線量**※15**がしきい値**※16**を超えると発生率及び重症度が線量に対応して増加する。**※17

確率的影響 … しきい値がなく、被ばく線量の増加に応じて発生確率が増加する。※17

※15 被ばくした放射線の量のことだよ。

※16 これ以上放射線を浴びると影響が出るという境目になる値のことだよ。

※17 つまり、確定的影響はしきい値を超えない限り影響が出ないのに対し、確率的影響は、少しの線量であっても影響が出る可能性があるのさ。

確定的影響

身体的影響			
急性障害			晩発障害
造血器障害(※)	中枢神経障害	皮膚障害	**白内障**

(※)造血器障害から白血病は除く。

確率的影響

身体的影響		遺伝的影響
晩発障害		遺伝子突然変異
発がん	白血病	染色体異常

Point
- 確定的影響と確率的影響の定義を押さえましょう。
- **造血器障害・中枢神経障害**は、「確率的影響」ではなく「確定的影響」に分類されます。

4 非電離放射線による健康障害

非電離放射線とは、放射線のうち物質を構成する原子を電離する能力をもたないものです。次のように分類されます。

【波長の長さ】		【引き起こされる症状】
短	**紫外線**	**電光性眼炎**、皮膚色素沈着、皮膚がん
可視光線		
	赤外線	**白内障**、皮膚火傷、熱中症
長	マイクロ波	**組織壊死**、深部組織発熱、白内障

波長の長さがポイントです。マイクロ波は、赤外線よりも波長の長い電磁波です。※18

※18 波長の長さが短い順から(電離放射線)ガンマ線⇒エックス線⇒(非電離放射線)紫外線⇒赤外線⇒マイクロ波だよ。

5 その他の健康障害

1. 酸素欠乏症

酸素欠乏等防止規則(以下、「酸欠則」といいます。)(➲第5章**11**)では、**空気中の酸素濃度が18%未満の状態を酸素欠乏**と定め、酸素欠乏の空気を吸入することにより生じる症状が認められる状態を酸素欠乏症としています。

空気中の酸素濃度によって、次の症状がみられます。

空気中の酸素濃度	症状
16%以下	**頭痛や吐き気**
12%以下	**めまい、筋力低下**
8%以下	**失神昏倒、7〜8分以内に死亡**
6%以下	瞬時に昏倒(こんとう)※19、呼吸停止、死亡

※19 めまいがして倒れることだよ。

2．減圧症（気圧変化による障害）

減圧症は、潜函(せんかん)作業者や潜水作業者等に発症するもので、高圧下作業からの減圧に伴い、血液中や組織中に溶け込んでいた**窒素が気泡となり、血管を閉塞したり組織を圧迫することにより発症**します。皮膚のかゆみ、関節痛、神経の麻痺等の症状がみられます。

3．振動障害

振動障害は、チェーンソーや削岩機等の振動工具によって生じる**局所振動障害**です。**末梢神経障害**、**末梢循環障害**（**レイノー現象**など）、運動器の障害（**筋骨格系障害**）の３障害から構成されています。※20

※20 局所振動障害と全身振動障害は区別されているよ。全身振動障害には、腰痛や内臓機能障害などが指摘されているんだ。

末梢神経障害	手指のしびれ等の症状
レイノー現象（末梢循環障害）	手足の指の血管が急に痙攣して血液が流れにくくなり指の色が蒼白になる現象。冬季に現れやすい
筋骨格系障害	関節痛等の症状

- ほとんど無酸素状態の空気を吸入した場合、徐々に窒息の状態になるのではありません。一呼吸で（瞬時に）死亡することが多いです。
- 減圧症は、血液中に溶け込んでいた「窒素」の気泡化により生じます。「酸素」や「炭酸ガス」の気泡化ではありません。
- レイノー現象は局所振動障害の「**末梢循環障害**」に属し、「冬」に現れやすい障害です。

試験問題を解いてみよう！

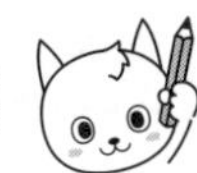

問題1 2021年10月（問16） チェック欄 □□□

作業環境における騒音及びそれによる健康障害に関する次の記述のうち、誤っているものはどれか。

① 音圧レベルは、その音圧と、通常、人間が聴くことができる最も小さな音圧（20μPa）との比の常用対数を20倍して求められ、その単位はデシベル（dB）で表される。

② 等価騒音レベルは、単位時間（1分間）における音圧レベルを10秒間ごとに平均化した幾何平均値で、変動する騒音レベルの平均値として表した値である。

③ 騒音レベルの測定は、通常、騒音計の周波数重み付け特性Aで行う。

④ 騒音性難聴の初期に認められる4,000Hz付近を中心とする聴力低下の型をC^5dipという。

⑤ 騒音は、自律神経系や内分泌系へも影響を与え、交感神経の活動の亢(こう)進や副腎皮質ホルモンの分泌の増加が認められることがある。

解答・解説

①：正しい
②：誤り
等価騒音レベルは、「時間的に変動する騒音レベルのエネルギー的な平均値を表すもの」です。
③：正しい
④：正しい
⑤：正しい

解答1	②

問題2 2021年10月（問13） チェック欄 □□□

作業環境における有害要因による健康障害に関する次の記述のうち、正しいものはどれか。

① 電離放射線による中枢神経系障害は、確率的影響に分類され、被ばく線量がしきい値を超えると発生率及び重症度が線量の増加に応じて増加する。

② 金属熱は、鉄、アルミニウムなどの金属を溶融する作業などに長時間従事した際に、高温により体温調節機能が障害を受けたことにより発生する。

③ 潜水業務における減圧症は、浮上による減圧に伴い、血液中に溶け込んでいた酸素が気泡となり、血管を閉塞したり組織を圧迫することにより発生する。

④ 振動障害は、チェーンソーなどの振動工具によって生じる障害で、手のしびれなどの末梢(しょう)神経障害やレイノー現象などの末梢循環障害がみられる。

⑤ 凍瘡(そう)は、皮膚組織の凍結壊(え)死を伴うしもやけのことで、0℃以下の寒冷にばく露することによって発生する。

解答・解説

①：誤り
中枢神経系障害は、「確定的影響」に分類されます。
②：誤り
金属熱は、ヒュームを吸入することにより発生します。
③：誤り
「酸素」ではなく、「窒素」です。
④：正しい
⑤：誤り
凍瘡は組織の凍結壊死を伴いません。

解答2	④

5 作業環境測定

重要度 A

A測定とB測定の定義を覚えましょう。
管理区分の決定では、第1管理区分と第3管理区分に該当する要件を押さえましょう。

1 作業環境測定とは

作業環境測定とは、有害業務を行う作業場の作業環境を客観的に把握するために行う測定です。安衛法で、一定の事業場に対して定期的に実施することが義務づけられています。(➲第5章5 2)※1

作業環境測定は、次の手順によって行います。

デザイン ➡ サンプリング ➡ 分析 ➡ 評価 ➡ 管理区分の決定

※1 作業環境測定は、作業環境管理の一環として行うものだよ。

2 作業環境測定の方法 頻出

1．デザイン

デザインとは、測定計画を立てることです。作業環境測定を行うためには、測定対象となる**単位作業場所**の範囲、A測定・B測定又はC測定・D測定の実施方法、測定日時等を具体的に決める必要があります。

(1) 単位作業場所

単位作業場所とは、作業環境測定が必要とされる範囲のことです。作業場の区域のうち労働者の作業中の行動範囲や、有害物の分布等の状況等に基づいて定められます。

(2) A測定・B測定

A測定は、**単位作業場所全体における気中有害物質**※2**の濃度の平均的な分布を知るために行う測定**です。一方、**B測定**は、単位作業場所の**有害物質の発散源に近接する作業場所における有害物質の最高濃度を知るために行う測定**です。※3

※2 空気中に浮かんでいる有害物質のことだよ。

※3 測定を行う高さは、原則として床上50cm以上150cm以下の位置とされているよ。

たとえば、労働者が有害物質の発散源に近い場所で作業する場合や、間欠的[※4]に大量の有害物質を発散させる作業があるような場合は、**A測定だけではなく、B測定も行い、総合的に判断すること**が必要です。[※5]

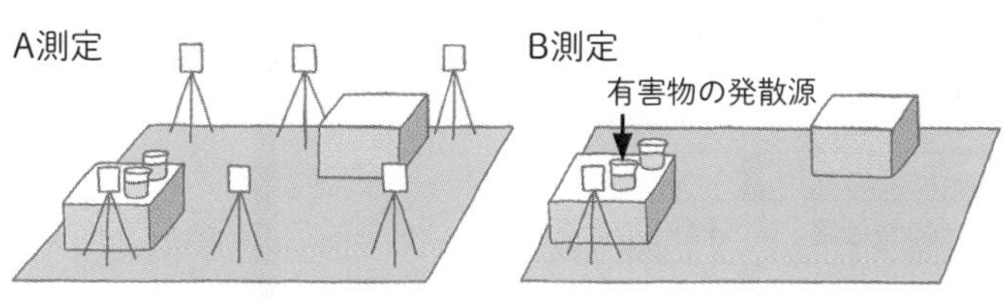

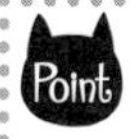

A測定とB測定の定義が入れ替えてひっかけられるので注意しましょう。**A測定**は「平均値」を、**B測定**は「最高値」を知るための測定です。

(3) C測定・D測定

次の作業を行う単位作業場所の測定は、個人サンプリング法[※6]により行うことができます。[※7]

① 特定化学物質のうち管理濃度の値が低いものや鉛に係る測定
② 有機溶剤等に係る測定のうち、塗装作業等有機溶剤等の発散源の場所が一定しない作業が行われる単位作業場所で行われるもの

個人サンプリング法には、C測定とD測定があります。

C測定は、A測定に代えて単位作業場所の気中有害物の濃度の平均的な分布を知るために行う測定です。5人以上の作業者の身体にサンプラーを装着し、全作業時間を通して試料[※8]を採取します。

一方、D測定は、B測定に代えて、有害作業場所における有害物質の最高濃度を知るために行う測定です。有害物質の発散源に近い場所で作業等を行う作業者の身体にサンプラーを装着し、15分間、試料を採取します。

2. サンプリング・分析

サンプリングとは、試料を採取することです。採取した試料を、作業環境測定基準に従って分析します。

※4 一定の時間を置いて起こったり止んだりすることさ。

※5 A測定だけだと、発散源に近い場所など局部的に有害物質の濃度が高い所や短時間に濃度が高くなる状況を見逃してしまう可能性があるからB測定もあわせてするんだよ。

※6 サンプラーという試料採取機器を労働者の身体に装着して作業させ、空気中の有害物を採取して測定する方法だよ。

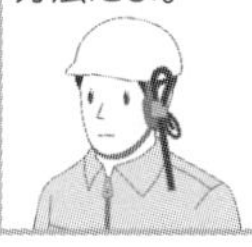

※7 たとえば、吹付塗装の作業は、作業者と一緒に有害物質の発散源が移動するから、定置式の測定機器だと、正確な濃度を測定できないことがあるんだ。だから作業者の身体にサンプラーを装着して測定するんだ。

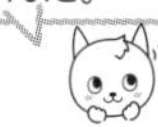

※8 サンプルのことだよ。

3 作業環境測定結果の評価

作業環境測定の結果は、次の基準によって評価されます。

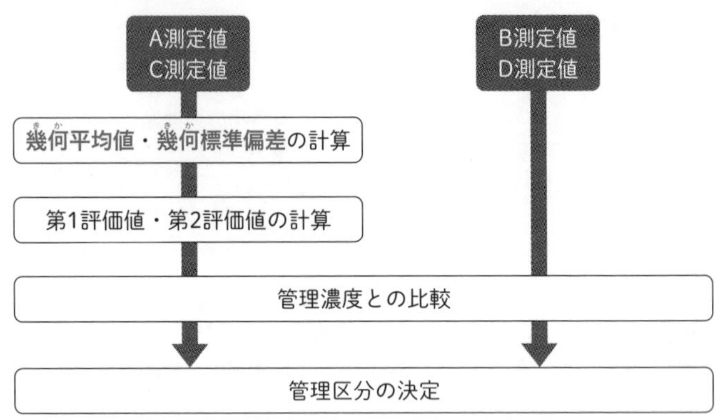

1．評価値の算出

(1) A測定・C測定

A測定（C測定）において得られた個々の値から**幾何平均値**※9や**幾何標準偏差**を算出し、第1評価値と第2評価値を求めます。

第1評価値	単位作業場所におけるすべての測定点の作業時間における気中有害物質の濃度の実現値のうち、**高濃度側から5%に相当する濃度の推定値**※10
第2評価値	**単位作業場所における気中有害物質の**算術平均濃度※11**の推定値**※10

※9 それぞれのデータの値を掛けあわせて基準となる平均値を算出することだよ。相乗平均ともいうよ。

※10 ここはイメージで捉えよう。第1評価値は作業単位場所の中で有害物質の濃度が上位5%に該当する「高濃度な値」、第2評価値は「平均的な値」だよ。

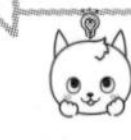

(2) B測定・D測定

測定値をそのまま評価値として使用します。

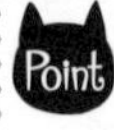

- **A測定（C測定）の第2評価値**は、「幾何平均濃度」ではなく、「算術平均濃度」の推定値です。
- A測定（C測定）の第1評価値は常に第2評価値よりも大きくなります。

※11 それぞれのデータの値を足しあわせて基準となる平均値を算出することだよ。

2．管理濃度

管理濃度は、有害物質に関する作業環境の状態を単位作業場所

の作業環境測定結果から評価するための指標として設定されたものです。[※12]

管理濃度は、個々の労働者の有害物質へのばく露限界を示すものではありません。

※12 管理濃度は、国が定めた「基準値」と捉えよう。
作業場の有害物質の濃度がこの値よりも高い状態が続くと労働者が健康障害を生じるリスクが高くなるので、この値よりも低くするようにと、基準濃度を定めているのさ。

4 管理区分の決定 頻出

管理区分とは作業環境測定の評価基準で、第1管理区分から第3管理区分の3段階の評価があります。第1管理区分が作業環境が適切な状態、第3管理区分が作業環境が適切でない状態です。

1．A測定（C測定）のみを実施した場合

A測定（C測定）の第1評価値及び第2評価値と、管理濃度を比較して管理区分を決定します。

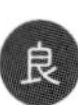

第1管理区分	**第1評価値**が管理濃度に満たない場合

第1評価値 ＜ 管理濃度
（高濃度値）（基準値）

第2管理区分	第1評価値が管理濃度以上で、かつ、第2評価が管理濃度以下の場合

第2評価値 ≦ 管理濃度 ≦ 第1評価値
（平均値）（基準値）（高濃度値）

第3管理区分	第2評価値が管理濃度を超えている場合

管理濃度 ＜ 第2評価値
（基準値）（平均値）

2．A測定（C測定）とB測定（D測定）をあわせて行った場合

A測定（C測定）の第1評価値及び第2評価値、B測定（D測定）の測定値と管理濃度を比較して管理区分を決定します。※13

※13 本試験で引っかけられるのは、第1管理区分と第3管理区分の赤字部分だよ。問題文を読むときは、ココを必ずチェックしよう。

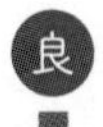

第1管理区分	**A測定（C測定）の第1評価値及びB測定（D測定）の測定値がいずれも管理濃度に満たない場合**
第2管理区分	A測定の第2評価値が管理濃度以下であり、かつ、B測定値が管理濃度の1.5倍以下である場合
第3管理区分	**①A測定（C測定）の第2評価値が管理濃度を超えている場合** 又は **②B（D測定）測定の測定値が管理濃度の1.5倍を超えている場合**

第1管理区分：第1評価値・B・D測定値（高濃度値） < 管理濃度（基準値）

第2管理区分：（第2評価値（平均値） ≦ 管理濃度（基準値））＋（B・D測定値 ≦ 管理濃度（基準値） × 1.5）

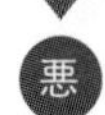

第3管理区分：①又は②

- ①管理濃度（基準値） < 第2評価値（平均値）
- ②管理濃度（基準値） × 1.5 < B・D測定値

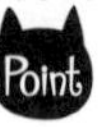

- 第1管理区分に該当するのは、A測定（C測定）の「第1評価値」が管理濃度に満たない場合です。「第2評価値」ではありません。
- **A測定（C測定）の第2評価値が管理濃度を超えている場合**は、B測定（D測定）の結果に関係なく第3管理区分となります。
- B測定（D測定）の測定値が管理濃度を超えているだけでは、第3管理区分になりません。「**管理濃度の1.5倍を超える**」という要件をしっかり押さえましょう。

試験問題を解いてみよう！

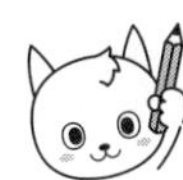

問題1 2020年10月（問12） チェック欄 □□□

厚生労働省の「作業環境測定基準」及び「作業環境評価基準」に基づく作業環境測定及びその結果の評価に関する次の記述のうち、正しいものはどれか。

① 管理濃度は、有害物質に関する作業環境の状態を単位作業場所の作業環境測定結果から評価するための指標として設定されたものである。

② A測定は、原材料を反応槽へ投入する場合など、間欠的に大量の有害物質の発散を伴う作業における最高濃度を知るために行う測定である。

③ B測定は、単位作業場所における気中有害物質濃度の平均的な分布を知るために行う測定である。

④ A測定の第二評価値及びB測定の測定値がいずれも管理濃度に満たない単位作業場所は、第一管理区分になる。

⑤ B測定の測定値が管理濃度を超えている単位作業場所の管理区分は、A測定の結果に関係なく第三管理区分となる。

解答・解説

①：正しい
②③：誤り
A測定とB測定の定義が入れ替えられています。
④：誤り
A測定の「**第二評価値**」ではなく「**第一評価値**」で判断します。
⑤：誤り
B測定の測定値が**管理濃度の「1.5倍」を超えている場合**に第三管理区分となります。

解答1	①

問題2 2022年4月（問12） チェック欄 □□□

厚生労働省の「作業環境測定基準」及び「作業環境評価基準」に基づく作業環境測定及びその結果の評価に関する次の記述のうち、正しいものはどれか。

① A測定における測定点の高さの範囲は、床上100cm以上150cm以下である。

② 許容濃度は、有害物質に関する作業環境の状態を単位作業場所の作業環境測定結果から評価するための指標として設定されたものである。

③ A測定の第二評価値とは、単位作業場所における気中有害物質の算術平均濃度の推定値である。

④ A測定の第二評価値及びB測定の測定値がいずれも管理濃度に満たない単位作業場所は、第一管理区分になる。

⑤ A測定においては、得られた測定値の算術平均値及び算術標準偏差を、また、B測定においてはその測定値そのものを評価に用いる。

解答・解説

①誤り
床上「**100cm以上**」ではなく「**50cm以上**」です。
②誤り
「**許容濃度**」ではなく「**管理濃度**」の定義です。
③正しい
④誤り
A測定の「**第二評価値**」ではなく「**第一評価値**」です。
⑤誤り
A測定で得られた測定値の「**幾何平均値及び幾何標準偏差**」を評価に用います。

解答2	③

局所排気装置

重要度 A

局所排気装置の構造が重要です。特に、フードの型式とそれぞれの型式に属するフードの名称を覚える必要があります。

1 局所排気装置とは

局所排気装置は、有害物質の発生源の近くに吸い込み口（フード）を設けて、一定の状態を保ちながら吸引気流をつくり、ガス、蒸気、粉じん等の有害物が拡散する前に吸引除去する装置です。※1※2

※1 有害物質を密閉化できないときに、発散した有害物質に労働者がばく露しないようにするために局所排気装置の設置は有効なんだよ。

※2 局所排気装置の基本的な構成は、フード ➡ 吸引ダクト（枝ダクト→主ダクト）➡ 空気清浄装置 ➡ 排風機（ファン）➡ 排気ダクト ➡ 排気口 となっているよ。

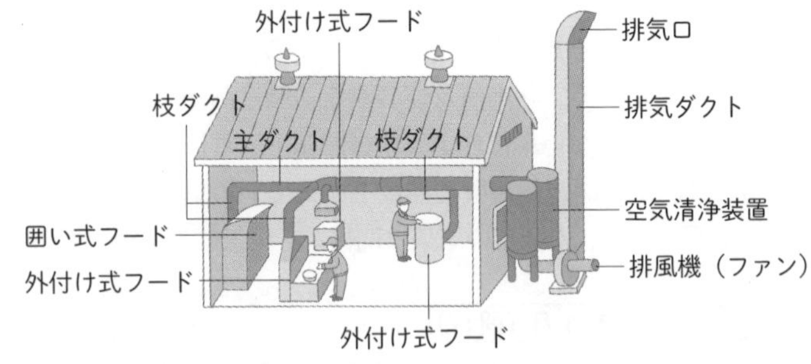

局所排気装置を設置する場合は、給気量が不足すると排気効果が低下するので、排気量に見合った給気経路を確保します。

2 局所排気装置の構造 頻出

1. フード

フードは、有害物質を捕捉（ほそく）し装置内へ導くための吸込み口のことで、型式によって、**囲い式、外付け式、レシーバ式**にわかれます。

(1) 囲い式フード

囲い式フードは、有害物質の発散源を囲い、開口面に吸引気流をつくることで、有害物質が外へ流出することを防ぐものです。

次のようなものがあります。

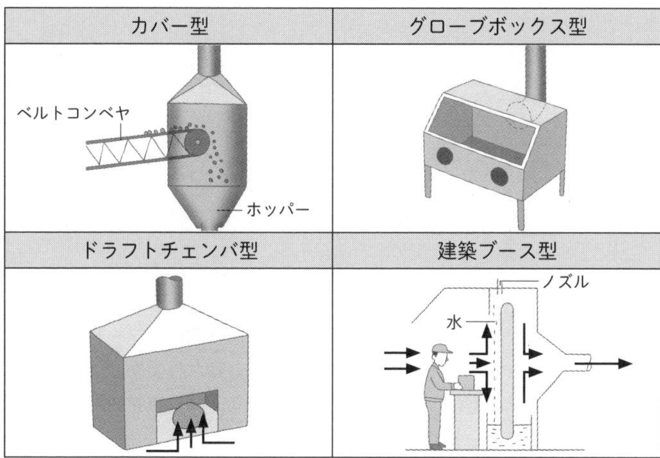

(2) 外付け式フード

外付け式フードは、開口面の外にある有害物質の発散源の周囲に吸引気流をつくり、周りの空気と一緒に有害物質を吸引するものです。次のようなものがあります。

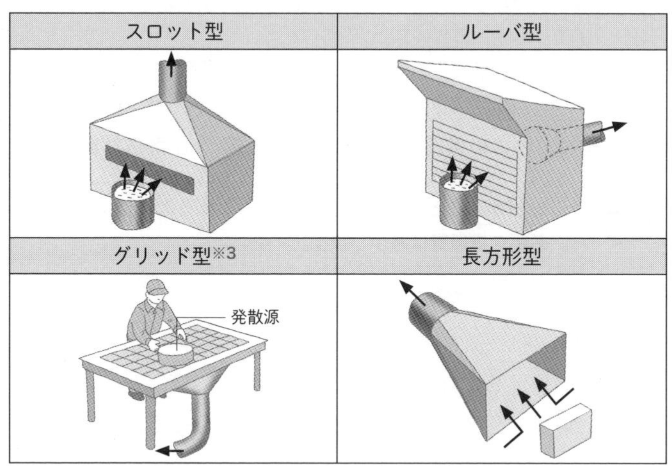

※3 格子とか網目って意味だよ。

(3) レシーバ式フード

レシーバ式フードは、熱浮力による上昇気流や回転に伴う気流に乗って有害物質が飛散するときに、気流の方向に沿って開口面を設置し、有害物質を捕集するものです。次のようなものがあります。

キャノピ型	カバー型（グラインダ型）
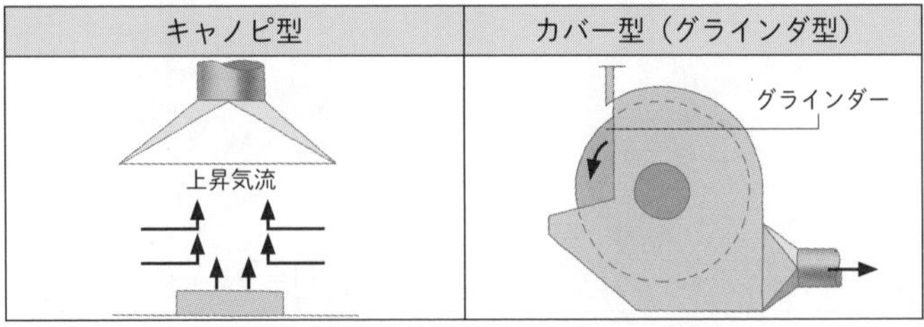	

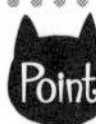

- ドラフトチェンバ型と建築ブース型は**「囲い式フード」**に、スロット型は**「外付け式フード」**に分類されます。
- キャノピ型は、発生源からの熱による上昇気流を利用して補足するフードです。

(4) 排気効果

排気効果が大きいフードの順序は次のとおりです。※4

①**囲い式カバー型・グローブボックス型➔**②**囲い式ドラフトチェンバ型➔**③**囲い式建築ブース型➔**④**外付け式**側方・下方吸引型（**ルーバ型**、グリッド型等）➔⑤**外付け式**上方吸引型

フードの開口部の周囲に**フランジ**※5があると、フランジがないときに比べ、**少ない排風量で大きな制御風速**※6**が得られます**。※7

フランジがあると大きな排風量が必要になるのではありません。**必要な排風量は減少**します。

2．ダクト

フードで補足した有害物質や空気を排気口へ運ぶための管をダクトといいます。ダクトを設ける際は、次の点を考慮します。

①ダクトが太すぎると**搬送速度が不足**し、細すぎると**圧力損失**※8**が増大**することを考慮して、ダクト径を定める
②ダクトは曲がり部分を少なくするように配管し、**主ダクトと枝ダクトとの合流角度は45°を超えないようにする**
③ダクトの断面については円形や長方形があるが、圧力損失を考えると円形が良い

※4 囲い式は有害物質を直接囲むから、外付け式よりも排気効果が高いんだよ。

※5 フードからツバ上にでっぱった部分で、おおいともいうよ。

※6 有害物質をフード内に補足吸引するために必要な最小の風速のことだよ。

※7 つまり、効率よく吸引できるってことさ。

※8 空気等の気流がダクトを通る際に、摩擦によって入口と出口で空気の圧力に差がでる場合に、失ったエネルギーのことをいうんだよ。

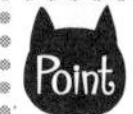

ダクトの断面積が大きいほど、摩擦が少なくなるので、圧力損失は減少します。増大するのではありません。

3．空気清浄装置・排風機（ファン）

空気清浄装置は、ダクトから運ばれてきた有害物質を含んだ空気を、外部に排出する前に清浄な空気にするための装置です。

排風機は、フードが有害物質を補足し吸引する動力源です。排風機に有害物質が付着すると、腐食や劣化が起こりやすくなるので、**排風機**は、**空気清浄装置の後ろに設置**します。※9

※9 ダクトと空気清浄装置の間じゃないよ。

空気清浄装置と排風機の設置場所の位置関係がポイントです。
ダクト ➡ 空気清浄装置 ➡ 排風機 です。

試験問題を解いてみよう！

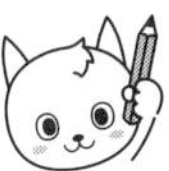

問題1 2021年4月（問14）　チェック欄 □□□

局所排気装置のフードの型式について、排気効果の大小関係として、正しいものは次のうちどれか。

① 囲い式カバー型＞囲い式建築ブース型＞外付け式ルーバ型

② 囲い式建築ブース型＞囲い式グローブボックス型＞外付け式ルーバ型

③ 囲い式ドラフトチェンバ型＞外付け式ルーバ型＞囲い式カバー型

④ 外付け式ルーバ型＞囲い式ドラフトチェンバ型＞囲い式カバー型

⑤ 外付け式ルーバ型＞囲い式建築ブース型＞囲い式グローブボックス型

解答・解説

排気効果が大きいのは、**「囲い式カバー型＞囲い式建築ブース型＞外付け式ルーバ型」**の順となります。したがって、①が正解です。

解答1	①

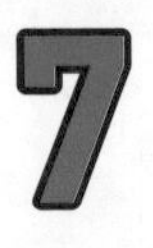

7 労働衛生保護具

重要度 A

学習の中心は、呼吸用保護具です。

1 労働衛生保護具とは

労働衛生保護具とは、有害物質等を取り扱う作業の際に、労働者が健康障害を起こすことを防止するために、労働者自身が装着するものです。※1 労働衛生保護具には、呼吸用保護具、遮光保護具、防音保護具、保護クリーム等があります。

※1 労働衛生保護具の使用は、作業管理として行うものだよ。

2 呼吸用保護具 頻出

1. 呼吸用保護具とは

呼吸用保護具は、**ろ過式**と**給気式**に大別されます。

ろ過式は、吸入する空気をろ過材※2 できれいにするもので、給気式は、ボンベ等から呼吸可能な空気を供給するものです。**ろ過式は、酸素濃度が18%未満の場所では、使用できません。**

※2 フィルターのことだよ。

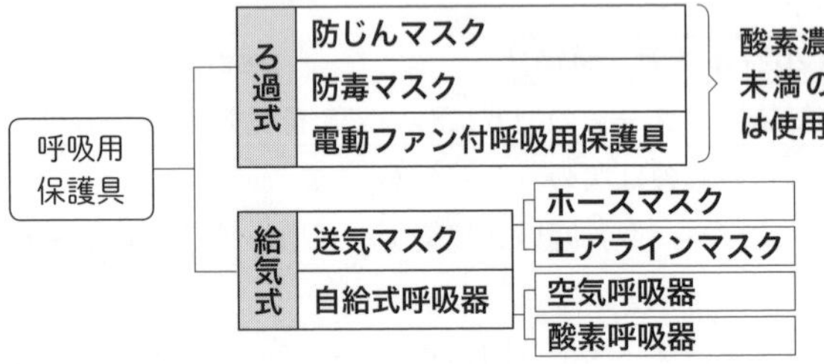

ろ過式保護具 …酸素濃度が18%以上の場所で使用する

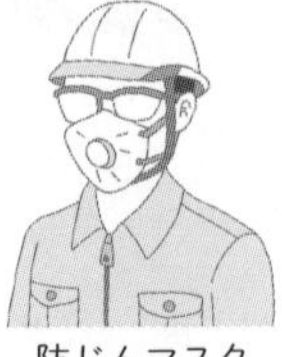
防じんマスク
（使い捨て式）

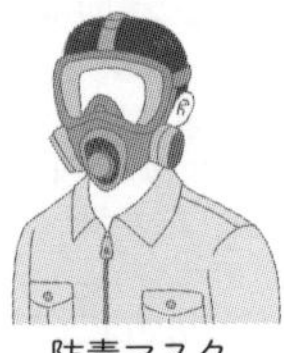
防毒マスク
（取替え式）

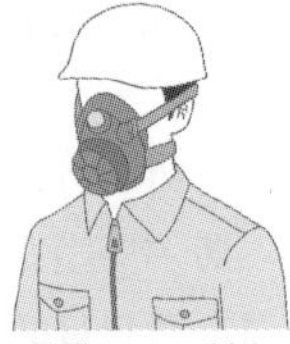
電動ファン付き
呼吸用保護具

給気式保護具 …酸素濃度が18%未満の場所でも使用できる

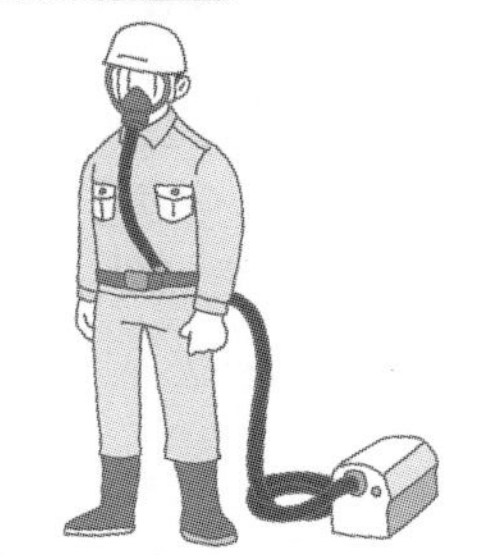

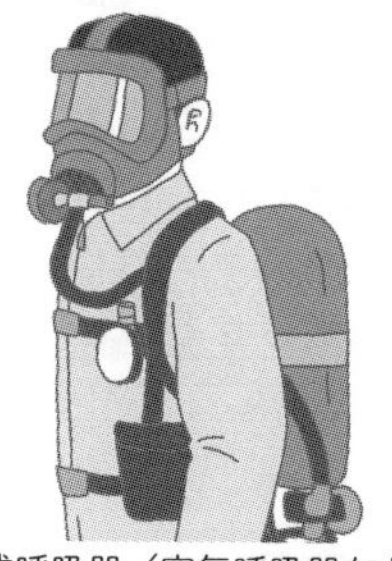

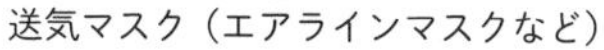

送気マスク（エアラインマスクなど）　自給式呼吸器（空気呼吸器など）

2．防じんマスク

(1) 防じんマスクとは

防じんマスクは、空気中に浮遊する**粉じん**、**ミスト**、**ヒューム**等の粒子状物質を、ろ過材により除去するものです。

ろ過材には、**取替え式**と**使い捨て式**があり、**有害性の高い物質を取り扱う作業では**、**取替え式を使用**します。

防じんマスクは、ヒュームのような微粒子に対して有効です。

(2) 防じんマスクの選択、使用等にあたっての留意事項

次の事項について留意が必要です。

①防じんマスクは、型式検定合格標章により型式検定合格品※3であることを確認すること

②防じんマスクは作業に適したものを選択し、顔面とマスクの面体の高い密着性が要求される有害性の高い物質を取り扱う作業については、**取替え式の防じんマスク**を選ぶこと

③防じんマスクを適正に使用させるため、顔面と面体の接顔部の位置、しめひもの位置及び締め方等を適切にさせること。また、しめひもについては、耳にかけることなく、後頭部において固定させること

④タオル等を当てた上から防じんマスクを使用することや、**面体の接顔部に「接顔メリヤス」**※4 **等を使用することは、粉じん等が面体の接顔部から面体内へ漏れ込むおそれがあるため、行わせないこと**※5

※3 工場で大量に生産される防じんマスクや防毒マスク等については、型式ごとに検定を行い、サンプルチェックをするんだよ。合格すると「型式検定合格証」が交付されるんだ。

※4 マスクの付属品のことで、汗による肌荒れを防ぐためのカバーのようなものさ。

※5 接顔メリヤスについては、防じんマスクの着用によって、皮膚に湿しん等を起こすおそれがある場合で、かつ、面体と顔面との密着性が良好であるときは、使用してもよいとされているよ。

⑤ろ過材については、よく乾燥させ、ろ過材上に付着した粉じん等が飛散しない程度に軽くたたいて粉じん等を払い落すこと。なお、ろ過材上に付着した粉じん等を圧縮空気等で吹き飛ばしたり、ろ過材を強くたたくなどの方法によるろ過材の手入れは、ろ過材を破損させるほか、粉じん等を再飛散させることとなるので行わないこと

※6「ユウキ真っ黒」って覚えよう！

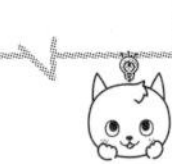

※7 防じん機能を有する防毒マスクには、吸収缶のろ過材がある部分に**白線**を入れてあるんだよ。

※8 隔離式防毒マスク

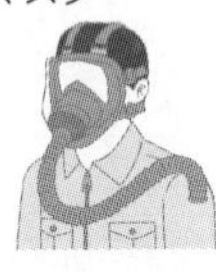

直結式防毒マスク

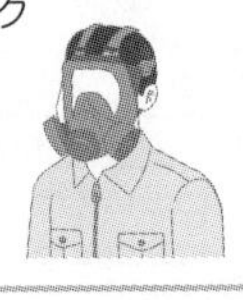

※9 大気中のガスや蒸気の濃度が、隔離式防毒マスクでは2%以下、直結式防毒マスクでは1%以下で使用するよう定められているよ。

3．防毒マスク

(1) 防毒マスクとは

防毒マスクは、空気中の**有害ガス**や**蒸気**を、吸収缶により除去するものです。

吸収缶は有害ガスの種類に応じて右表の色により色分けされるとともに、色分け以外の方法によってその種類が表示されたものでなければなりません。※7

吸収缶の種類	色
有機ガス用	黒色※6
一酸化炭素用	赤色
ハロゲンガス用	灰色及び黒色
アンモニア用	**緑色**
亜硫酸ガス用	黄赤（きあか）色
シアン化水素用	青色
硫化水素用	**黄色**

(2) 防毒マスクの種類等

防毒マスクは、形状や使用範囲により、**隔離式防毒マスク・直結式防毒マスク**・直結式小型防毒マスクに区分されます。※8

隔離式防毒マスクは、直結式防毒マスクよりも有害ガスの濃度が高い大気中で使用することができます。※9

(3) 防毒マスクの選択、使用等にあたっての留意事項

次の事項について留意が必要です。

①防毒マスクは、型式検定合格標章により、型式検定合格品であることを確認すること
②ガス又は蒸気状の有害物質が粉じんと混在している作業環境中で防毒マスクを使用するときは、**防じん機能を有する防毒マスク**を選択すること
③2種類以上の有害物質が混在する作業環境中で防毒マスクを使用する場合には、2種類以上の有害物質について**それぞれ**

合格した吸収缶を選定すること
④防毒マスクは、顔面と面体の接顔部とが適切な位置で密着するよう装着し、しめひもについては、耳にかけることなく後頭部において固定すること
⑤タオル等を当てた上から防毒マスクを使用することや、面体の接顔部に「接顔メリヤス」等を使用することは、有害物質が面体の接顔部から面体内へ漏れ込むおそれがあるため、行わせないこと。

- 有毒ガスの種類と吸収缶の色の組合せを正確に覚えましょう。
- 2種類以上の有害ガスが混在している場合は、**「それぞれ合格した吸収缶」**を使用します。「最も毒性の強いガス用の防毒マスク」を使用するのではありません。

4. 電動ファン付き呼吸用保護具

電動ファン付き呼吸用保護具は、空気中に浮遊する**粉じん**、**ミスト**、**ヒューム**等の粒子状物質を、ろ過材によって除去し、正常化した空気を電動ファンにより労働者に吸気するものです。※10

※10 型式検定合格標章により型式検定合格品であることを確認し、使用することが必要だよ。

5. 送気マスク・空気呼吸器

送気マスク	ホースマスク	清浄な空気をパイプ、ホースなどにより作業者に供給する呼吸用保護具※11
	エアラインマスク	
自給式呼吸器	**空気呼吸器**	ボンベに充てんされた清浄空気を作業者に供給する呼吸用保護具
	酸素呼吸器	高圧酸素容器等から供給される酸素を作業者に供給する呼吸用保護具

※11 空気源が自然の大気なのがホースマスクで、圧縮空気なのがエアラインマスクだよ。

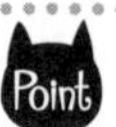

- エアラインマスクは、清浄な空気をエアライン（ホース）を通じて供給する呼吸用保護具で、送気マスクの一種です。
- 高濃度の有害ガスに対する場合や、使用しているガスの種類や濃度が不明な場合、混在するすべてのガスの種類に適合する吸収缶がない場合などは、送気マスクか自給式呼吸器を使用します。

3 その他の労働衛生保護具

その他の労働衛生保護具には、次のようなものがあります。

保護具	用途	選択、使用にあたっての留意事項
遮光保護具	溶接作業における紫外線などの有害光線による眼の障害を防ぐために使用するもの	遮光度番号が定められており、溶接作業などの作業の種類に応じて適切な遮光度番号のものを使用する
聴覚保護具（防音保護具）	騒音発生場所での作業の際に聴力障害を防止するために使用するもの。耳覆い（イヤーマフ）と耳栓がある	耳覆い又は耳栓のどちらを選ぶかは、作業の性質や騒音の特性で決まる。非常に強烈な騒音に対しては**両者の併用も有効**である
保護クリーム	作業中に有害な物質が直接皮膚に付着しないようにする目的で塗布するもの	化粧用のクリームとは異なるため、使用後は完全に洗い流す必要がある

試験問題を解いてみよう！

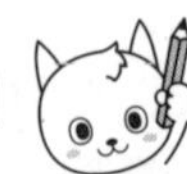

問題1 2022年4月（問19） チェック欄 □□□

呼吸用保護具に関する次の記述のうち、正しいものはどれか。

① 防毒マスクの吸収缶の色は、一酸化炭素用は黒色で、硫化水素用は黄色である。

② 防じん機能を有する防毒マスクには、吸収缶のろ過材がある部分に白線が入れてある。

③ 型式検定合格標章のある防じんマスクでも、ヒュームのような微細な粒子に対しては効果がない。

④ 防じんマスクの手入れの際、ろ過材に付着した粉じんは圧搾空気などで吹き飛ばして除去する。

⑤ 直結式防毒マスクは、隔離式防毒マスクよりも有害ガスの濃度が高い大気中で使用することができる。

解答・解説

①：誤り
一酸化炭素用の吸収缶は「赤色」です。
②：正しい
③：誤り
防じんマスクは、ヒュームに対して効果があります。
④：誤り
設問の行為は行ってはいけません。
⑤：誤り
直結式防毒マスクは、隔離式防毒マスクよりも有害ガスの濃度が低い大気中でなければ使用できません。

解答1	②

8 生物学的モニタリング

重要度 A

有機溶剤の種類と検査項目の組みあわせを正確に覚えましょう。

1 生物学的モニタリング

1．生物学的モニタリングによる検査とは

特殊健康診断における生物学的モニタリングによる検査は、有害物の体内摂取量や有害物による健康影響の程度を把握するための検査です。

2．有機溶剤業務における生物学的モニタリング

尿中の有機溶剤の代謝物の量の検査を行います。**有機溶剤**は、**生物学的半減期**[※1]が**短い**ので、**尿中の代謝物量の検査**のための**採尿の時刻**は、厳重にチェックする必要があります。有機溶剤の種類と検査項目[※2]は、次のとおりです。

有機溶剤の種類	検査項目
キシレン	**尿中メチル馬尿酸**
トルエン	**尿中馬尿酸**
ノルマルヘキサン	**尿中2,5 –ヘキサンジオン**
トリクロロエチレン[※3]	**尿中トリクロロ酢酸**又は**総三塩化物**
テトラクロロエチレン[※3]	**尿中トリクロロ酢酸**又は総三塩化物
スチレン	**尿中マンデル酸**
N.N-ジメチルホルムアミド	尿中N-メチルホルムアミド

3．鉛業務における生物学的モニタリング

鉛は、**血液中の鉛濃度の測定**や、**尿中のデルタアミノレブリン酸**の測定等[※4]を行います。鉛は、**生物学的半減期が長い**ので代謝物量の検査のための**血液や尿の採取時期**は、**任意**で構いません。

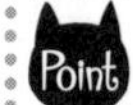

生物学的半減期が**有機溶剤は短く**、**鉛は長い**と覚えましょう。

※1 体内の有害物質の量が半分に減るまでの時間だよ。

※2 有機溶剤等健康診断において検査を実施するよ。横断的に学習しようね(➲第5章6 2)。

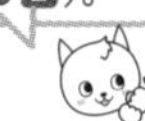

※3 トリクロロエチレン、テトラクロロエチレンは、別名トリクロルエチレン、テトラクロルエチレンと呼ばれることもあるよ。

※4 鉛健康診断において検査を実施するよ。横断的に学習しようね(➲第5章6 2)。

試験問題を解いてみよう！

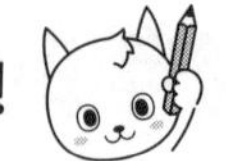

問題1 2021年10月（問19） チェック欄 □□□

特殊健康診断に関する次の文中の□内に入れるAからCの語句の組合せとして、正しいものは①～⑤のうちどれか。

「特殊健康診断において、有害物の体内摂取量を把握する検査として生物学的モニタリングがあり、トルエンについては尿中の［A］を測定し、［B］については［C］中のデルタアミノレブリン酸を測定する。」

	A	B	C
①	馬尿酸	鉛	尿
②	馬尿酸	鉛	血液
③	マンデル酸	鉛	尿
④	マンデル酸	水銀	尿
⑤	マンデル酸	水銀	血液

解答・解説

A：馬尿酸
B：鉛
C：尿

解答1	①

問題2 2022年４月（問20） チェック欄 □□□

特殊健康診断に関する次の記述のうち、正しいものはどれか。

① 有害物質による健康障害は、多くの場合、諸検査の異常などの他覚的所見より、自覚症状が先に出現するため、特殊健康診断では問診の重要性が高い。

② 特殊健康診断における生物学的モニタリングによる検査は、有害物の体内摂取量や有害物による健康影響の程度を把握するための検査である。

③ 体内に取り込まれた鉛の生物学的半減期は、数時間と短いので、鉛健康診断における採尿及び採血の時期は、厳重にチェックする必要がある。

④ 振動工具の取扱い業務に係る健康診断において、振動障害の有無を評価するためには、夏季における実施が適している。

⑤ 情報機器作業に係る健康診断では、眼科学的検査などとともに、上肢及び下肢の運動機能の検査を行う。

解答・解説

①：誤り
特殊健康診断では、他覚的所見の重要度が高いです。
②：正しい
③：誤り
鉛の生物的半減期は長いので、採尿・採血の時期は任意です。
④：誤り
設問の健康診断は6か月以内ごとに1回実施し、そのうち1回は冬季に行います。
⑤：誤り
「上肢及び下肢」ではなく「上肢」の運動機能の検査を行います。

解答2	②

第5章

関係法令
（有害業務に係るもの）

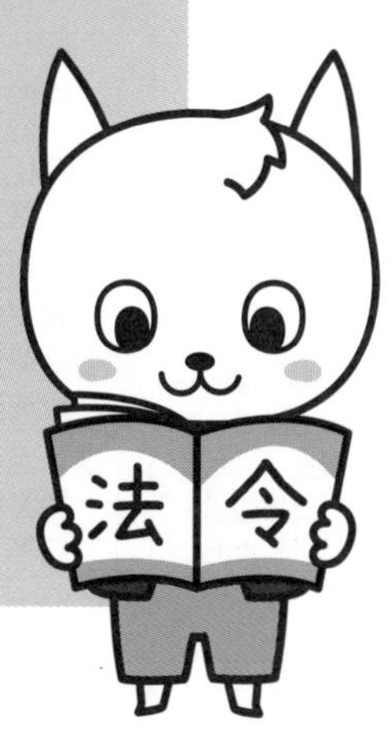

この章で学ぶこと

この章では、危険物や有害物質を取り扱う業務に就く労働者を保護するために、法律等においてどのような規制内容があるのかを学びます。労働安全衛生法や労働基準法のほかに、有機溶剤中毒予防規則や酸素欠乏症等防止規則など有害業務に関する規則からの出題があります。

試験の特徴

この章からの出題は10問です。第一種衛生管理者試験の中で、最も得点しにくい分野といえるでしょう。「安全衛生管理体制」の事例問題は、基本事項を覚えた上で横断的な理解を必要とします。また、「作業主任者」「譲渡等の制限等」「作業環境測定」については、出題年度が新しい公表試験問題を使って、出題傾向をつかみましましょう。労働基準法は出題数が少ないため、「年少者・女性の保護」を重点的に学習しましょう。

1 作業主任者

重要度 A

作業主任者の選任が必要な具体的作業と、資格要件が問われます。ここをしっかり押さえましょう。

1 選任 頻出

作業主任者は、一定の作業を行う場合に選任が義務づけられているリーダー的な役割をもった者です。※1 おもな作業と資格要件は次のとおりです。※2

※1 作業主任者は、事業場ごとじゃなくて、作業区分ごとに選任するんだよ。

※2 作業主任者は、都道府県労働局長の免許を受けた者又は都道府県労働局長の登録を受けた者が行う技能講習を修了した者のうちから選任するよ。

※3 第3類物質も含まれるよ。

おもな作業	作業主任者名	資格要件
①高圧室内での作業 • **圧気工法により、大気圧を超える気圧下の作業室において行う作業** など	高圧室内 作業主任者	**免許**
②**特定化学物質**※3を製造又は取り扱う作業 • **製造工程において硫酸・硝酸を用いて行う洗浄の作業** など	特定化学物質 作業主任者	技能講習
③一定の鉛業務に係る作業 • **鉛蓄電池を解体する工程において人力で鉛等を運搬する業務に係る作業** など	鉛作業主任者	技能講習
④酸素欠乏危険場所での作業 • **飼料の貯蔵のために使用しているサイロの内部における作業** • **ドライアイスを使用している冷蔵庫の内部における作業** • **酒類を入れたことのある醸造槽の内部における作業** • **乾性油を入れてあるタンクの内部における作業** • **石炭を入れてあるホッパーの内部における作業** など	酸素欠乏危険 作業主任者	技能講習
⑤有機溶剤を製造し取り扱う作業 • **屋内作業場においてトルエンを用いて行う洗浄の作業** など	有機溶剤 作業主任者	技能講習
⑥石綿等を取り扱う作業又は石綿分析用試料等を製造する作業	石綿作業主任者	**技能講習**
⑦エックス線装置を使用する放射線業務に係る作業	エックス線 作業主任者	**免許**
⑧ガンマ線照射装置を用いて行う透過写真撮影の作業	ガンマ線透過写真 撮影作業主任者	**免許**

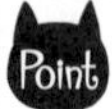

- 作業主任者の選任義務のある作業が具体的に問われます。「水深10m以上の場所における潜水の作業」、「セメント製造工程においてセメントを袋詰めする作業」「溶融した鉛を用いて行う金属の焼入れの業務に係る作業」は、作業主任者の選任義務のない作業です。※4
- ②⑤⑥の作業のうち、**試験研究のために取り扱うものは除かれます。**※5
- 石綿作業主任者の資格要件は、「免許」ではなく「技能講習」です。

※4 本試験では、選任義務のある作業の組合せ問題が出題されるよ。

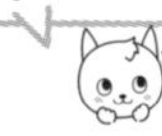

※5 問題文に「試験研究のため」という言葉があったら、作業主任者を選ぶ必要がないと判断しよう。

2 周知

作業主任者を選任したときは、氏名やその者に行わせる事項を作業場の見やすい場所に掲示するなどして、関係労働者に周知しなければなりません。

試験問題を解いてみよう！

問題1 2022年4月（問2） チェック欄 □□□

次のAからDの作業について、法令上、作業主任者の選任が義務付けられているものの組合せは①～⑤のうちどれか。

A　乾性油を入れてあるタンクの内部における作業
B　セメント製造工程においてセメントを袋詰めする作業
C　溶融した鉛を用いて行う金属の焼入れの業務に係る作業
D　圧気工法により、大気圧を超える気圧下の作業室の内部において行う作業

①A，B
②A，C
③A，D
④B，C
⑤C，D

解答・解説

選任が義務づけられている作業は、A：乾性油を入れてあるタンクの内部における作業、D：圧気工法により、大気圧を超える気圧下の作業室の内部において行う作業です。

解答1	③

2 特別教育

重要度 A

特別教育を行う業務が具体的に問われます。ここをしっかり押さえましょう。

1 選任 頻出

特別教育とは、一定の危険又は有害な業務に労働者を就かせるときに、その業務について行わなければならない安全衛生教育です。特別教育が必要となるおもな業務には、次のようなものがあります。※1

※1 危険有害業務のうち免許や技能講習の受講が必要なもの以外のものを、特別教育で取り扱うんだよ。外部の専門業者による教育をイメージしよう。

特別教育が必要な業務
チェーンソーを用いて行う**立木の伐木、かかり木の処理、造材の業務**
潜水作業者への送気の調節を行うためのバルブ・コックを操作する業務
高圧室内作業に係る業務
酸素欠乏危険場所における作業に係る業務
エックス線装置、ガンマ線照射装置を用いて行う透過写真の撮影の業務
廃棄物の焼却施設においてばいじん・焼却灰その他の燃え殻を取り扱う業務※2
石綿等が使用されている建築物の解体等の作業に係る業務
特定粉じん作業にかかる業務

※2 ばいじんは物が燃えたときに飛散するすすなどの微粒子、焼却灰は燃えがらだよ。これらの中には、ダイオキシン等の有害物質が含まれているため、厳重に取り扱うように特別教育を行うんだね。

また、特別教育の科目の全部又は一部について十分な知識や技能を有していると認められる労働者は、その科目についての特別教育を省略することができます。

- 本試験では、特別教育を行う業務に該当するもの、該当しないものが具体的に問われます。**「特定化学物質を用いて行う分析の業務」、「特定化学物質を取扱う作業に係る業務」、「有機溶剤等を用いて行う接着の業務」**は特別教育の対象ではありません。
- **チェーンソー以外の振動工具**は、特別教育の対象ではありません。※3
- **「エックス線回折装置を用いて行う分析の業務」**は、特別教育の対象ではありません。

※3 問題文を読むときは、「チェーンソー」か「チェーンソー以外の振動工具」なのかを必ず確認しよう。

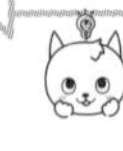

2 記録

特別教育を行ったときは、特別教育の受講者、科目等の記録を作成して、**3年間保存**しておかなければなりません。

試験問題を解いてみよう！

問題1 2021年4月（問5） チェック欄 □□□

次の業務のうち、労働者を就かせるとき、法令に基づく安全又は衛生のための特別の教育を行わなければならないものはどれか。

① チェーンソーを用いて行う造材の業務
② エックス線回折装置を用いて行う分析の業務
③ 特定化学物質を用いて行う分析の業務
④ 有機溶剤等を入れたことがあるタンクの内部における業務
⑤ 削岩機、チッピングハンマー等チェーンソー以外の振動工具を取り扱う業務

解答・解説

①：行う
チェーンソーを用いて行う造材の業務は特別教育の対象です。
②：行わない
③：行わない
④：行わない
⑤：行わない

解答1	①

問題2 2021年10月（問8） チェック欄 □□□

次の業務のうち、当該業務に労働者を就かせるとき、法令に基づく安全又は衛生のための特別の教育を行わなければならないものに該当しないものはどれか。

① 石綿等が使用されている建築物の解体等の作業に係る業務
② チェーンソーを用いて行う造材の業務
③ 特定化学物質のうち第二類物質を取り扱う作業に係る業務
④ 廃棄物の焼却施設において焼却灰を取り扱う業務
⑤ エックス線装置を用いて行う透過写真の撮影の業務

解答・解説

①：該当する
②：該当する
③：該当しない
特定化学物質を取り扱う作業に係る業務は特別教育の対象ではありません。
④：該当する
⑤：該当する

解答2	③

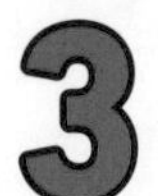

機械等に関する規制

重要度
A

譲渡等の制限等では、規制の対象となる機械等が具体的に問われます。また、定期自主検査では、検査の実施頻度を押さえましょう。

1 機械等に関する規制

危険・有害な作業を必要とする機械等については、危険性の程度に応じた規制が設けられています。

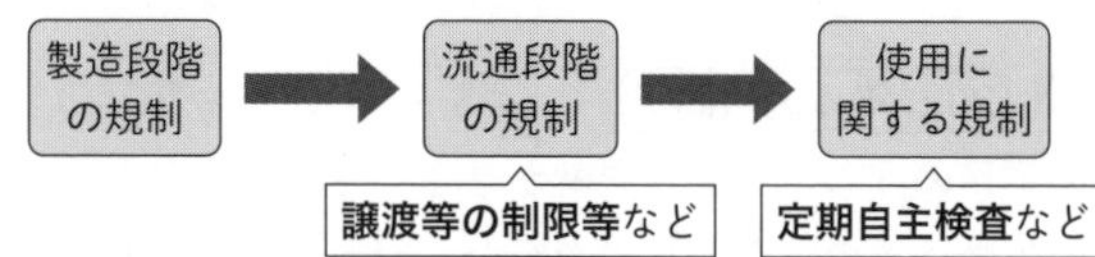

2 譲渡等の制限等 頻出

次の機械等については、厚生労働大臣が定める規格・安全装置を具備しなければ、**譲渡**、**貸与**、**設置**してはなりません。※1

- **ろ過材及び面体を有する防じんマスク**
- **防毒マスク**（**一酸化炭素用**、アンモニア用、亜硫酸ガス用、ハロゲンガス用、有機ガス用）※2
- **電動ファン付き呼吸用保護具**
- 再圧室
- **潜水器**
- 波高値による定格管電圧が10キロボルト以上のエックス線装置のうち一定のもの（**特定エックス線装置**など）
- ガンマ線照射装置のうち一定のもの（**工業用ガンマ線照射装置**　等）
- **排気量40㎤以上の内燃機関を内蔵するチェーンソー**

※1 この規定は、危険・有害な作業を必要とする一定の機械等を流通させる段階で規制するものだよ。

※2 硫化水素用防毒マスクは規制の対象じゃないよ。

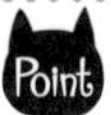

本試験では、制限等の対象となる機械等が問われる場合と、対象とならない機械等が問われる場合があります。対象とならない機械等（ひっかけ）には、**送気マスク、酸素呼吸器、放射線測定器、一酸化炭素検定器、防振手袋**、化学防護服、放射性物質による汚染を防止するための防護服、空気呼吸器、**酸性ガス用防毒マスク、放射線装置室**などがあります。

3 定期自主検査

定期自主検査とは、事業者が定期的に行う機械等の自主検査です。対象となる機械等は、厚生労働省令で定める次のものです。

対象となる機械等	検査の実施頻度
①局所排気装置（➲第4章❻）	1年以内ごとに1回
②**プッシュプル型換気装置**※3	1年以内ごとに1回
③除じん装置	1年以内ごとに1回
④排ガス処理装置	1年以内ごとに1回
⑤排液処理装置	1年以内ごとに1回
⑥**特定化学設備**※4及びその付属設備	**2年以内**ごとに1回
⑦ガンマ線照射装置で透過写真の撮影に用いられるもの	1か月以内ごとに1回

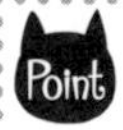

- 全体換気装置は、定期自主検査の対象ではありません。※5
- 検査の実施頻度が1年以内ごとに1回でないものが問われます。**特定化学設備**をチェックしましょう。

また、次の機械等は、定期自主検査の対象ではありません。

（×）木材加工用丸のこ盤を使用する作業場所に設けた局所排気装置
（×）エタノールを使用する作業場所に設けた局所排気装置
（×）塩酸を使用する屋内の作業場所に設けた局所排気装置
（×）アンモニアを使用する屋内の作業場所に設けたプッシュプル型換気装置
（×）一酸化炭素を含有する気体を排出する製造設備の排気筒に設けた排ガス処理装置

定期自主検査を行ったときは、その結果を記録し、**3年間保存**しておかなければなりません。

※3 有害物の発散源を挟んで向き合うように吹出口と吸込口を設けた装置のことだよ。吹出口から空気を吹き出して（プッシュ）、汚染された空気を吸込口まで運び吸引（プル）するよ。

※4 特定化学物質を製造し、取り扱う設備のうち一定のものをいうよ。

※5 検査対象とならない機械等が問われたときは、最初に文末を確認しよう。全体換気装置があればそれが正解だよ。

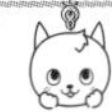

試験問題を解いてみよう！

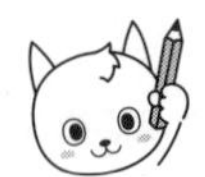

問題1 **2022年10月（問5）** チェック欄 □ □ □

厚生労働大臣が定める規格を具備しなければ、譲渡し、貸与し、又は設置してはならない機械等に該当するものは次のうちどれか。

① 聴覚保護具
② 防振手袋
③ 化学防護服
④ 放射線装置室
⑤ 排気量40㎤以上の内燃機関を内蔵するチェーンソー

解答・解説

譲渡等の制限等の対象となる機械に該当するのは、⑤**「排気量40㎤以上の内燃機関を内蔵するチェーンソー」**です。

解答1	⑤

問題2 **2018年4月（問7）** チェック欄 □ □ □

次の設備又は装置のうち、法令に基づく定期自主検査の実施頻度が1年以内ごとに1回とされていないものはどれか。

① 硫酸を取り扱う特定化学設備
② トルエンを用いて洗浄を行う屋内の作業場所に設置したプッシュプル型換気装置
③ 鉛化合物を製造する工程において鉛等の溶融を行う屋内の作業場所に設置した局所排気装置
④ 弗（ふっ）化水素を含有する気体を排出する製造設備の排気筒に設置した排ガス処理装置
⑤ セメントを袋詰めする屋内の作業箇所に設置した局所排気装置に設けた除じん装置

解答・解説

①「硫酸を取り扱う特定化学設備」の定期自主検査の実施頻度は、**2年以内ごとに1回**です。

解答2	①

問題3 **2021年10月（問2）** チェック欄 □ □ □

次の装置のうち、法令上、定期自主検査の実施義務が規定されているものはどれか。

① 木工用丸のこ盤を使用する屋内の作業場所に設けた局所排気装置
② 塩酸を使用する屋内の作業場所に設けた局所排気装置
③ アーク溶接を行う屋内の作業場所に設けた全体換気装置
④ フェノールを取り扱う特定化学設備
⑤ アンモニアを使用する屋内の作業場所に設けたプッシュプル型換気装置

解答・解説

実施義務が規定されているのは、**④「フェノールを取り扱う特定化学設備」**です。

解答3	④

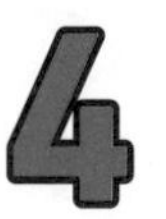

4 製造等禁止物質・製造許可物質

重要度 A

製造等禁止物質と製造許可物質の物質名が問われます。しっかり覚えましょう。

1 有害物質に関する規制

化学物質は、人体に有害なものが多いため、その物質の危険度に応じた規制が設けられています。[※1]

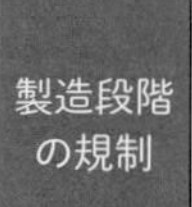

労働者に重度の健康障害を生じる物質

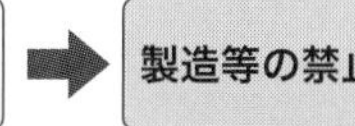

労働者に重度の健康障害を生じるおそれのある物質

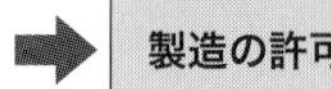

※1 使用するとがん等の健康障害が生じることが明らかな物質は、一番厳しい「製造等の禁止」で規制して、有害性が高く健康障害を生じるおそれのある物質は「製造の許可」で規制しているんだ。

2 製造等の禁止[※2]

次の物質は、労働者に重度の健康障害を生じさせるため、**製造、輸入、譲渡、提供、**又は**使用してはなりません**。ただし、試験研究のため、製造、輸入、使用する場合は、例外的に認められます。

①黄りんマッチ
②**ベンジジン及びその塩**
③4－アミノジフェニル及びその塩
④石綿（**石綿分析用試料等**[※3]を除く。）
⑤4－ニトロジフェニル及びその塩
⑥ビス（クロロメチル）エーテル
⑦ベーター－ナフチルアミン及びその塩
⑧ベンゼンを含有するゴムのりで、その含有するベンゼンの容量がゴムのりの溶剤の5%を超えるもの
⑨上記②③⑤⑥⑦をその重量の1%を超えて含有し、又は④をその重量の0.1%を超えて含有する製剤その他の物

※2 本試験では「製造し、輸入し、譲渡し、提供し、又は使用することが、原則として禁止されているもの」という表現で出るよ。

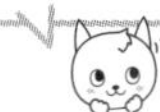

※3 石綿を分析するためのサンプルや、石綿の調査に関する知識・技能習得のための教育用に使用されるものだよ。

3 製造の許可

次の物質は、労働者に重度の健康障害を生じさせるおそれがあ

※4 許可は、禁止されている法律上の行為の禁止を解除するという意味だよ。

※5 ②〜⑦は、②オルト-トリジン及び塩のトリと③④⑤⑥⑦の頭文字をとって、トリ塩アジべべと覚えよう！

るため、**製造**しようとするときは、あらかじめ、**厚生労働大臣の許可**※4 を受けなければなりません。※5

①ジクロルベンジジン及びその塩
②オルト-トリジン及びその塩
③塩素化ビフェニル（PCB）
④アルファ-ナフチルアミン及びその塩
⑤ジアニシジン及びその塩
⑥ベリリウム及びその化合物
⑦ベンゾトリクロリド
⑧石綿分析用試料等

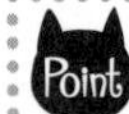

• オルト-トルイジンは、製造許可物質ではありません。

試験問題を解いてみよう！

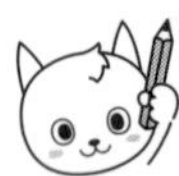

問題1 2020年4月（問4） チェック欄 □ □ □

次の化学物質のうち、これを製造しようとする者が、あらかじめ、厚生労働大臣の許可を受けなければならないものはどれか。

① クロロメチルメチルエーテル
② ベーター-プロピオラクトン
③ エチレンイミン
④ パラ-ニトロクロルベンゼン
⑤ ジアニシジン

解答・解説

製造許可物質が問われています。答えは、⑤「ジアニシジン」です。

解答1	⑤

問題2 2022年10月（問2） チェック欄 □ □ □

次の特定化学物質を製造しようとするとき、労働安全衛生法に基づく厚生労働大臣の許可を必要としないものはどれか。

① オルト-トリジン
② エチレンオキシド
③ ジアニシジン
④ ベリリウム
⑤ アルファ-ナフチルアミン

解答・解説

製造許可物質に該当しないものが問われています。答えは②**「エチレンオキシド」**です。

解答2	②

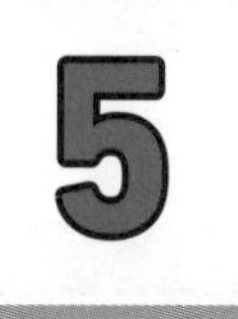

作業環境測定

重要度 A

出題のポイントは、測定頻度と指定作業場に該当するかどうかの２点です。

1 作業環境測定とは

作業環境測定(➲第4章5)とは、事業場の作業環境の実態を把握し、必要な対策を立てるための情報を得る目的で行う測定です。※1 ※2

2 対象作業場 頻出

作業環境測定の対象となるおもな作業場は、次のとおりです。

このうち、作業環境測定を行う場合に、**作業環境測定士に実施させなければならない作業場**を**指定作業場**といいます。※3

（網掛け）…指定作業場

	対象	項目	測定頻度
1	土石、岩石、鉱物、金属又は炭素の粉じんを著しく発散する屋内作業場で一定のもの • **常時特定粉じん作業を行う屋内作業場** • **常時セメントを袋詰めする作業を行う屋内作業場**　など	空気中の粉じん濃度、遊離けい酸含有率	6か月以内ごとに1回
2	暑熱、寒冷又は多湿の屋内作業場で一定のもの • **多量のドライアイスを取り扱う業務を行う屋内作業場** • **溶融ガラスからガラス製品を成型する業務を行う屋内作業場**　など	気温、湿度、ふく射熱	**半月以内ごとに1回**
3	著しい騒音を発する屋内作業場で一定のもの • **チッパーによりチップする業務を行う屋内作業場**　など	等価騒音レベル	**6か月以内ごとに1回**

※1 安衛法では、作業環境測定の定義を「作業環境の実態を把握するため空気環境その他の作業環境について行うデザイン、サンプリング及び分析（解析を含む）」としているよ。

※2 有害物質が含まれている空気環境で労働者が働いていたら、健康障害を引き起こすよね。だから、事業場の空気環境等を定期的に測定するんだ。

※3 本試験では、「作業環境測定士に測定を実施させなければならないもの」という表現で出題されるよ。

□…指定作業場

対象			項目	測定頻度
4	坑内作業場	**炭酸ガスが停滞する作業場**	炭酸ガスの濃度	1か月以内ごとに1回
		28℃を超える作業場	気温	半月以内ごとに1回
		通気設備のある坑内の作業場	通気量	**半月以内ごとに1回**
5	放射線業務を行う作業場	イ　放射線業務を行う管理区域	外部放射線による線量当量率	1か月以内ごとに1回
		ロ　放射性物質を取り扱う作業室※4	空気中の放射性物質の濃度	**1か月以内ごとに1回**
		ハ　坑内の核原料物質の掘採の業務を行う作業場		
6	特定化学物質（第1類・第2類物質）を製造し、又は取り扱う屋内作業場		第1類・第2類物質の空気中における濃度	6か月以内ごとに1回
7	石綿等を取り扱い、又は試験研究のため製造する屋内作業場など		空気中の石綿の濃度	6か月以内ごとに1回
8	一定の鉛業務を行う屋内作業場 • **鉛蓄電池の解体工程において鉛等を切断する業務を行う屋内作業場** • **鉛蓄電池を製造する工程において鉛等を加工する業務を行う屋内作業場** • **鉛ライニングの業務を行う屋内作業場**　など		空気中における鉛の濃度	**1年以内ごとに1回**
9	酸素欠乏危険場所において作業を行う場合の当該場所 • **パルプ液を入れている槽の内部**　など		第1種⇒酸素濃度 第2種⇒酸素及び硫化水素の濃度	作業開始前ごと
10	**有機溶剤（第1種・第2種）を製造し、又は取り扱う屋内作業場** • **有機溶剤等を製造する工程で有機溶剤等の混合の業務を行う屋内作業場** • **（第2種）有機溶剤等を用いて洗浄の作業を行う屋内作業場**　など		有機溶剤の濃度	**6か月以内ごとに1回**

※4「非密封の放射性物質を取り扱う作業室における空気中の放射性物質の濃度の測定」は、5ロに該当するよ。

作業環境測定の対象作業場が具体的に出題されます。

試験問題を解いてみよう！

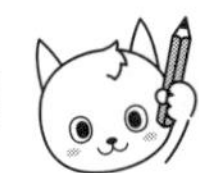

問題1 2022年10月（問3） チェック欄 □□□

法令に基づき定期に行う作業環境測定とその測定頻度との組合せとして、誤っているものは次のうちどれか。

① 非密封の放射性物質を取り扱う作業室における空気中の放射性物質の濃度の測定 …………1か月以内ごとに1回

② チッパーによりチップする業務を行う屋内作業場における等価騒音レベルの測定 ……… 6か月以内ごとに1回

③ 通気設備が設けられている坑内の作業場における通気量の測定 ………………………………1か月以内ごとに1回

④ 鉛蓄電池を製造する工程において鉛等を加工する業務を行う屋内作業場における空気中の鉛の濃度の測定 ……………………………………1年以内ごとに1回

⑤ 第二種有機溶剤等を用いて洗浄の作業を行う屋内作業場における空気中の有機溶剤濃度の測定 ………………………………6か月以内ごとに1回

解答・解説

①：正しい
②：正しい
③：誤り
「1か月以内ごとに1回」ではなく「半月以内ごとに1回」です。
④：正しい
⑤：正しい

解答1	③

問題2 2020年4月（問6） チェック欄 □□□

次の法定の作業環境測定を行うとき、作業環境測定士に測定を実施させなければならないものはどれか。

① チッパーによりチップする業務を行い著しい騒音を発する屋内作業場における等価騒音レベルの測定

② パルプ液を入れてある槽の内部における空気中の酸素及び硫化水素の濃度の測定

③ 有機溶剤等を製造する工程で有機溶剤等の混合の業務を行う屋内作業場における空気中のトルエン濃度の測定

④ 溶融ガラスからガラス製品を成型する業務を行う屋内作業場における気温、湿度及びふく射熱の測定

⑤ 通気設備が設けられている坑内の作業場における通気量の測定

解答・解説

指定作業場が問われています。
③は、第2種有機溶剤を製造し、又は取り扱う屋内作業場の業務に該当するので、指定作業場です。

解答2	③

特殊健康診断

重要度
B

特殊健康診断の実施頻度と健康診断個人票の保存期間が問われます。特殊健康診断項目については、鉛健康診断と有機溶剤等健康診断を中心に見ていきましょう。

1 有害業務に従事する労働者の健康診断

有害業務に常時従事する労働者に対しては、一般健康診断(➲第3章7)に加えて、※1 次の健康診断を行わなければなりません。

> ※1 たとえば、放射線業務等を行う労働者には、特定業務従事者の健康診断の他に、電離放射線健康診断を6か月以内ごとに1回、実施していくんだよ。

有害業務従事者の規制

- 医師による特別項目の健康診断（特殊健康診断）
- 歯科医師による健康診断

2 医師による特別項目の健康診断（特殊健康診断）

1．特殊健康診断の種類等

特殊健康診断のおもな種類は、次のとおりです。※2

> ※2 たとえば、有機溶剤等健康診断の実施頻度と保存期間は、有機溶剤中毒予防規則（➲9）で出題されるよ。それぞれの規則とリンクさせて覚えよう。

	特殊健康診断	実施頻度（定期）	保存期間
①	高気圧業務健康診断	6か月以内ごとに1回	5年間
②	電離放射線健康診断	6か月以内ごとに1回	30年間
③	特定化学物質 健康診断（➲10）	6か月（一部の検査は1年） 以内ごとに1回	**5年間** 特別管理物質 **30年間**
④	鉛健康診断	6か月（一部の業務は1年） 以内ごとに1回	5年間
⑤	四アルキル鉛健康診断	6か月以内ごとに1回	5年間
⑥	有機溶剤等健康診断 （➲9）	**6か月以内ごとに1回**	5年間
⑦	石綿健康診断 （➲14）	**6か月以内ごとに1回**	**40年間**

表の③④⑤⑥については、次の基準を満たした場合、その業務に係る直近3回の健康診断の結果に、新たな異常所見があると認められなかった労働者について、定期健康診断の実施頻度を**1年**

以内ごとに1回にすることができます。

①直近3回の作業環境測定結果が第1管理区分（➲第4章5④）に区分されたこと（四アルキル鉛を除く。）
②直近の健康診断実施日から、作業方法を変更（軽微なものを除く。）していないこと

2．健康診断項目

特殊健康診断の診断項目は、業種や有害物質の種類によって、異なります。おもな健康診断項目は、次のとおりです。※3※4※5

(1) 高気圧業務健康診断

対象：**高圧室内業務**、潜水業務
①既往歴及び高気圧業務歴の調査、②関節、腰、下肢の痛み、耳鳴り等の自覚症状又は他覚症状の有無の検査、③**四肢の運動機能の検査**、④**鼓膜及び聴力の検査**、⑤血圧の測定、尿中の糖及び蛋白の有無の検査、⑥**肺活量の測定**

(2) 電離放射線健康診断

対象：**放射線業務**
①被ばく歴の有無の調査と評価、②白血球数及び白血球百分率の検査、③赤血球数の検査及び血色素量又はヘマトクリット値の検査、④白内障に関する眼の検査、⑤**皮膚の検査**

(3) 鉛健康診断

対象：鉛業務
①業務歴の調査、②作業条件の簡易な調査、③鉛による自覚症状・他覚症状の既往歴の有無の調査、血液中の鉛の量及び尿中のデルタアミノレブリン酸の量の既往の検査結果の調査、④鉛による自覚症状又は他覚症状と通常認められる症状の有無の検査、⑤血液中の鉛の量の検査、⑥**尿中のデルタアミノレブリン酸の量の検査**※6

(4) 有機溶剤等健康診断

対象：有機溶剤業務（第3種有機溶剤等はタンク等の内部における業務に限る。）
①業務歴の調査、②作業条件の簡易な調査、③有機溶剤による健康障害の既往歴、自覚症状・他覚症状の既往歴の有無の調査、④有機溶剤による自覚症状又は他覚症状と通常認められる症状の有無の検査

※3 本試験では特殊健康診断ではなく「特別の項目について行う健康診断」という表現で出題されるよ。

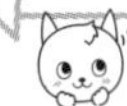

※4 本試験では、業務と健康診断項目の組合せ問題が出題されるよ。

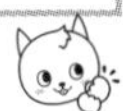

※5 暗記が苦手な人は、「潜水業務＝四肢の運動機能の検査」、「鉛業務＝尿中のデルタアミノレブリン酸の量の検査」を最優先で覚えよう。

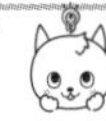

※6（**3**）（**4**）は生物学的モニタリング（➲第4章❽）と一緒に学習しよう。

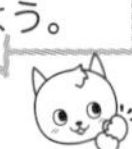

また、一定の有機溶剤（含有物も含みます。）は、前記に加えて、**尿中の有機溶剤の代謝物の量の検査**、肝機能検査、貧血検査、眼底検査についても実施しなければなりません。尿中の有機溶剤の代謝物の量の検査は、対象物質によって検査項目が異なります。おもなものは、次のとおりです。※6

対象物質	検査項目
キシレン	**尿中メチル馬尿酸**
トルエン	**尿中馬尿酸**
ノルマルヘキサン	**尿中2, 5-ヘキサンジオン**

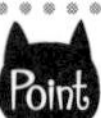

尿中の有機溶剤の代謝物の量の検査項目が問われます。対象物質と検査項目を組みあわせて覚えましょう。

（5）石綿健康診断

対象：石綿の粉じんを発散する場所における業務
①業務歴の調査、②石綿によるせき、たん、息切れ、胸痛等の他覚症状・自覚症状の既往歴の有無の検査、③せき、たん、息切れ、胸痛等の他覚症状・自覚症状の有無の検査、④胸部X線直接撮影による検査

3 歯科医師による健康診断

※7 塩酸、硝酸、硫酸、亜硫酸は「酸」とまとめて覚えよう。

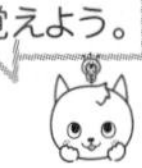

次の有害業務に常時従事する労働者に対して、歯科医師による健康診断を行わなければなりません。

対象	塩酸、硝酸、硫酸、亜硫酸、弗化水素、**黄りん**その他歯や支持組織に有害な物のガス、蒸気、粉じんを発散する場所での業務※7
実施	雇入れの際、配置替えの際、6か月以内ごとに1回

4 定期報告

※8 報告義務の判断ポイントは、「定期」かどうかだよ！ たとえば、有機溶剤等健康診断は、雇入れの際と配置替えの際、定期に行うけれども、報告義務があるのは、定期に行うものだけなんだ。

事業者は、**特殊健康診断・歯科医師による健康診断**（いずれも**定期**のものに限る。）の結果報告書を、遅滞なく、所轄労働基準監督署長に提出しなければなりません。

- **使用する労働者数に関わらず**、報告義務があります。
- 報告義務の対象は、**定期に行うもの**に限られます。※8

試験問題を解いてみよう！

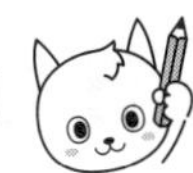

問題1 2022年4月（問9）　チェック欄

有害業務とそれに常時従事する労働者に対して特別の項目について行う健康診断の項目の一部との組合せとして、法令上、正しいものは次のうちどれか。

① 有機溶剤業務 ……………尿中のデルタアミノレブリン酸の量の検査

② 放射線業務 ………………尿中の潜血の有無の検査

③ 鉛業務 ……………………尿中のマンデル酸の量の検査

④ 石綿等を取り扱う業務 …尿中又は血液中の石綿の量の検査

⑤ 潜水業務 …………………四肢の運動機能の検査

解答・解説

⑤が正しい組み合わせです。

潜水業務は、高気圧業務健康診断の対象なので、「四肢の運動機能の検査」があります。

解答1	⑤

7 健康管理手帳

重要度 C

健康管理手帳が交付される業務が問われます。ここを押さえましょう。

1 健康管理手帳とは

がんその他の重度の健康障害を発生させるおそれのある業務に従事したことがあり、一定の要件に該当する労働者が、離職の際又は離職後に都道府県労働局長に申請することで交付されるものが、健康管理手帳です。健康管理手帳の交付を受けると、指定された医療機関で、定められた項目についての健康診断を国費（無料）で受けることができます。[※1]

※1 在職者については、事業者に健康診断を実施する義務があるけど、退職者については、事業者に実施義務がないので、有害業務に就いていた労働者が、退職後も健康診断を受けることができるように、健康管理手帳があるんだよ。

2 健康管理手帳の交付対象業務

健康管理手帳のおもな交付対象業務は、次のとおりです。

業務	要件
ベンジジン及びその塩を製造又は取り扱う業務	3か月以上従事した者
ベーターナフチルアミン及びその塩を製造又は取り扱う業務	**3か月以上従事した者**
ジアニシジン及びその塩を製造又は取り扱う業務	**3か月以上従事した者**
粉じん作業に係る業務	**じん肺管理区分が管理2又は管理3の者**
クロム酸及び重クロム酸並びにこれらの塩を製造又は取り扱う業務	4年以上従事した者
ビス（クロロメチル）エーテル**を製造**し、**又は取り扱う業務**	3年以上**従事した者**
ベンゾトリクロリドを製造又は取り扱う業務	3年以上従事した者
塩化ビニルを重合する業務	**4年以上従事した者**
石綿等の製造又は取扱いの業務及びそれらに伴い石綿の粉じんを発散する場所における業務	**石綿等が吹きつけられた建築物の解体の作業に1年以上従事し、かつ、初めて石綿等の粉じんにばく露した日から10年以上経過している者**

8 労働安全衛生規則の衛生基準（有害な作業環境）

重要度 B

本試験で問われるポイントは、数字要件です。数字要件を中心に覚えていきましょう。

1 有害な作業環境関係[※1]

1．立入禁止等

次の場所には、関係者以外の者が立ち入ることを禁止し、かつ、その旨を見やすい箇所に表示しなければなりません。

①多量の高熱物体を取り扱う場所又は著しく暑熱な場所
②**多量の低温物体を取り扱う場所**又は著しく寒冷な場所
③有害な光線又は超音波にさらされる場所
④**炭酸ガス濃度が1.5%を超える場所**、酸素濃度が18%に満たない場所、**硫化水素濃度が100万分の10（10ppm）を超える場所**
⑤ガス、蒸気又は粉じんを発散する有害な場所
⑥有害物を取り扱う場所
⑦病原体による汚染のおそれの著しい場所

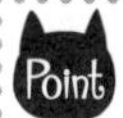

④の数値要件に注意しましょう。炭酸ガス濃度は「0.15%」ではなく「1.5%」です。また、硫化水素濃度は「5ppm」ではなく「10ppm」です。

2．騒音の伝ぱの防止

強烈な騒音を発する屋内作業場においては、その伝ぱを防ぐため、隔壁（かくへき）を設ける等必要な措置を講じなければなりません。

3．騒音の測定等

著しい騒音を発する一定の屋内作業場[※2]については、**6か月以内ごとに1回**、定期に、等価騒音レベルを測定しなければなりません。

※1 ここでは、有害な作業環境における衛生基準を学習するよ。一般的な衛生基準は、第3章で学習するよ（➲第3章❾）。

※2 多筒抄紙機により紙を抄く業務を行う屋内作業場などが該当するよ。

2 廃棄物の焼却施設に係る作業

1．ダイオキシン類の濃度・含有率の測定

次の作業場については、**6か月以内ごとに1回**、定期に、その作業場における空気中のダイオキシン類の濃度を測定しなければなりません。

①廃棄物の焼却施設において、ばいじん・焼却灰その他の燃え殻を取り扱う業務（設備の解体等に伴うものを除く。）を行う作業場
②廃棄物の焼却施設に設置された廃棄物焼却炉、集じん機等の設備の保守点検等の業務を行う作業場

3 温度・湿度

1．ふく射熱からの保護

屋内作業場に多量の熱を放散する溶融炉があるときは、加熱された空気を直接屋外に排出し、またはその放射するふく射熱から労働者を保護する措置を講じなければなりません。

2．坑内の気温

坑内における気温は、原則として、37℃以下にしなければならなりません。ただし、高温による健康障害を防止するため必要な措置を講じて人命救助や危害防止に関する作業をさせるときは、37℃以下でなくても構いません。

4 休養

1．有害作業場の休憩設備

著しく暑熱、寒冷又は多湿の作業場、有害なガス、蒸気又は粉じんを発散する作業場その他有害な作業場においては、坑内等特殊な作業場でやむを得ない事由がある場合を除き、休憩の設備を作業場外に設けなければなりません。

試験問題を解いてみよう！

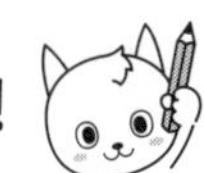

問題1 2020年10月（問6） チェック欄 □□□

労働安全衛生規則の衛生基準について、定められていないものは次のうちどれか。

① 炭酸ガス（二酸化炭素）濃度が0.15％を超える場所には、関係者以外の者が立ち入ることを禁止し、かつ、その旨を見やすい箇所に表示しなければならない。

② 廃棄物の焼却施設において焼却灰を取り扱う業務（設備の解体等に伴うものを除く。）を行う作業場については、6か月以内ごとに1回、定期に、当該作業場における空気中のダイオキシン類の濃度を測定しなければならない。

③ 屋内作業場に多量の熱を放散する溶融炉があるときは、加熱された空気を直接屋外に排出し、又はその放射するふく射熱から労働者を保護する措置を講じなければならない。

④ 多量の低温物体を取り扱う場所には、関係者以外の者が立ち入ることを禁止し、かつ、その旨を見やすい箇所に表示しなければならない。

⑤ 著しく暑熱又は多湿の作業場においては、坑内等特殊な作業場でやむを得ない事由がある場合を除き、休憩の設備を作業場外に設けなければならない。

解答・解説

①：定められていない
炭酸ガス濃度が「0.15％」ではなく「1.5％」を超える場所です。
②：定められている
③：定められている
④：定められている
⑤：定められている

解答1	①

9 有機溶剤中毒予防規則

重要度 A

本試験の出題パターンが数種類あるため、押さえるべき項目が多いのが特徴です。試験問題を上手に使って学習しましょう。

1 有機溶剤中毒予防規則とは

有機溶剤中毒予防規則（以下、「有機則」といいます。）は、有機溶剤(➲第4章3)を取り扱う際に生じる中毒を防止する目的で定められたものです。有機則の対象となるのは、**有機溶剤**と**有機溶剤含有物**※1です。有機溶剤のうちおもなものは次のとおりです。※2

※1 有機溶剤と有機溶剤以外の物との混合物で、有機溶剤を混合物の重量の5%を超えて含有するものだよ。

※2 物質名を覚える必要はないよ。

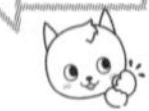

		危険度
第1種有機溶剤	1, 2-ジクロルエチレン、二硫化炭素など	高 ↕ 低
第2種有機溶剤	アセトン、キシレン、酢酸エチル、酢酸メチル、トルエン、ノルマルヘキサン、メタノールなど	
第3種有機溶剤	ガソリン、コールタールナフサなど	

2 設備

有機溶剤等※3業務を行う設備の要件は、次のとおりです。

※3 有機溶剤と有機溶剤含有物をあわせて有機溶剤等だよ。

第1種・第2種有機溶剤等に係る設備	**屋内作業場等**において**第1種有機溶剤等又は第2種有機溶剤等に係る有機溶剤業務**に労働者を従事させる場合は、作業場所に**密閉設備**、**局所排気装置**(➲第4章6)、**プッシュプル型換気装置**(➲3 3)を設けなければならない
第3種有機溶剤等に係る設備	タンク等の内部において、第3種有機溶剤等に係る有機溶剤業務に労働者を従事させる場合は、作業場所に、**密閉設備**、**局所排気装置**、**プッシュプル型換気装置**、**全体換気装置**※4を設けなければならない
	タンク等の内部において、**吹付けによる第3種有機溶剤等に係る有機溶剤業務**に労働者を従事させるときは、作業場所に、**密閉設備**、**局所排気装置**、**プッシュプル型換気装置**を設けなければならない

※4 作業場内の空気を全体的に換気する装置だよ。

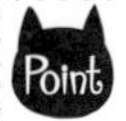

タンク等の内部において、労働者を「吹付け」による第3種有機溶剤等に係る有機溶剤業務に従事させる場合、その設備として、全体換気装置を設置することは有機則違反です。※5

※5 第3種の設備に関する判断ポイントは、「タンク等の内部」と「吹付け」による業務かどうかだよ。

3 換気装置の性能等

1. 排気口

① 局所排気装置、プッシュプル型換気装置、全体換気装置又は排気管等の排気口は、直接外気に向かって開放しなければなりません。

② **空気清浄装置を設けていない屋内作業場**に設けた**局所排気装置**、プッシュプル型換気装置又は排気管等で、厚生労働大臣が定める濃度以上の有機溶剤を排出するものは、**排気口の高さ**を、**屋根から 1.5m 以上**としなければなりません。

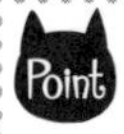

②の数字要件が重要です。具体例で問われることもあります。※6

※6 たとえば、排気口の高さを屋根から2mとしている場合は、違反ではないよ。

2. 局所排気装置の性能

局所排気装置は、フードの型式に応じた制御風速※7を出し得る能力を有するものでなければなりません。

※7 飛散する有害物質をフード内に吸引するために必要な最小風速だよ。1m/Sは、1秒間に1メートルの速さという意味だよ。

型　式		制御風速（m/S）
囲い式フード		**0.4**
外付け式フード	**側方吸引型**	0.5
	下方吸引型	0.5
	上方吸引型	**1.0**

囲い式フードと外付け式フードでは制御風速が異なります。**外付け式フード**を覚えましょう。制御風速が、0.4m/Sと書かれていたら誤りです。

4 管理等 頻出

1．有機溶剤作業主任者

屋内作業場等において有機溶剤業務を行う場合には、適用除外に該当する場合と**試験又は研究の業務を行う場合を除き**、**有機溶剤作業主任者技能講習修了者**のうちから、有機溶剤作業主任者を選任し、一定の職務を行わせなければなりません（➲**1**）。

Point
- **すべての有機溶剤業務**（第1種、第2種、**第3種**）において、選任義務があります。
- 有機溶剤作業主任者は、「免許（第1種衛生管理者免許）」ではなく、「**技能講習**」を修了した者のうちから選任します。
- 試験又は研究の業務を行う場合には、選任は不要です。※8

※8 問題文に「有機溶剤等を用いる試験業務」と書かれていたら、有機溶剤作業主任者を選任する必要はないよ。

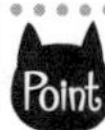

2．定期自主検査

局所排気装置、**プッシュプル型換気装置**については、1年を超える期間使用しない場合を除き、**1年以内ごとに1回**、**定期に**、所定の事項について**定期自主検査**を行わなければなりません（➲**3**）。

また、定期自主検査の結果は、**3年間保存**しなければなりません。

Point
- 実施頻度に注意しましょう。6か月以内ごとではありません。
- 局所排気装置、プッシュプル型換気装置を1年を超える期間使用しない場合は、1年以内ごとに、定期に実施する必要はありません。

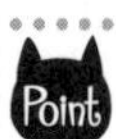

3．有機溶剤等の区分の表示

屋内作業場等において有機溶剤業務に労働者を従事させるときは、作業中の労働者が容易に知ることができるよう、有機溶剤等の区分を色分け及び色分け以外の方法により、見やすい場所に表示しなければなりません。※9

色分けの区分	
第1種有機溶剤等	赤色
第2種有機溶剤等	黄色
第3種有機溶剤等	青色

※9 色分けは、信号と同じと覚えよう。赤色は、一番危険な第1種、黄色は次に危険な第2種、青色は一番安全な第3種だよ。

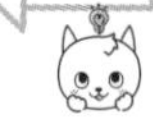

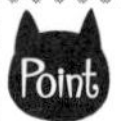

第2種有機溶剤等の色分け表示が**黄色**という点を覚えましょう。

5 作業環境測定等

第1種有機溶剤及び第2種有機溶剤に係る有機溶剤業務を行う屋内作業場においては、**6か月以内ごとに1回**、空気中の有機溶剤の濃度を定期的に測定し、所定の事項について記録し、**3年間保存**しなければなりません(➲5)。

- 第3種有機溶剤に係る有機溶剤業務を行う屋内作業場は対象ではありません。
- 作業環境測定は、「**作業環境測定士**」が行います。※10
- 測定の頻度に注意しましょう。1年以内ごとではありません。

※10 有機溶剤（第1種・第2種）を製造し、取り扱う屋内作業場は、指定作業場に該当するからだよ(➲5 2)。

6 有機溶剤等健康診断（特殊健康診断）

1. 健康診断

屋内作業場等（第3種有機溶剤等にあっては、タンク等の内部に限る。）における有機溶剤業務に常時従事する労働者については、**雇入れの際**、当該業務への**配置替えの際**及びその後**6か月以内ごとに1回**※11、定期に、医師による特別の項目についての健康診断を行わなければなりません(➲6)。

また、健康診断の結果は、**5年間保存**しなければなりません。

※11 一定の要件を満たした場合は、1年以内ごとに1回にすることができるよ(➲6 2)。

2. 緊急診断

労働者が有機溶剤により著しく汚染されたり、有機溶剤を多量に吸入したときは、速やかに、当該労働者に医師による診察・処置を受けさせなければなりません。

※12 屋外作業場における業務は、対象外だから、実施頻度が、1年以内ごとに1回でも違反ではないよ。

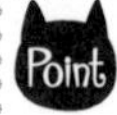

- 対象業務は、**屋内作業場**等における第1種有機溶剤等・第2種有機溶剤等に係る有機溶剤業務（すべて）と、第3種有機溶剤等に係る有機溶剤業務のうちタンク等の内部における業務（限定）になります。※12
- 実施頻度に注意しましょう。1年以内ごとではありません。

7 保護具（頻出）

1．送気マスクの使用

次の業務に労働者を従事させるときは、**送気マスク**（➲第4章7）を使用させなければなりません。

①**有機溶剤等を入れたことのあるタンクで有機溶剤の蒸気が発散するおそれのあるものの内部における業務**
②有機溶剤業務に要する時間が短時間であり、かつ、密閉設備、局所排気装置、プッシュプル型換気装置及び全体換気装置を設けないで行うタンク等の内部における業務

2．送気マスク又は有機ガス用防毒マスクの使用

次の業務に労働者を従事させるときは、送気マスク又は有機ガス用防毒マスクを使用させなければなりません。

①全体換気装置を設けて第3種有機溶剤等に係る有機溶剤業務を行うタンク等の内部における業務（吹付けによる有機溶剤業務等を除く。）
②密閉設備、局所排気装置及びプッシュプル型換気装置を設けないで臨時に有機溶剤業務を行うタンク等の内部における業務
③密閉設備及び局所排気装置を設けないで短時間吹付けによる有機溶剤業務を行う屋内作業場等のうちタンク等の内部以外の場所における業務　など

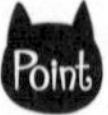

密閉設備、局所排気装置、プッシュプル型換気装置を設置し、稼働させているときは、送気マスクや有機ガス用防毒マスクを使用していなくても違反ではありません。

3．保護具の数等

保護具は、同時に就業する労働者の人数と同数以上を備え、常時有効かつ清潔に保持しなければなりません。

8 空容器の処理

有機溶剤等を入れてあった空容器で有機溶剤の蒸気が発散するおそれのあるものについては、**容器を密閉する**か、又は**容器を屋外の一定の場所に集積しておかなければなりません**。

試験問題を解いてみよう！

問題1 2021年10月（問7） チェック欄 □□□

屋内作業場において、第二種有機溶剤等を使用して常時洗浄作業を行う場合の措置として、有機溶剤中毒予防規則上、正しいものは次のうちどれか。

ただし、同規則に定める適用除外及び設備の特例はないものとする。

① 作業場所に設ける局所排気装置について、外付け式フードの場合は最大で0.4 m/sの制御風速を出し得る能力を有するものにする。

② 作業中の労働者が有機溶剤等の区分を容易に知ることができるよう、容器に青色の表示をする。

③ 有機溶剤作業主任者に、有機溶剤業務を行う屋内作業場について、作業環境測定を実施させる。

④ 作業場所に設けたプッシュプル型換気装置について、1年を超える期間使用しない場合を除き、1年以内ごとに1回、定期に、自主検査を行う。

⑤ 作業に常時従事する労働者に対し、1年以内ごとに1回、定期に、有機溶剤等健康診断を行う。

解答・解説

①：誤り
外付け式フードの場合は、側方吸引型・下方吸引型で「0.5 m/s」、上方吸引型で「1.0 m/s」となります。

②：誤り
第2種は「青色」ではなく「黄色」の表示です。

③：誤り
作業環境測定は、「有機溶剤作業主任者」ではなく「作業環境測定士」が行います。

④：正しい

⑤：誤り
「1年以内」ではなく「6か月以内ごとに1回、定期に」行います。

解答1	④

10 特定化学物質障害予防規則

重要度 C

作業環境測定、特定化学物質健康診断では、記録の保存期間が特別管理物質とそれ以外の物質で異なる点が重要です。

1 特定化学物質障害予防規則とは

特定化学物質障害予防規則（以下、「特化則」といいます。）は、化学物質による労働者の健康障害を予防する目的で定められたものです。特化則で管理すべき物質を**特定化学物質**※1といいます。

※1 労働者に健康障害を生じさせる又はその可能性が高い物質として安衛令に定められた化学物質だよ。

特定化学物質			
	第1類物質	がん等の慢性障害を引き起こす物質のうち、特に有害性が高く、製造工程で厳重な管理（製造許可）を必要とするもの	**製造許可物質（➡4）**
	第2類物質	がん等の慢性障害を引き起こす物質のうち、第1類物質に該当しないもの	クロム酸及びその塩、オルト-フタロジニトリル　など
	第3類物質	大量漏えいにより急性中毒を引き起こす物質	塩化水素（塩酸）、硫酸　など

第1類物質は**製造許可物質**であるため、製造する際は、あらかじめ物質ごとに、かつ、製造するプラントごとに**厚生労働大臣の許可**を受けなければなりません。

また、特定化学物質のうち、人体に遅発性効果の健康障害を与える、又は治ゆが著しく困難な疾病を引き起こす化学物質を**特別管理物質**と定め、厳しく規制しています。※2

※2 特別管理物質は、使用することで、がんになることが明らかで、人体に症状が出るのが遅かったり、完治させることが難しい健康障害を起こす化学物質なんだ。

2 第1類物質の取扱いに係る設備

第1類物質を容器に入れ、容器から取り出し、又は反応槽等へ投入する作業を行うときは、**密閉設備**、**囲い式フード**の**局所排気装置**又は**プッシュプル型換気装置**を設けなければなりません。

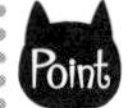

局所排気装置は、「外付け式」ではなく「囲い式」フードでなければなりません。※3

3 用後処理

特化則には、特定化学物質の**用後処理**※4として、除じん、排ガス処理、**排液処理**、残さい物処理及びぼろ等の処理について、次の規定があります。

1. 除じん※5

第2類物質の粉じんを含有する気体を排出する製造設備の排気筒や、第1類物質又は第2類物質の粉じんを含有する気体を排出する局所排気装置、プッシュプル型換気装置には、**粉じん**(➲第4章3)**の粒径**※6**に応じて有効な除じん方式**による除じん装置を設けなければなりません。

○…有効　×…無効

除じん方式	粉じんの粒径（μm）※7		
	5未満	5以上～20未満	20以上
ろ過除じん方式 ➡フィルターで濾して取る方式	○	○	○
電気除じん方式 ➡電気的吸引により粉じんを捕集する方式	○	○	○
スクラバによる除じん方式 ➡水などの液体を噴射し、粉じんを加湿凝集させて捕集する方式	×	○	○
マルチサイクロンによる除じん方式 ➡粉じんを含んでいる空気を円筒内で渦巻状に回転させ、遠心力により粉じんと空気を分離させる方式	×	×	○

- **有効な除じん方式は、粉じんの粒径によって異なります。**スクラバ又はサイクロンのいずれかの方式に限られません。
- ヒューム（➲第4章1）に有効な除じん方式は、**ろ過又は電気除じん方式**です。

※3 有害性が高い物質だから、排気効果が高い囲い式フードにするんだよ。

※4 使った後の処理のことだよ。特定化学物質は有害物質だから使用後の処理方法も規制するんだ。

※5 空気中の細かなちりやほこり等を取り除くことだよ。

※6 粉じんの粒の大きさだよ。

※7 μm（マイクロメートル）は、第1章1❸を参照しよう。

2．排液処理

次の特定化学物質を含む排液は、その種類に応じて有効な方式の排液処理装置を設け、有効に稼働しなければなりません。

物　質	処理方法
アルキル水銀化合物	**酸化・還元方式**※8
塩酸	**中和方式**※9
硫酸	**中和方式**
シアン化カリウム	酸化・還元方式、**活性汚泥方式**※10
シアン化ナトリウム	**酸化・還元方式**、活性汚泥方式
ペンタクロルフェノール及びそのナトリウム塩	**凝集沈でん方式**※11

※8 酸化剤や還元剤を投入することでいろいろな物質を分離させる方式だよ。

※9 中和剤を使って、物質を分離させる方式だよ。

※10 微生物を大量に含む泥を汚水に混ぜ、空気を吹き込むことで、微生物が水中の汚れを分解していく方式だよ。

※11 凝集剤を加えて、浮遊物や溶解物を集め、沈でんさせて除去する方式だよ。

Point 穴抜き問題で問われます。シアン化ナトリウムに有効な処理方式をしっかり覚えましょう。

4 立入禁止措置

次の作業場には、関係者以外の者が立ち入ることを禁止し、かつ、その旨を見やすい箇所に表示しなければなりません。

①**第1類物質**又は第2類物質のうち一部を除いたもの**を製造し、又は取り扱う作業場**
②特定化学設備を設置する作業場又は特定化学設備を設置する作業場以外の作業場で第3類物質等を一定以上取り扱うもの

5 管理等

1．作業環境測定

第１類物質及び第２類物質を製造し、又は取り扱う屋内作業場については、**６か月以内ごとに１回**、定期に、作業環境測定を行い、次の期間、その記録を保存しなければなりません。

原　則	**3年間**
特別管理物質を製造する作業場	30年間

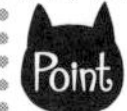

作業環境測定結果等を保存すべき期間が、**原則は3年間**ですが、**特別管理物質は30年間**となる点に注意しましょう。※12

※12 特別管理物質による健康障害は、症状が出るのが遅いため、記録を長く保存する必要があるんだ。

2．休憩室

第1類物質又は第2類物質のうち一部を除いたものを常時、製造し、又は取り扱う作業に労働者を従事させるときは、作業を行う作業場以外の場所に休憩室を設けなければなりません。

3．喫煙等の禁止

第1類物質又は第2類物質のうち一部を除いたものを製造し、又は取り扱う作業場で労働者が喫煙し、又は飲食することを禁止し、かつ、その旨を当該作業場の見やすい箇所に表示しなければなりません。

4．作業の記録

特別管理物質を製造し、又は取り扱う作業場において常時作業に従事する労働者について、1か月を超えない期間ごとに次の事項を記録し、30年間保存しなければなりません。

①労働者の氏名
②従事した作業の概要及び作業に従事した期間
③特別管理物質により著しく汚染される事態が生じたときは、その概要及び事業者が講じた応急の措置の概要

6 特定化学物質健康診断（特殊健康診断）

第1類物質又は第2類物質のうち一部を除いたものの製造又は取扱いの作業、及び製造等禁止物質を試験研究のため製造又は使用する業務に常時従事する労働者に対し、**雇入れの際**、その業務への**配置替えの際**、及び**6か月**（一部の検査は1年）**以内ごとに1回**※13、定期に、医師による特別の項目についての健康診断を行わなければなりません。また、健康診断の結果を健康診断個人票に記録し、右の期

原　則	5年間
特別管理物質に係る健康診断の結果	30年間

※13 特別管理物質に係る業務を除き、一定の要件を満たした場合は、1年以内ごとに1回にすることができるよ（➲6❷）。

間、保存しなければなりません(➲6)。

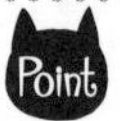

健康診断結果の保存期間が、**原則は5年間**ですが、**特別管理物質に係るものは30年間**となる点に注意しましょう。

7 報告

特別管理物質を製造し、又は取り扱う事業者は、**事業を廃止**しようとするときは、**特別管理物質等関係記録等報告書**に次の記録等を添えて所轄労働基準監督署長に提出しなければなりません。

①**作業環境測定の記録**又はその写し
②**作業の記録**又はその写し
③**特定化学物質健康診断個人票**又はその写し

試験問題を解いてみよう！

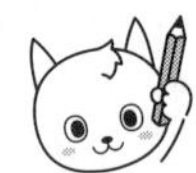

問題1 2018年10月（問5）　チェック欄 □□□

次の文中の［　　］内に入れるA及びBの語句の組合せとして、正しいものは①～⑤のうちどれか。

「特定化学物質障害予防規則には、特定化学物質の用後処理として、除じん、排ガス処理、［ A ］、残さい物処理及びぼろ等の処理の規定がある。その中の［ A ］については、シアン化ナトリウムの場合には、［ B ］方式若しくは活性汚泥方式による［ A ］装置又はこれらと同等以上の性能を有する［ A ］装置を設けなければならないと規定されている。」

	A	B
①	浄化処理	中和
②	浄化処理	吸収
③	浄化処理	凝集沈殿
④	排液処理	吸着
⑤	排液処理	酸化・還元

解答・解説

A：排液処理
B：酸化・還元

解答1	⑤

11 酸素欠乏症等防止規則

重要度 A

酸素欠乏危険場所のうち、第２種酸素欠乏危険場所が問われます。その他、作業環境測定や、換気・保護具の使用等を押さえておきましょう。

1 酸素欠乏症等防止規則とは

酸欠則は、酸素欠乏症や硫化水素中毒を防止する目的で定められたものです。まずは、定義を確認しましょう。

酸素欠乏	**空気中の酸素の濃度が18%未満である状態**※1
酸素欠乏等	酸素欠乏状態又は空気中の硫化水素(➲第4章3④)の濃度が100万分の10（10ppm）を超える状態
酸素欠乏症	酸素欠乏の空気を吸入することにより生ずる症状が認められる状態
硫化水素中毒	**硫化水素の濃度が100万分の10（10ppm）を超える空気を吸入することにより生ずる症状が認められる状態**
酸素欠乏症等	酸素欠乏症又は硫化水素中毒のこと

※1 通常の酸素濃度は、約21%だよ。人の身体に悪影響がない酸素濃度の限界が18%なんだ。酸素濃度が16%以下になると、頭痛、吐き気などの自覚症状が生じて、最悪、死に至ることもあるので、酸素欠乏は危険なんだ。

2 酸素欠乏危険作業

酸素欠乏危険場所における作業を**酸素欠乏危険作業**といいます。

酸素欠乏危険作業

- **第1種酸素欠乏危険作業** … 酸素欠乏危険作業のうち第2種酸素欠乏危険作業以外の作業
- **第2種酸素欠乏危険作業** … 酸素欠乏危険作業のうち**硫化水素中毒**にかかるおそれのある場所として厚生労働大臣が定める場所における作業

おもな酸素欠乏危険場所は次のとおりです。この場所における作業が酸素欠乏危険作業に該当します。

■おもな酸素欠乏危険場所

第1種 酸素欠乏危険場所	腐泥層に接する井戸の内部
	相当期間密閉されていた鋼製のタンクの内部
	第一鉄塩類を含有している地層に接するたて坑の内部
	魚油その他空気中の酸素を吸収する物質を入れてあるタンクの内部
	果菜の熟成のために使用している倉庫の内部
	酒類を入れたことのある醸造槽の内部
	ドライアイスを使用して冷蔵を行っている保冷貨物自動車の内部
	ヘリウム、アルゴン等の不活性の気体を入れたことのあるタンクの内部
第2種 酸素欠乏危険場所	**海水が滞留している又は海水が滞留したことのあるピット※2や暗きょ※3の内部**
	汚水その他腐敗しやすい物質を入れたことがある槽、ピット、暗きょの内部

※2 穴や溝のことだよ。

※3 地下に埋没したり、蓋をして外から見えなくなっている水路のことだよ。

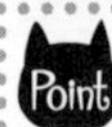

第２種酸素欠乏危険作業が問われます。上表の第２種酸素欠乏危険場所の具体例を覚えましょう。※4

※4 キーワードは「海水」と「汚水」だよ。このキーワードがつく場所は、第２種酸素欠乏危険場所なんだ。

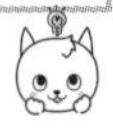

3 作業環境測定 頻出

酸素欠乏危険作業を行う作業場については、**その日の作業を開始する前に**、作業場における次の濃度を測定し、その記録を３年間保存しなければなりません(➲**5**)。

第1種酸素欠乏危険作業	空気中の酸素濃度
第2種酸素欠乏危険作業	空気中の酸素濃度**及び**硫化水素濃度

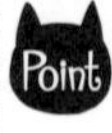

- 測定の時期がポイントです。「作業開始後」ではありません。※5
- **第１種**酸素欠乏危険作業では空気中の「**酸素濃度**」、**第２種**酸素欠乏危険作業では、空気中の「**酸素濃度及び硫化水素濃度**」の測定が必要です。「二酸化炭素の濃度」や「亜硫酸ガスの濃度」は測定の対象ではないので注意しましょう。

※5 これから作業する場所の酸素濃度や硫化水素濃度を測定して危険度を把握するため、測定は作業前じゃなきゃダメなんだ。

4 換気・保護具の使用等 

1. 換気

酸素欠乏危険作業に労働者を従事させる場合は、**第1種酸素欠乏危険作業**にあっては**空気中の酸素濃度を18%以上**に、**第2種酸素欠乏危険作業**にあっては**空気中の酸素濃度を18%以上**、**かつ、硫化水素濃度**を**100万分の10（10ppm）以下**に保つように換気する必要があります。この場合、**純酸素を使用してはなりません。**

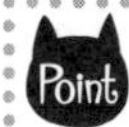
純酸素を使用してはならない点がひっかけられます。※6

2. 保護具の使用等

爆発、酸化等を防止するため換気することができない場合又は作業の性質上換気することが著しく困難な場合は、同時に就業する労働者の人数と同数以上の**空気呼吸器**、**酸素呼吸器**又は**送気マスク**（➲第4章7）を備え、労働者にこれを使用させなければなりません。※7

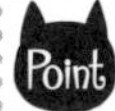
防毒マスクは、酸素濃度が18%未満の場所では使用することができないため、使用対象ではありません。

5 酸素欠乏危険作業主任者

酸素欠乏危険作業（➲2）については、次の者のうちから酸素欠乏危険作業主任者を選任しなければなりません。

第1種酸素欠乏危険作業	• 酸素欠乏危険作業主任者技能講習 • 酸素欠乏・硫化水素危険作業主任者技能講習を修了した者
第2種酸素欠乏危険作業	• **酸素欠乏・硫化水素危険作業主任者技能講習を修了した者**※8

※6 純酸素は、可燃性が高くて、換気の際に、爆発事故を起こしかねないので、使用しちゃいけないんだ。

※7 これらの保護具は、外気を吸わず、ボンベ等の給気源の酸素で呼吸することができるから換気ができない場所で使用できるんだよ。

※8 第2種酸素欠乏危険作業は、硫化水素中毒にかかるおそれのある場所での作業だから、酸素欠乏危険作業主任者技能講習のみ修了した者は、第2種の作業主任者にはなれないんだよ。

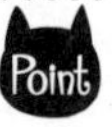

酸素欠乏危険作業が具体的に出題され、何の技能講習を修了した者から作業主任者を選任する必要があるのかを問われます。判断できるようにしましょう。※9

※9 たとえば、海水が滞留しているピットの内部における作業は、第２種酸素欠乏危険作業にあたるので、酸素欠乏・硫化水素危険作業主任者技能講習を修了した者のうちから作業主任者を選任する必要があるんだよ。

6 特別教育

酸素欠乏危険作業に係る業務に労働者を就かせるときは、労働者に対し、次の科目について特別教育を行う必要があります。

①酸素欠乏（第2種酸素欠乏危険作業の場合は、酸素欠乏等）の発生の原因
②酸素欠乏症（第2種酸素欠乏危険作業の場合は、酸素欠乏症等）の症状
③空気呼吸器等の使用の方法
④事故の場合の退避及び救急蘇生の方法
⑤その他酸素欠乏症（第2種酸素欠乏危険作業の場合は、酸素欠乏症等）の防止に関し必要な事項

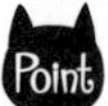

- 防毒マスクの使用方法は、特別教育の科目ではありません。
- 酸素欠乏危険作業が具体的に出題され、第１種と第２種のどちらの酸素欠乏危険作業に係る特別教育が必要かを問われます。判断できるようにしましょう。※10

※10 たとえば、汚水を入れたことがあるピットの内部における作業は、第２種酸素欠乏危険作業にあたるので、第２種酸素欠乏危険作業に係る特別教育を行う必要があるんだよ。

7 その他の防止措置

防止措置として次の規定があります。

人員の点検	酸素欠乏危険作業に労働者を従事させるときは、労働者を当該作業を行う場所に入場させ、及び退場させる時に、人員を点検しなければならない
監視人等	酸素欠乏危険作業に労働者を従事させるときは、常時作業の状況を監視し、異常があったときに直ちに酸素欠乏危険作業主任者及びその他の関係者に通報する者を置く等異常を早期に把握するために必要な措置を講じなければならない
設備の改造等の作業	し尿、汚水等を入れてあり、又は入れたことのあるポンプ等の設備の改造、修理、清掃等を行う場合において、これらの設備を分解する作業に労働者を従事させるときは、硫化水素中毒の防止について必要な知識を有する者のうちから指揮者を選任し、作業を指揮させなければならない

試験問題を解いてみよう！

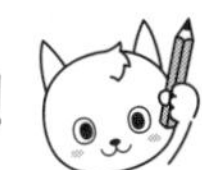

問題1 2022年10月（問8）　チェック欄 □□□

酸素欠乏症等防止規則等に基づく措置に関する次の記述のうち、誤っているものはどれか。

① 汚水を入れたことのあるポンプを修理する場合で、これを分解する作業に労働者を従事させるときは、硫化水素中毒の防止について必要な知識を有する者のうちから指揮者を選任し、作業を指揮させなければならない。

② 酒類を入れたことのある醸造槽の内部における清掃作業の業務に労働者を就かせるときは、酸素欠乏危険作業に係る特別の教育を行わなければならない。

③ 酸素欠乏危険作業を行う場所において、爆発、酸化等を防止するため換気を行うことができない場合には、送気マスク又は防毒マスクを備え、労働者に使用させなければならない。

④ 酸素欠乏危険作業に労働者を従事させるときは、常時作業の状況を監視し、異常があったときに直ちに酸素欠乏危険作業主任者及びその他の関係者に通報する者を置く等異常を早期に把握するために必要な措置を講じなければならない。

⑤ 第一鉄塩類を含有している地層に接する地下室の内部における作業に労働者を従事させるときは、酸素欠乏の空気が漏出するおそれのある箇所を閉そくし、酸素欠乏の空気を直接外部へ放出することができる設備を設ける等酸素欠乏の空気の流入を防止するための措置を講じなければならない。

解答・解説

①：正しい
②：正しい
③：誤り
「送気マスク又は防毒マスク」という点が誤りです。防毒マスクは使用できません。
④：正しい
⑤：正しい

解答1	③

12 電離放射線障害防止規則

重要度 B

専門的な知識が必要な規則ですが、出題される項目が限定されています。よく出る問題は必ず解けるようにしましょう。

1 電離放射線障害防止規則とは

電離放射線障害防止規則は、電離放射線(➲第4章4 3)による健康障害を防止するための安全基準を定めたものです。

2 管理区域の明示

放射線業務を行うときは、次の**管理区域**※1を標識によって明示し、必要のある者以外の者を立ち入らせてはなりません。

①外部放射線による実効線量と空気中の放射性物質による実効線量との合計が**3か月間**につき**1.3 mSv**※2を超えるおそれのある区域
②放射性物質の表面密度が法令に定める表面汚染に関する限度の**10分の1**を超えるおそれのある区域

「外部放射線による実効線量」とは、作業場所の空間に存在する放射線の量を実効線量※3で評価したものをいい、「空気中の放射性物質による実効線量」とは、作業場所の空間に存在する放射線物質の量を体内に取り入れた場合に人体が受ける実効線量を評価したものをいいます。これらの合計が**3か月間**につき**1.3mSv**を超える区域が、①の管理区域です。

なお、①の外部放射線による実効線量の算定は、**1cm線量当量**※4によって行います。※5

3 放射線業務従事者の被ばく限度

放射線業務従事者が受ける線量には、限度が定められています。おもな被ばく限度は次のとおりです。※5

※1 放射線被ばくのおそれのある区域を、一般区域から物理的に隔離した区域のことだよ。

※2 mSv（ミリシーベルト）は、放射線の単位で、人体にどれだけ影響する放射線量なのかを示したもので、1Svの1000分の1にあたるんだ。

※3 放射線の種類等や、身体の組織や臓器によって、放射線を受けたときの人体への影響は異なるんだ。これらを考慮して算出する放射線量のことを実効線量というんだよ。

※4 **外部被ばく**による、**実効線量**を**評価**するために用いられる**単位**のことだよ。

①男性又は妊娠する可能性がないと診断された女性が受ける実効線量の限度は、緊急作業に従事する場合を除き、**5年間につき100 mSvを超えず、かつ、1年間につき50 mSv**
②女性（妊娠する可能性がないと診断されたもの等を除く。）の受ける実効線量の限度は、3か月間につき5mSv
③眼の水晶体に受ける等価線量の限度は、5年間につき100mSvを超えず、かつ、1年間につき50mSv
④皮膚に受ける等価線量の限度は、1年間につき500mSv
⑤妊娠と診断された女性の妊娠中※6に受ける線量の限度は、内部被ばくによる実効線量は1mSv、腹部表面に受ける等価線量は2mSv

※5 本試験では穴抜き式で出題されるよ。赤字の数字要件をしっかり覚えよう！

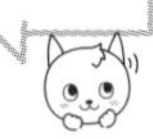

※6 妊娠と診断されたときから出産までの間をいうよ。

試験問題を解いてみよう！

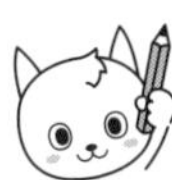

問題1 2022年4月（問8） チェック欄 □□□

電離放射線障害防止規則に基づく管理区域に関する次の文中の〔　　〕内に入れるAからCの語句又は数値の組合せとして、正しいものは①～⑤のうちどれか。

① 管理区域とは、外部放射線による実効線量と空気中の放射性物質による実効線量との合計が〔　A　〕間につき〔　B　〕を超えるおそれのある区域又は放射性物質の表面密度が法令に定める表面汚染に関する限度の10分の1を超えるおそれのある区域をいう。

② ①の外部放射線による実効線量の算定は、〔　C　〕線量当量によって行う。

	A	B	C
①	1か月	1.3mSv	70μm
②	1か月	5mSv	1cm
③	3か月	1.3mSv	70μm
④	3か月	1.3mSv	1cm
⑤	3か月	5mSv	70μm

解答・解説

A：3か月
B：1.3mSv
C：1cm

解答1	④

13 粉じん障害防止規則

重要度
A

粉じん作業のうち、特定粉じん作業が重要です。
設備等や管理関係を学習する際は、特定粉じん作業を中心に覚えていきましょう！

1 粉じん障害防止規則とは

粉じん障害防止規則（以下、「粉じん則」といいます。）は、じん肺（➲第4章3）の原因となる粉じんの発生を抑制し、労働者が粉じんにばく露されることを防止するための基準を定めています。※1

※1 じん肺は、長期間粉じんを吸入することによって生じる職業性疾病だけど、この病変を回復させる有効な手法は確立されていないんだ。だから、労働者が粉じんにばく露されることを防止するためにこの規則があるんだよ。

2 粉じん作業と特定粉じん作業 

粉じん作業は粉じん則で定められており、おもな作業は次のとおりです。このうち、**粉じん発生源**※2**が、特定粉じん発生源であるもの**を**特定粉じん作業**といいます。

※2 粉じんが発生する場所のことをいうよ。

粉じん作業	**屋内のガラスを製造する工程において、原料を溶解炉に投げ入れる作業**
	耐火物を用いた炉を解体する作業
	屋内において研磨剤を用いて手持式動力工具により金属等を研磨等する箇所における作業
	タンクの内部において金属をアーク溶接する作業
特定粉じん作業	**屋内において**セメント、フライアッシュ※3、粉状の炭素製品、アルミニウム等を袋詰めする箇所**における作業** 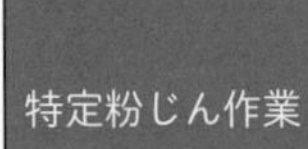
	屋内において研磨剤を用いて動力（手持式動力工具又は可搬式動力工具によるものを除く。）により、金属等を研磨等する箇所における作業
	屋内において、固定の溶射機により金属を溶射する個所における作業

※3 石炭を燃やす際に生じる灰の一種だよ。

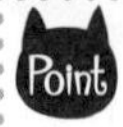

- 特定粉じん作業を覚えましょう。※4
- 研磨剤を用いて動力により金属等を研磨等する箇所における作業は、手持式動力工具又は可搬式動力工具の場合は特定粉じん作業に該当しません。

※4 本試験では「特定粉じん発生源」で問われる場合と、「特定粉じん作業」で問われる場合があるよ。

3 設備等の基準 頻出

1．特定粉じん発生源に係る措置

特定粉じん発生源については、粉じんの発散を防止するため、特定粉じん発生源ごとに、次のいずれかの措置又はこれと同等以上の措置を講じなければなりません。※5

①衝撃式削岩機を湿式型とすること
②**湿潤な状態に保つための設備**を設置すること
③**密閉設備**を設置すること
④**局所排気装置**を設置すること
⑤**プッシュプル型換気装置**を設置すること

※5 3の1.と2.は比較学習しよう！

2．換気の実施等

特定粉じん作業以外の粉じん作業を行う屋内作業場については、**全体換気装置による換気の実施**又はこれと同等以上の措置を講じなければなりません。※5

3．除じん装置の設置

一定の特定粉じん発生源の局所排気装置には、粉じんの種類に応じて定められた除じん装置又はこれらと同等以上の性能を有する除じん方式による除じん装置を設置しなければなりません（➲10 3）。

粉じんの種類	除じん方式
ヒューム（➲第4章1）	•ろ過除じん方式　•電気除じん方式
ヒューム以外の粉じん	•マルチサイクロンによる除じん方式　•ろ過除じん方式 •スクラバによる除じん方式　•電気除じん方式

- 特定粉じん発生源に係る措置に全体換気装置の設置は含まれていません。
- 特定粉じん作業かそれ以外の作業かによって、必要とする措置が異なる点に注意しましょう。
- 除じん方式が、ヒュームとヒューム以外の粉じんによって定められている点が、ポイントです。※6

※6 ヒュームは固体の微粒子で粒子が小さいから、ろ過除じん方式か電気除じん方式じゃないとダメなんだ。

4 管理関係 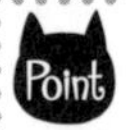

1．休憩設備

粉じん作業に労働者を従事させるときは、坑内等特殊な作業場でやむを得ない事由がある場合を除き、粉じん作業を行う作業場以外の場所に休憩設備を設けなければなりません。

2．清掃の実施

粉じん作業を行う屋内の作業場所については、毎日1回以上、清掃を行わなければなりません。

Point 特定粉じん作業に限らず、**すべての粉じん作業が対象**です。

5 作業環境測定等

常時特定粉じん作業を行う屋内作業場については、**6か月以内ごとに1回**、定期に、空気中の粉じん濃度を測定し、測定結果等を記録して、**7年間保存しなければなりません**(➲5)。

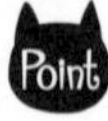

Point 測定の頻度に注意しましょう。1年以内ごとではありません。

試験問題を解いてみよう！

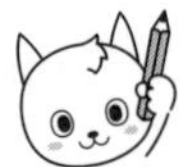

問題1 2021年4月（問9） チェック欄 □□□

粉じん作業に係る次の粉じん発生源のうち、法令上、特定粉じん発生源に該当するものはどれか。

① 屋内の、ガラスを製造する工程において、原料を溶解炉に投げ入れる箇所
② 屋内の、耐火物を用いた炉を解体する箇所
③ 屋内の、研磨材を用いて手持式動力工具により金属を研磨する箇所
④ 屋内の、粉状のアルミニウムを袋詰めする箇所
⑤ 屋内の、金属をアーク溶接する箇所

解答・解説

①②③⑤は粉じん発生源に該当しますが、特定粉じん発生源には該当しません。

解答1	④

問題2 2021年10月（問9） チェック欄 □□□

粉じん障害防止規則に基づく措置に関する次の記述のうち、誤っているものはどれか。

ただし、同規則に定める適用除外及び特例はないものとする。

① 屋内の特定粉じん発生源については、その区分に応じて密閉する設備、局所排気装置、プッシュプル型換気装置若しくは湿潤な状態に保つための設備の設置又はこれらと同等以上の措置を講じなければならない。

② 常時特定粉じん作業を行う屋内作業場については、6か月以内ごとに1回、定期に、空気中の粉じんの濃度の測定を行い、その測定結果等を記録して、これを7年間保存しなければならない。

③ 特定粉じん発生源に係る局所排気装置に、法令に基づき設ける除じん装置は、粉じんの種類がヒュームである場合には、サイクロンによる除じん方式のものでなければならない。

④ 特定粉じん作業以外の粉じん作業を行う屋内作業場については、全体換気装置による換気の実施又はこれと同等以上の措置を講じなければならない。

⑤ 粉じん作業を行う屋内の作業場所については、毎日1回以上、清掃を行わなければならない。

解答・解説

①：正しい
②：正しい
③：誤り
粉じんの種類がヒュームである場合には、「**ろ過除じん方式又は電気除じん方式**」による除じん方式のものでなければなりません。
④：正しい
⑤：正しい

解答2	③

14 石綿障害予防規則

重要度 B

実施頻度と保存期間を中心に押さえていきましょう。

1 石綿障害予防規則とは

石綿障害予防規則（以下、「石綿則」といいます。）は、石綿（アスベスト）の安全な取扱いと障害予防に関する基準を定めたものです。※1 石綿則では、石綿及び石綿をその重量の0.1％を超えて含有しているものを石綿等といいます。

※1 石綿による健康障害の予防については他の法律で規制されていたんだけど、石綿を含む建材を使った建築物の解体作業等が増加したことに伴って、石綿によるばく露防止対策を徹底するためにこの規則ができたんだよ。

2 定期自主検査

局所排気装置、プッシュプル型換気装置、除じん装置については、原則として、**1年以内ごとに1回**、定期に、一定の事項について自主検査を行い、検査の結果等を記録して**3年間保存**しなければなりません（➲3）。

3 作業の記録

石綿等の取扱い、試験研究のための製造、石綿分析用試料等の製造（以下、「石綿等の取扱い等」といいます。）に伴い石綿の粉じんを発散する場所において常時作業に従事する労働者について、1か月を超えない期間ごとに、作業の概要、作業に従事した期間等を記録し、労働者が事業場において作業に従事しないこととなった日から**40年間保存**しなければなりません。※2

※2 作業の記録も、作業環境測定も、石綿健康診断個人票も記録の保存義務は40年間だよ。

4 作業環境測定等

石綿等を取り扱う屋内作業場については、**6か月以内ごとに1回**、定期に、空気中の石綿の濃度を測定するとともに、測定結果等を記録して**40年間保存**しなければなりません（➲5）。※2

5 石綿健康診断（特殊健康診断）

石綿等の取扱い等に伴い石綿の粉じんを発散する場所における業務に常時従事する労働者に対して、雇入れ時又はその業務への配置替え時、その後**6か月以内ごとに1回**、定期に、特別の項目について医師による健康診断を行わなければなりません。

また、その結果に基づき、石綿健康診断個人票を作成し、労働者がその業務に従事しないこととなった日から**40年間保存**しなければなりません(➲6参照)。※2

6 その他の規定

休憩室	石綿等を常時取り扱い、若しくは試験研究のため製造する作業又は石綿分析用試料等を製造する作業に労働者を従事させるときは、作業を行う作業場以外の場所に休憩室を設けなければならない
清掃の実施	**石綿等を常時取り扱い**、若しくは試験研究のため製造する作業場又は石綿分析用試料等を製造する作業場及び休憩室の床等については、水洗する等粉じんの飛散しない方法によって、**毎日1回以上**、掃除を行わなければならない※3
喫煙等の禁止	石綿等を取り扱い、若しくは**試験研究のため製造する作業場**又は石綿分析用試料等を製造する作業場で労働者が喫煙し、又は飲食することを禁止し、かつ、その旨を当該作業場の見やすい箇所に表示しなければならない

※3 清掃は、毎日実施するよ。1週間に1回じゃないからね。

7 報告

石綿等を取り扱い、若しくは試験研究のため製造する事業者又は石綿分析用試料等を製造する事業者は、**事業を廃止**しようとするときは、**石綿関係記録等報告書**に次の書類を添えて、所轄労働基準監督署長に提出しなければなりません。※4

①作業の記録
②作業環境測定の記録
③石綿健康診断個人票又はその写し

※4 添付種類に注意だよ。定期自主検査の記録を添付する必要はないからね。

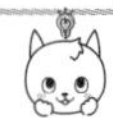

試験問題を解いてみよう！

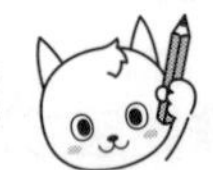

問題1 2022年4月（問5） チェック欄 □ □ □

石綿障害予防規則に基づく措置に関する次の記述のうち、誤っているものはどれか。

① 石綿等を取り扱う屋内作業場については、6か月以内ごとに1回、定期に、作業環境測定を行うとともに、測定結果等を記録し、これを40年間保存しなければならない。

② 石綿等の粉じんが発散する屋内作業場に設けた局所排気装置については、原則として、1年以内ごとに1回、定期に、自主検査を行うとともに、検査の結果等を記録し、これを3年間保存しなければならない。

③ 石綿等の取扱いに伴い石綿の粉じんを発散する場所における業務に常時従事する労働者に対し、雇入れ又は当該業務への配置替えの際及びその後6か月以内ごとに1回、定期に、特別の項目について医師による健康診断を行い、その結果に基づき、石綿健康診断個人票を作成し、これを当該労働者が当該事業場において常時当該業務に従事しないこととなった日から40年間保存しなければならない。

④ 石綿等の取扱いに伴い石綿の粉じんを発散する場所において、常時石綿等を取り扱う作業に従事する労働者については、1か月を超えない期間ごとに、作業の概要、従事した期間等を記録し、これを当該労働者が当該事業場において常時当該作業に従事しないこととなった日から40年間保存するものとする。

⑤ 石綿等を取り扱う事業者が事業を廃止しようとするときは、石綿関係記録等報告書に、石綿等に係る作業の記録及び局所排気装置、除じん装置等の定期自主検査の記録を添えて所轄労働基準監督署長に提出しなければならない。

解答・解説

①：正しい
②：正しい
③：正しい
④：正しい
⑤：誤り
添付書類は、**「定期自主検査の記録」**ではなく、**「作業環境測定の記録」**、**「石綿健康診断個人票」**等です。

解答1	⑤

15 じん肺法

重要度 B

本試験で出題される項目を押さえていきましょう。

1 じん肺健康診断

1. 健康診断の検査項目

じん肺健康診断は、じん肺法※1の規定により実施されます。対象者は、**常時粉じん作業に従事する労働者等**です※2。

じん肺健康診断には、就業時健康診断、定期健康診断、定期外健康診断、離職時健康診断があり、次の方法により行います。

①粉じん作業についての職歴の調査
②直接撮影による胸部全域のエックス線写真検査
③胸部臨床検査
④肺機能検査
③結核精密検査その他合併症に関する検査

※1 じん肺法は、じん肺(➲第4章3 1)に関して適正な予防や健康管理等をすることにより、労働者の健康保持や福祉の増進に寄与する目的でつくられた法律だよ。

※2 過去に常時粉じん作業に従事し、現在は粉じん作業以外の作業に従事する労働者も対象だよ。

2. じん肺健康診断の実施頻度

本試験では、定期健康診断が出題されますので、定期健康診断について確認しましょう。

定期健康診断の実施頻度は、じん肺管理区分に基づき、次のように定められています。

対象者	じん肺管理区分	実施頻度
常時粉じん作業に従事する労働者	管理1	**3年以内ごとに1回**
	管理2・3	**1年以内ごとに1回**
過去に常時粉じん作業に従事し、現在は粉じん作業以外の作業に従事する労働者	管理2	3年以内ごとに1回
	管理3	1年以内ごとに1回

Point 常時粉じん作業に従事する労働者の実施頻度を覚えましょう。

2 じん肺管理区分

じん肺管理区分とは、じん肺健康診断の結果に基づき、じん肺を区分したものです。都道府県労働局長は、事業者等からじん肺健康診断の結果を証明する書面等が提出された労働者等について、地方じん肺診査医※3の診断や審査によりじん肺管理区分を決定します。

※3 じん肺に関し、相当の学識経験がある医師の中から厚生労働大臣が任命し、都道府県労働局に置かれているよ。じん肺の診断・審査やこれらに関する事務等を行うんだ。

じん肺管理区分		じん肺健康診断の結果
管理1		**じん肺の所見がないと認められるもの**
管理2		**エックス線写真の像が第1型でじん肺による著しい肺機能の障害がないと認められるもの**
管理3	イ	エックス線写真の像が第2型でじん肺による著しい肺機能の障害がないと認められるもの
	ロ	エックス線写真の像が第3・4型（大陰影の大きさが一側の肺野の1/3以下のものに限る。）でじん肺による著しい肺機能の障害がないと認められるもの
管理4		①エックス線写真の像が第4型（大陰影の大きさが一側の肺野の1/3を超えるものに限る。）と認められるもの ②エックス線写真の像が第1型・第2型・第3型・第4型（大陰影の大きさが一側の肺野の1/3以下のものに限る。）で、じん肺による著しい肺機能の障害があると認められるもの

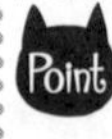

• じん肺管理区分の管理1と管理2を覚えましょう。

3 記録の保存

事業者は、じん肺健康診断に関する記録及びエックス線写真を**7年間**保存しなければなりません。

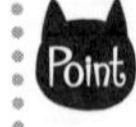

• 保存期間は、5年間ではなく7年間です。※4

※4 健康診断記録の保存期間とは異なるよ。

4 健康管理のための措置

じん肺管理区分が管理4と決定された者や、じん肺管理区分が管理2・3と決定され合併症にかかっていると認められる者は、**療養を要するもの**とされます。

試験問題を解いてみよう！

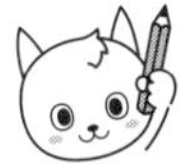

問題1 2019年4月（問6）　チェック欄 □□□

じん肺法に関する次の記述のうち、法令上、誤っているものはどれか。

① 都道府県労働局長は、事業者等からじん肺健康診断の結果を証明する書面等が提出された労働者について、地方じん肺診査医の診断又は審査によりじん肺管理区分を決定する。

② 事業者は、常時粉じん作業に従事する労働者で、じん肺管理区分が管理一であるものについては、3年以内ごとに1回、定期的に、じん肺健康診断を行わなければならない。

③ 事業者は、常時粉じん作業に従事する労働者で、じん肺管理区分が管理二又は管理三であるものについては、1年以内ごとに1回、定期的に、じん肺健康診断を行わなければならない。

④ じん肺管理区分が管理四と決定された者は、療養を要する。

⑤ 事業者は、じん肺健康診断に関する記録及びエックス線写真を5年間保存しなければならない。

解答・解説

①：正しい
②：正しい
③：正しい
④：正しい
⑤：誤り
記録の保存期間は**7年間**です。**5年間**ではありません。

解答1	⑤

索引

さ行

た行

な行

は行

ま行

や行

ら行

［著者紹介］
堀内　れい子（ほりうち　れいこ）
社会保険労務士法人　つむぐ　代表特定社員。
21年間の講師経験を活かし、受験指導の他に、労働セミナーや、企業研修、キャリア研修など幅広く担当。難解な法律をわかりやすく説明することに定評がある。
自身の受験の失敗から、受験勉強は戦略を立てることが必要だと考え、「合格するための勉強法」について研究を重ねている。趣味は、勉強法について書かれた本を読むこと。人と人との繋がりを大切に、「人を輝かせること」をモットーにしている。
https://sr-tsumugu.jp/

【資格】
- 第一種衛生管理者
- 特定社会保険労務士
- キャリアコンサルタント
- 特定非営利活動法人日本キャリア開発協会　キャリアカウンセラー（CDA）
- 銀行業務検定　年金アドバイザー２級

装丁デザイン：渡邉雄哉（LIKE A DESIGN）
本文イラスト：anzubou、エイブルデザイン

2024年度版（ねんどばん）　スッキリわかる　第１種衛生管理者（だいいっしゅえいせいかんりしゃ）
テキスト＆問題集（もんだいしゅう）

（2021年度版　2021年３月20日　初版　第１刷発行）
2024年３月13日　初　版　第１刷発行
2024年10月20日　　　　　第３刷発行

著　者　堀　内　れ　い　子
発行者　多　田　敏　男
発行所　TAC株式会社　出版事業部
（TAC出版）

〒101-8383
東京都千代田区神田三崎町3-2-18
電話 03(5276)9492(営業)
FAX 03(5276)9674
https://shuppan.tac-school.co.jp

組　版　有限会社　マーリンクレイン
印　刷　株式会社　ワ　コ　ー
製　本　東京美術紙工協業組合

ISBN 978-4-300-10995-3
N.D.C. 498

(2024年2月現在)

書籍のご購入は

1 全国の書店、大学生協、ネット書店で

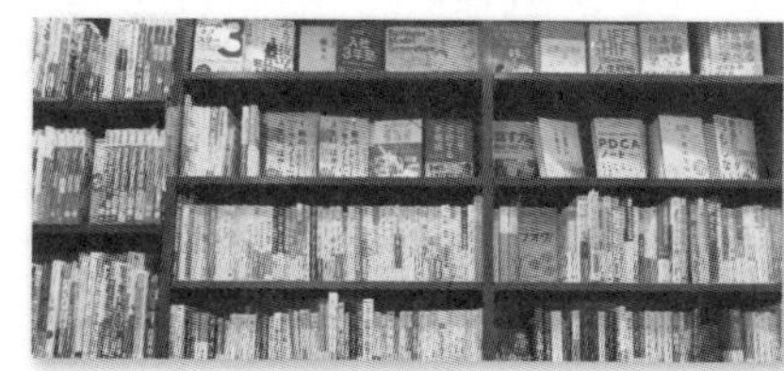

2 TAC各校の書籍コーナーで

資格の学校TACの校舎は全国に展開!
校舎のご確認はホームページにて

資格の学校TAC ホームページ
https://www.tac-school.co.jp

3 TAC出版書籍販売サイトで

CYBER BOOK STORE TAC出版書籍販売サイト

TAC 出版 で 検索

24時間ご注文受付中

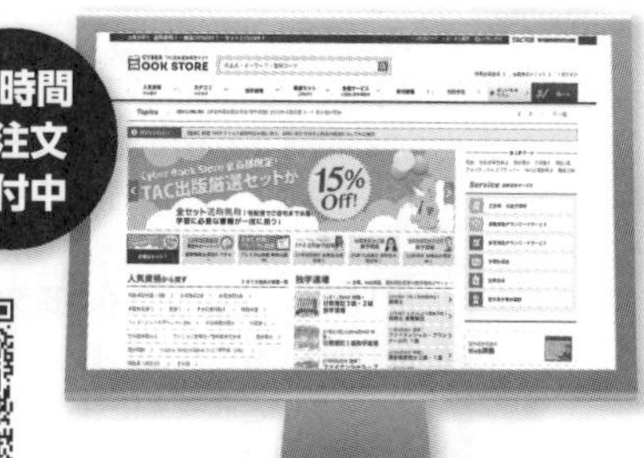

https://bookstore.tac-school.co.jp/

新刊情報をいち早くチェック!

たっぷり読める立ち読み機能

学習お役立ちの特設ページも充実!

TAC出版書籍販売サイト「サイバーブックストア」では、TAC出版および早稲田経営出版から刊行されている、すべての最新書籍をお取り扱いしています。
また、会員登録(無料)をしていただくことで、会員様限定キャンペーンのほか、送料無料サービス、メールマガジン配信サービス、マイページのご利用など、うれしい特典がたくさん受けられます。

サイバーブックストア会員は、特典がいっぱい!(一部抜粋)

通常、1万円(税込)未満のご注文につきましては、送料・手数料として500円(全国一律・税込)頂戴しておりますが、1冊から無料となります。

専用の「マイページ」は、「購入履歴・配送状況の確認」のほか、「ほしいものリスト」や「マイフォルダ」など、便利な機能が満載です。

メールマガジンでは、キャンペーンやおすすめ書籍、新刊情報のほか、「電子ブック版TACNEWS(ダイジェスト版)」をお届けします。

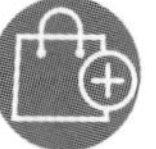

書籍の発売を、販売開始当日にメールにてお知らせします。これなら買い忘れの心配もありません。

書籍の正誤に関するご確認とお問合せについて

書籍の記載内容に誤りではないかと思われる箇所がございましたら、以下の手順にてご確認とお問合せをしてくださいますよう、お願い申し上げます。
なお、正誤のお問合せ以外の**書籍内容に関する解説および受験指導などは、一切行っておりません。**
そのようなお問合せにつきましては、お答えいたしかねますので、あらかじめご了承ください。

1 「Cyber Book Store」にて正誤表を確認する

TAC出版書籍販売サイト「Cyber Book Store」のトップページ内「正誤表」コーナーにて、正誤表をご確認ください。

CYBER BOOK STORE TAC出版書籍販売サイト

URL:https://bookstore.tac-school.co.jp/

2 1の正誤表がない、あるいは正誤表に該当箇所の記載がない ⇒ 下記①、②のどちらかの方法で文書にて問合せをする

★ご注意ください★

お電話でのお問合せは、お受けいたしません。
①、②のどちらの方法でも、お問合せの際には、「お名前」とともに、
「対象の書籍名(○級・第○回対策も含む)およびその版数(第○版・○○年度版など)」
「お問合せ該当箇所の頁数と行数」
「誤りと思われる記載」
「正しいとお考えになる記載とその根拠」
を明記してください。
なお、回答までに1週間前後を要する場合もございます。あらかじめご了承ください。

① ウェブページ「Cyber Book Store」内の「お問合せフォーム」より問合せをする

【お問合せフォームアドレス】

https://bookstore.tac-school.co.jp/inquiry/

② メールにより問合せをする

【メール宛先 TAC出版】

syuppan-h@tac-school.co.jp

※土日祝日はお問合せ対応をおこなっておりません。
※正誤のお問合せ対応は、該当書籍の改訂版刊行月末日までといたします。

乱丁・落丁による交換は、該当書籍の改訂版刊行月末日までといたします。なお、書籍の在庫状況等により、お受けできない場合もございます。
また、各種本試験の実施の延期、中止を理由とした本書の返品はお受けいたしません。返金もいたしかねますので、あらかじめご了承くださいますようお願い申し上げます。

TACにおける個人情報の取り扱いについて
■お預かりした個人情報は、TAC(株)で管理させていただき、お問合せへの対応、当社の記録保管にのみ利用いたします。お客様の同意なしに業務委託先以外の第三者に開示、提供することはございません(法令等により開示を求められた場合を除く)。その他、個人情報保護管理者、お預かりした個人情報の開示等及びTAC(株)への個人情報の提供の任意性については、当社ホームページ(https://www.tac-school.co.jp)をご覧いただくか、個人情報に関するお問い合わせ窓口(E-mail:privacy@tac-school.co.jp)までお問合せください。

(2022年7月現在)

【問題冊子ご利用時の注意】

「問題冊子」は、この色紙を残したまま、ていねいに抜き取り、ご利用ください。

- 抜き取り時のケガには、十分お気をつけください。
- 抜き取りの際の損傷についてのお取替えはご遠慮願います。

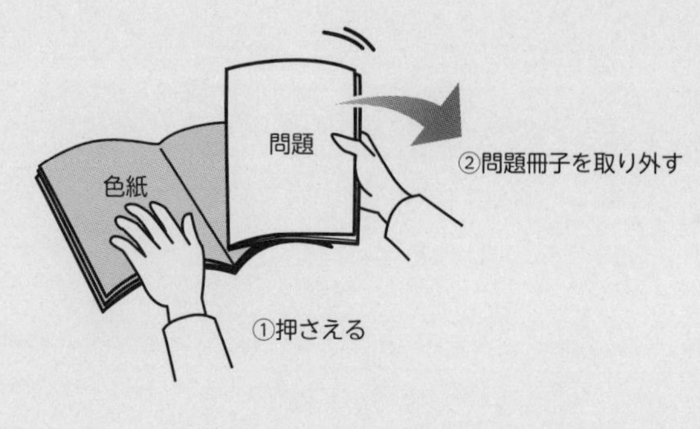

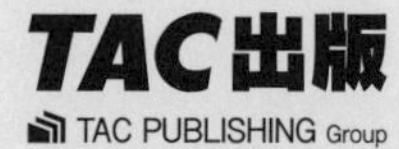

最後の総仕上げ！

第1種衛生管理者試験

2023年4月公表試験問題

- 制限時間は３時間で、問題は問１～問44までです。
- 試験本番の予行演習として、時間を計って解いてみましょう。
- 解答用紙は、無料で何度もご利用いただける、ダウンロードサービスつきです。Cyber Book Storeの『解答用紙ダウンロードサービス』にアクセスしてください。

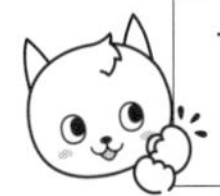

TAC出版の書籍販売サイト　Cyber Book Store
https://bookstore.tac-school.co.jp/

CONTENTS

解答用紙

※実際の本試験はマークシート形式で行われます

関係法令（有害業務に係るもの）　※4問以上

問1	問2	問3	問4	問5	問6	問7	問8	問9	問10	合計
										／10

労働衛生（有害業務に係るもの）　※4問以上

問11	問12	問13	問14	問15	問16	問17	問18	問19	問20	合計
										／10

関係法令（有害業務に係るもの以外のもの）　※3問以上

問21	問22	問23	問24	問25	問26	問27	合計
							／7

労働衛生（有害業務に係るもの以外のもの）　※3問以上

問28	問29	問30	問31	問32	問33	問34	合計
							／7

労働生理　※4問以上

問35	問36	問37	問38	問39	問40	問41	問42	問43	問44	合計
										／10

総合計	／44

目標　各科目**40**%以上、かつ、合計**60**%以上

キリトリ線

2023年4月公表試験問題

関係法令（有害業務に係るもの）

問1 **テーマ：安全衛生管理体制**（第3章**3**、**4**） 解説 30ページ

ある製造業の事業場の労働者数及び有害業務等従事状況並びに産業医及び衛生管理者の選任の状況は、次の①～③のとおりである。この事業場の産業医及び衛生管理者の選任についての法令違反の状況に関する(1)～(5)の記述のうち、正しいものはどれか。

ただし、産業医及び衛生管理者の選任の特例はないものとする。

① 労働者数及び有害業務等従事状況

常時使用する労働者数は800人であり、このうち、深夜業を含む業務に400人が、強烈な騒音を発する場所における業務に30人が常時従事しているが、他に有害業務に従事している者はいない。

② 産業医の選任の状況

選任している産業医数は１人である。

この産業医は、この事業場に専属の者ではないが、産業医としての法令の要件を満たしている医師である。

③ 衛生管理者の選任の状況

選任している衛生管理者数は３人である。

このうち１人は、この事業場に専属でない労働衛生コンサルタントで、衛生工学衛生管理者免許を有していない。

他の２人は、この事業場に専属で、共に衛生管理者としての業務以外の業務を兼任しており、また、第一種衛生管理者免許を有しているが、衛生工学衛生管理者免許を有していない。

(1) 選任している産業医がこの事業場に専属でないことが違反である。
(2) 選任している衛生管理者数が少ないことが違反である。
(3) 衛生管理者として選任している労働衛生コンサルタントがこの事業場に専属でないことが違反である。
(4) 衛生工学衛生管理者免許を受けた者のうちから選任した衛生管理者が１人もいないことが違反である。
(5) 専任の衛生管理者が１人もいないことが違反である。

問2 **テーマ:作業主任者**(第5章**1**) 解説 30ページ

次のAからDの作業について、法令上、作業主任者の選任が義務付けられているものの組合せは(1)〜(5)のうちどれか。

A　水深10m以上の場所における潜水の作業

B　セメント製造工程においてセメントを袋詰めする作業

C　製造工程において硫酸を用いて行う洗浄の作業

D　石炭を入れてあるホッパーの内部における作業

(1)　A，B

(2)　A，C

(3)　A，D

(4)　B，C

(5)　C，D

問3 **テーマ:特別教育**(第5章**2**) 解説 31ページ

次の業務に労働者を就かせるとき、法令に基づく安全又は衛生のための特別の教育を行わなければならないものに該当しないものはどれか。

(1)　石綿等が使用されている建築物の解体等の作業に係る業務

(2)　高圧室内作業に係る業務

(3)　有機溶剤等を用いて行う接着の業務

(4)　廃棄物の焼却施設において焼却灰を取り扱う業務

(5)　エックス線装置を用いて行う透過写真の撮影の業務

問4 **テーマ：機械等に関する規制**（第5章3）　解説 31ページ

次の装置のうち、法令上、定期自主検査の実施義務が規定されているものはどれか。

(1)　塩化水素を重量の20％含有する塩酸を使用する屋内の作業場所に設けた局所排気装置
(2)　アーク溶接を行う屋内の作業場所に設けた全体換気装置
(3)　エタノールを使用する作業場所に設けた局所排気装置
(4)　アンモニアを使用する屋内の作業場所に設けたプッシュプル型換気装置
(5)　トルエンを重量の10％含有する塗料を用いて塗装する屋内の作業場所に設けた局所排気装置

問5 **テーマ：有機溶剤中毒予防規則**（第5章9）　解説 31ページ

屋内作業場において、第二種有機溶剤等を使用して常時洗浄作業を行う場合の措置として、法令上、誤っているものは次のうちどれか。

ただし、有機溶剤中毒予防規則に定める適用除外及び設備の特例はないものとする。

(1)　作業場所に設けた局所排気装置について、囲い式フードの場合は0.4m/sの制御風速を出し得る能力を有するものにする。
(2)　有機溶剤等の区分の色分けによる表示を黄色で行う。
(3)　作業中の労働者が見やすい場所に、有機溶剤の人体に及ぼす作用、有機溶剤等の取扱い上の注意事項及び有機溶剤による中毒が発生したときの応急処置を掲示する。
(4)　作業に常時従事する労働者に対し、6か月以内ごとに1回、定期に、特別の項目について医師による健康診断を行い、その結果に基づき作成した有機溶剤等健康診断個人票を3年間保存する。
(5)　労働者が有機溶剤を多量に吸入したときは、速やかに、当該労働者に医師による診察又は処置を受けさせる。

問6 テーマ：酸素欠乏症等防止規則（第5章11） 解説 32ページ

酸素欠乏症等防止規則に関する次の記述のうち、誤っているものはどれか。

(1) 酸素欠乏とは、空気中の酸素の濃度が18%未満である状態をいう。

(2) 海水が滞留したことのあるピットの内部における作業については、酸素欠乏危険作業主任者技能講習を修了した者のうちから、酸素欠乏危険作業主任者を選任しなければならない。

(3) 第一種酸素欠乏危険作業を行う作業場については、その日の作業を開始する前に、当該作業場における空気中の酸素の濃度を測定しなければならない。

(4) 酸素又は硫化水素の濃度が法定の基準を満たすようにするために酸素欠乏危険作業を行う場所を換気するときは、純酸素を使用してはならない。

(5) し尿を入れたことのあるポンプを修理する場合で、これを分解する作業に労働者を従事させるときは、指揮者を選任し、作業を指揮させなければならない。

問7 テーマ：じん肺法（第5章15） 解説 33ページ

じん肺法に関する次の記述のうち、法令上、誤っているものはどれか。

(1) じん肺管理区分の管理一は、じん肺健康診断の結果、じん肺の所見がないと認められるものをいう。

(2) じん肺管理区分の管理二は、じん肺健康診断の結果、エックス線写真の像が第一型でじん肺による著しい肺機能の障害がないと認められるものをいう。

(3) 常時粉じん作業に従事する労働者でじん肺管理区分が管理二であるものに対しては、1年以内ごとに1回、定期的に、じん肺健康診断を行わなければならない。

(4) 都道府県労働局長は、事業者から、法令に基づいて、じん肺の所見があると診断された労働者についてのエックス線写真等が提出されたときは、これらを基礎として、地方じん肺診査医の診断又は審査により、当該労働者についてじん肺管理区分の決定をするものとする。

(5) じん肺管理区分が管理三と決定された者及び合併症にかかっていると認められる者は、療養を要するものとする。

問8 **テーマ：労働安全衛生規則の衛生基準**（第5章8）　解説 33ページ

労働安全衛生規則の衛生基準について、誤っているものは次のうちどれか。

⑴　硫化水素濃度が5ppmを超える場所には、関係者以外の者が立ち入ることを禁止し、かつ、その旨を見やすい箇所に表示しなければならない。

⑵　強烈な騒音を発する屋内作業場においては、その伝ぱを防ぐため、隔壁を設ける等必要な措置を講じなければならない。

⑶　屋内作業場に多量の熱を放散する溶融炉があるときは、加熱された空気を直接屋外に排出し、又はその放射するふく射熱から労働者を保護する措置を講じなければならない。

⑷　病原体により汚染された排気、排液又は廃棄物については、消毒、殺菌等適切な処理をした後に、排出し、又は廃棄しなければならない。

⑸　著しく暑熱又は多湿の作業場においては、坑内等特殊な作業場でやむを得ない事由がある場合を除き、休憩の設備を作業場外に設けなければならない。

問9 **テーマ：作業環境測定**（第5章5）　解説 34ページ

法令に基づき定期に行う作業環境測定とその測定頻度との組合せとして、誤っているものは次のうちどれか。

⑴　鉛ライニングの業務を行う屋内作業場における空気中の鉛濃度の測定
　…………………………………………………… 6か月以内ごとに1回

⑵　動力により駆動されるハンマーを用いる金属の成型の業務を行う屋内作業場における等価騒音レベルの測定 …………………… 6か月以内ごとに1回

⑶　第二種有機溶剤等を用いて塗装の業務を行う屋内作業場における空気中の有機溶剤の濃度の測定 ……………………………… 6か月以内ごとに1回

⑷　通気設備が設けられている坑内の作業場における通気量の測定
　…………………………………………………… 半月以内ごとに1回

⑸　溶融ガラスからガラス製品を成型する業務を行う屋内作業場の気温、湿度及びふく射熱の測定 ………………………………… 半月以内ごとに1回

問10 **テーマ：年少者・女性の保護**（第3章**13**）　解説 34ページ

労働基準法に基づく有害業務への就業制限に関する次の記述のうち、誤っているものはどれか。

⑴　満18歳未満の者は、多量の低温物体を取り扱う業務に就かせてはならない。
⑵　妊娠中の女性は、異常気圧下における業務に就かせてはならない。
⑶　満18歳以上で産後8週間を経過したが1年を経過しない女性から、著しく暑熱な場所における業務に従事しない旨の申出があった場合には、当該業務に就かせてはならない。
⑷　満18歳以上で産後8週間を経過したが1年を経過しない女性から、さく岩機、鋲（びょう）打機等身体に著しい振動を与える機械器具を用いて行う業務に従事したい旨の申出があった場合には、当該業務に就かせることができる。
⑸　満18歳以上で産後1年を経過した女性は、多量の低温物体を取り扱う業務に就かせることができる。

労働衛生（有害業務に係るもの）

問11 **テーマ：化学物質等による危険性又は有害性の調査**（第4章**2**）　解説 35ページ

化学物質等による疾病のリスクの低減措置について、法令に定められた措置以外の措置を検討する場合、優先度の最も高いものは次のうちどれか。

⑴　化学物質等に係る機械設備等の密閉化
⑵　化学物質等に係る機械設備等への局所排気装置の設置
⑶　作業手順の改善
⑷　化学物質等の有害性に応じた有効な保護具の使用
⑸　化学反応のプロセス等の運転条件の変更

問12 テーマ：化学物質の状態（第4章1）　解説 35ページ

次の化学物質のうち、常温・常圧（25℃、1気圧）の空気中で蒸気として存在するものはどれか。

ただし、蒸気とは、常温・常圧で液体又は固体の物質が蒸気圧に応じて揮発又は昇華して気体となっているものをいうものとする。

⑴　塩化ビニル
⑵　ジクロロベンジジン
⑶　アクリロニトリル
⑷　エチレンオキシド
⑸　二酸化マンガン

問13 テーマ：作業環境における有害因子による健康障害（第4章4）　解説 35ページ

潜水作業、高圧室内作業などの作業における高圧の影響又は高圧環境下から常圧に戻る際の減圧の影響により、直接には発症しない健康障害は次のうちどれか。

⑴　酸素中毒
⑵　一酸化炭素中毒
⑶　炭酸ガス（二酸化炭素）中毒
⑷　窒素酔い
⑸　減圧症

問14 テーマ：化学物質による健康障害（第4章3）　解説 35ページ

有機溶剤に関する次の記述のうち、正しいものはどれか。

⑴　有機溶剤の多くは、揮発性が高く、その蒸気は空気より軽い。
⑵　有機溶剤は、脂溶性が低いため、脂肪の多い脳などには入りにくい。
⑶　ノルマルヘキサンによる障害として顕著なものには、白血病や皮膚がんがある。
⑷　二硫化炭素は、動脈硬化を進行させたり、精神障害を生じさせることがある。
⑸　*N, N*-ジメチルホルムアミドによる障害として顕著なものには、視力低下を伴う視神経障害がある。

問15 テーマ：作業環境における有害因子による健康障害（第4章4） 解説 36ページ

作業環境における騒音及びそれによる健康障害に関する次の記述のうち、誤っているものはどれか。

(1) 人が聴くことができる音の周波数は、およそ20〜20,000Hzである。
(2) 音圧レベルは、通常、その音圧と人間が聴くことができる最も小さな音圧（20μPa）との比の常用対数を20倍して求められ、その単位はデシベル（dB）で表される。
(3) 等価騒音レベルは、単位時間（1時間）について10分間ごとのピーク値の騒音レベルを平均化した評価値で、変動する騒音に対して適用される。
(4) 騒音性難聴では、通常、会話音域より高い音域から聴力低下が始まる。
(5) 騒音性難聴は、音を神経に伝達する内耳の聴覚器官の有毛細胞の変性によって起こる。

問16 テーマ：作業環境における有害因子による健康障害（第4章4） 解説 36ページ

作業環境における有害要因による健康障害に関する次の記述のうち、正しいものはどれか。

(1) レイノー現象は、振動工具などによる末梢（しょう）循環障害で、冬期に発生しやすい。
(2) けい肺は、鉄、アルミニウムなどの金属粉じんによる肺の線維増殖性変化で、けい肺結節という線維性の結節が形成される。
(3) 金属熱は、鉄、アルミニウムなどの金属を溶融する作業などに長時間従事した際に、高温環境により体温調節機能が障害を受けることにより発生する。
(4) 電離放射線による造血器障害は、確率的影響に分類され、被ばく線量がしきい値を超えると発生率及び重症度が線量に対応して増加する。
(5) 熱けいれんは、高温環境下での労働において、皮膚の血管に血液がたまり、脳への血液の流れが少なくなることにより発生し、めまい、失神などの症状がみられる。

問17 テーマ：化学物質による健康障害（第4章**3**）　解説 37ページ

化学物質による健康障害に関する次の記述のうち、正しいものはどれか。

(1) 塩素による中毒では、再生不良性貧血、溶血などの造血機能の障害がみられる。
(2) シアン化水素による中毒では、細胞内の酸素の利用の障害による呼吸困難、けいれんなどがみられる。
(3) 弗(ふっ)化水素による中毒では、脳神経細胞が侵され、幻覚、錯乱などの精神障害がみられる。
(4) 酢酸メチルによる慢性中毒では、微細動脈瘤(りゅう)を伴う脳卒中などがみられる。
(5) 二酸化窒素による慢性中毒では、骨の硬化、斑状歯などがみられる。

問18 テーマ：労働衛生保護具（第4章**7**）　解説 38ページ

労働衛生保護具に関する次の記述のうち、誤っているものはどれか。

(1) ガス又は蒸気状の有害物質が粉じんと混在している作業環境中で防毒マスクを使用するときは、防じん機能を有する防毒マスクを選択する。
(2) 防毒マスクの吸収缶の色は、一酸化炭素用は赤色で、有機ガス用は黒色である。
(3) 送気マスクは、清浄な空気をボンベに詰めたものを空気源として作業者に供給する自給式呼吸器である。
(4) 遮光保護具には、遮光度番号が定められており、溶接作業などの作業の種類に応じて適切な遮光度番号のものを使用する。
(5) 騒音作業における聴覚保護具（防音保護具）として、耳覆い（イヤーマフ）又は耳栓のどちらを選ぶかは、作業の性質や騒音の特性で決まるが、非常に強烈な騒音に対しては両者の併用も有効である。

問19 テーマ：生物学的モニタリング（第4章8）

解説 38ページ

特殊健康診断に関する次の文中の［　　］内に入れるAからCの語句の組合せとして、正しいものは(1)～(5)のうちどれか。

「特殊健康診断において有害物の体内摂取量を把握する検査として、生物学的モニタリングがあり、スチレンについては、尿中の［ A ］及びフェニルグリオキシル酸の総量を測定し、［ B ］については、［ C ］中のデルタアミノレブリン酸の量を測定する。」

	A	B	C
(1)	馬尿酸	鉛	尿
(2)	馬尿酸	水銀	血液
(3)	メチル馬尿酸	鉛	血液
(4)	マンデル酸	水銀	血液
(5)	マンデル酸	鉛	尿

問20 テーマ：局所排気装置（第4章6）

解説 38ページ

局所排気装置に関する次の記述のうち、正しいものはどれか。

(1) ダクトの形状には円形、角形などがあり、その断面積を大きくするほど、ダクトの圧力損失が増大する。

(2) フード開口部の周囲にフランジがあると、フランジがないときに比べ、気流の整流作用が増すため、大きな排風量が必要となる。

(3) キャノピ型フードは、発生源からの熱による上昇気流を利用して捕捉するもので、レシーバ式フードに分類される。

(4) スロット型フードは、作業面を除き周りが覆われているもので、囲い式フードに分類される。

(5) 空気清浄装置を付設する局所排気装置を設置する場合、排風機は、一般に、フードに接続した吸引ダクトと空気清浄装置の間に設ける。

関係法令（有害業務に係るもの以外のもの）

問21 テーマ：総括安全衛生管理者（第3章**2**） 解説 39ページ

常時使用する労働者数が100人で、次の業種に属する事業場のうち、法令上、総括安全衛生管理者の選任が義務付けられていないものの業種はどれか。

⑴　林業
⑵　清掃業
⑶　燃料小売業
⑷　建設業
⑸　運送業

問22 テーマ：衛生委員会（第3章**5**） 解説 39ページ

衛生委員会に関する次の記述のうち、法令上、正しいものはどれか。

⑴　衛生委員会の議長は、衛生管理者である委員のうちから、事業者が指名しなければならない。
⑵　産業医のうち衛生委員会の委員として指名することができるのは、当該事業場に専属の産業医に限られる。
⑶　衛生管理者として選任しているが事業場に専属でない労働衛生コンサルタントを、衛生委員会の委員として指名することはできない。
⑷　当該事業場の労働者で、作業環境測定を実施している作業環境測定士を衛生委員会の委員として指名することができる。
⑸　衛生委員会は、毎月１回以上開催するようにし、議事で重要なものに係る記録を作成して、これを５年間保存しなければならない。

問23 テーマ：一般健康診断（第3章7）　解説 40ページ

労働安全衛生規則に基づく医師による健康診断に関する次の記述のうち、誤っているものはどれか。

⑴　深夜業を含む業務に常時従事する労働者に対し、6か月以内ごとに1回、定期に、健康診断を行わなければならないが、胸部エックス線検査については、1年以内ごとに1回、定期に、行うことができる。
⑵　雇入時の健康診断の項目のうち、聴力の検査は、1,000Hz及び4,000Hzの音について行わなければならない。
⑶　雇入時の健康診断において、医師による健康診断を受けた後3か月を経過しない者が、その健康診断結果を証明する書面を提出したときは、その健康診断の項目に相当する項目を省略することができる。
⑷　定期健康診断を受けた労働者に対し、健康診断を実施した日から3か月以内に、当該健康診断の結果を通知しなければならない。
⑸　定期健康診断の結果に基づき健康診断個人票を作成して、これを5年間保存しなければならない。

問24 テーマ：面接指導等（第3章❽）　解説 40ページ

労働時間の状況等が一定の要件に該当する労働者に対して、法令により実施することが義務付けられている医師による面接指導に関する次の記述のうち、正しいものはどれか。

ただし、新たな技術、商品又は役務の研究開発に係る業務に従事する者及び高度プロフェッショナル制度の対象者はいないものとする。

(1) 面接指導の対象となる労働者の要件は、原則として、休憩時間を除き1週間当たり40時間を超えて労働させた場合におけるその超えた時間が1か月当たり80時間を超え、かつ、疲労の蓄積が認められる者であることとする。

(2) 事業者は、面接指導を実施するため、タイムカードによる記録等の客観的な方法その他の適切な方法により、監督又は管理の地位にある者を除き、労働者の労働時間の状況を把握しなければならない。

(3) 面接指導を行う医師として事業者が指定することのできる医師は、当該事業場の産業医に限られる。

(4) 事業者は、面接指導の対象となる労働者の要件に該当する労働者から面接指導を受ける旨の申出があったときは、申出の日から3か月以内に、面接指導を行わなければならない。

(5) 事業者は、面接指導の結果に基づき、当該面接指導の結果の記録を作成して、これを3年間保存しなければならない。

問25 **テーマ：心理的な負担の程度を把握するための検査等（ストレスチェック制度）**（第3章8）　解説 41ページ

労働安全衛生法に基づく心理的な負担の程度を把握するための検査について、医師及び保健師以外の検査の実施者として、次のAからDの者のうち正しいものの組合せは⑴～⑸のうちどれか。

ただし、実施者は、法定の研修を修了した者とする。

A　公認心理師

B　歯科医師

C　衛生管理者

D　産業カウンセラー

⑴　A，B

⑵　A，D

⑶　B，C

⑷　B，D

⑸　C，D

問26 **テーマ：労働基準法の概要、労働時間・休憩・休日**（第3章10）　解説 41ページ

労働基準法における労働時間等に関する次の記述のうち、正しいものはどれか。

⑴　1日8時間を超えて労働させることができるのは、時間外労働の協定を締結し、これを所轄労働基準監督署長に届け出た場合に限られている。

⑵　労働時間が8時間を超える場合においては、少なくとも45分の休憩時間を労働時間の途中に与えなければならない。

⑶　機密の事務を取り扱う労働者に対する労働時間に関する規定の適用の除外については、所轄労働基準監督署長の許可を受けなければならない。

⑷　フレックスタイム制の清算期間は、3か月以内の期間に限られる。

⑸　満20歳未満の者については、時間外・休日労働をさせることはできない。

問27 テーマ：年次有給休暇（第3章**12**） 解説 42ページ

週所定労働時間が25時間、週所定労働日数が４日である労働者であって、雇入れの日から起算して４年６か月継続勤務したものに対して、その後１年間に新たに与えなければならない年次有給休暇日数として、法令上、正しいものは次のうちどれか。

ただし、その労働者はその直前の１年間に全労働日の８割以上出勤したものとする。

⑴　9日
⑵　10日
⑶　11日
⑷　12日
⑸　13日

労働衛生（有害業務に係るもの以外のもの）

問28 テーマ：健康の保持増進対策（第2章**9**） 解説 42ページ

厚生労働省の「労働者の心の健康の保持増進のための指針」に基づくメンタルヘルス対策に関する次のＡからＤの記述について、誤っているものの組合せは⑴～⑸のうちどれか。

Ａ　メンタルヘルスケアを中長期的視点に立って継続的かつ計画的に行うため策定する「心の健康づくり計画」は、各事業場における労働安全衛生に関する計画の中に位置付けることが望ましい。

Ｂ　「心の健康づくり計画」の策定に当たっては、プライバシー保護の観点から、衛生委員会や安全衛生委員会での調査審議は避ける。

Ｃ　「セルフケア」、「家族によるケア」、「ラインによるケア」及び「事業場外資源によるケア」の四つのケアを効果的に推進する。

Ｄ　「セルフケア」とは、労働者自身がストレスや心の健康について理解し、自らのストレスを予防、軽減する、又はこれに対処することである。

⑴　A，B
⑵　A，C
⑶　A，D
⑷　B，C
⑸　C，D

問29 テーマ：職場における受動喫煙防止対策（第2章10）　解説 42ページ

厚生労働省の「職場における受動喫煙防止のためのガイドライン」において、「喫煙専用室」を設置する場合に満たすべき事項として定められていないものは、次のうちどれか。

(1) 喫煙専用室の出入口において、室外から室内に流入する空気の気流が、0.2m/s以上であること。
(2) 喫煙専用室の出入口における室外から室内に流入する空気の気流について、6か月以内ごとに1回、定期に測定すること。
(3) 喫煙専用室のたばこの煙が室内から室外に流出しないよう、喫煙専用室は、壁、天井等によって区画されていること。
(4) 喫煙専用室のたばこの煙が屋外又は外部の場所に排気されていること。
(5) 喫煙専用室の出入口の見やすい箇所に必要事項を記載した標識を掲示すること。

問30 テーマ：労働衛生管理に用いられる統計（第2章6）　解説 43ページ

労働衛生管理に用いられる統計に関する次の記述のうち、誤っているものはどれか。

(1) 生体から得られたある指標が正規分布である場合、そのばらつきの程度は、平均値及び中央値によって表される。
(2) 集団を比較する場合、調査の対象とした項目のデータの平均値が等しくても分散が異なっていれば、異なった特徴をもつ集団であると評価される。
(3) 健康管理統計において、ある時点での集団に関するデータを静態データといい、「有所見率」は静態データの一つである。
(4) ある事象と健康事象との間に、統計上、一方が多いと他方も多いというような相関関係が認められたとしても、それらの間に因果関係があるとは限らない。
(5) 健康診断において、対象人数、受診者数などのデータを計数データといい、身長、体重などのデータを計量データという。

問31 テーマ：脳血管障害及び虚血性心疾患（第2章**15**）　解説 43ページ

脳血管障害及び虚血性心疾患に関する次の記述のうち、誤っているものはどれか。

⑴　出血性の脳血管障害は、脳表面のくも膜下腔（くう）に出血するくも膜下出血、脳実質内に出血する脳出血などに分類される。
⑵　虚血性の脳血管障害である脳梗塞は、脳血管自体の動脈硬化性病変による脳塞栓症と、心臓や動脈壁の血栓が剥がれて脳血管を閉塞する脳血栓症に分類される。
⑶　高血圧性脳症は、急激な血圧上昇が誘因となって、脳が腫脹（ちょう）する病気で、頭痛、悪心、嘔（おう）吐、意識障害、視力障害、けいれんなどの症状がみられる。
⑷　虚血性心疾患は、心筋の一部分に可逆的な虚血が起こる狭心症と、不可逆的な心筋壊（え）死が起こる心筋梗塞とに大別される。
⑸　運動負荷心電図検査は、虚血性心疾患の発見に有用である。

問32 テーマ：食中毒（第2章**5**）　解説 44ページ

食中毒に関する次の記述のうち、誤っているものはどれか。

⑴　黄色ブドウ球菌による食中毒は、食品に付着した菌が食品中で増殖した際に生じる毒素により発症する。
⑵　サルモネラ菌による食中毒は、鶏卵が原因となることがある。
⑶　腸炎ビブリオ菌は、熱に強い。
⑷　ボツリヌス菌は、缶詰、真空パック食品など酸素のない食品中で増殖して毒性の強い神経毒を産生し、筋肉の麻痺（ひ）症状を起こす。
⑸　ノロウイルスの失活化には、煮沸消毒又は塩素系の消毒剤が効果的である。

問33 テーマ：感染症（第2章4） 解説 45ページ

感染症に関する次の記述のうち、誤っているものはどれか。

⑴ 人間の抵抗力が低下した場合は、通常、多くの人には影響を及ぼさない病原体が病気を発症させることがあり、これを日和見感染という。

⑵ 感染が成立しているが、症状が現れない状態が継続することを不顕性感染という。

⑶ 感染が成立し、症状が現れるまでの人をキャリアといい、感染したことに気付かずに病原体をばらまく感染源になることがある。

⑷ 感染源の人が咳(せき)やくしゃみをして、唾液などに混じった病原体が飛散することにより感染することを空気感染といい、インフルエンザや普通感冒の代表的な感染経路である。

⑸ インフルエンザウイルスにはＡ型、Ｂ型及びＣ型の三つの型があるが、流行の原因となるのは、主として、Ａ型及びＢ型である。

問34 テーマ：健康の保持増進対策（第2章9） 解説 45ページ

厚生労働省の「事業場における労働者の健康保持増進のための指針」に基づく健康保持増進対策に関する次の記述のうち、適切でないものはどれか。

⑴ 健康保持増進対策の推進に当たっては、事業者が労働者等の意見を聴きつつ事業場の実態に即した取組を行うため、労使、産業医、衛生管理者等で構成される衛生委員会等を活用する。

⑵ 健康測定の結果に基づき行う健康指導には、運動指導、メンタルヘルスケア、栄養指導、口腔(くう)保健指導、保健指導が含まれる。

⑶ 健康保持増進措置は、主に生活習慣上の課題を有する労働者の健康状態の改善を目指すために個々の労働者に対して実施するものと、事業場全体の健康状態の改善や健康増進に係る取組の活性化等、生活習慣上の課題の有無に関わらず労働者を集団として捉えて実施するものがある。

⑷ 健康保持増進に関する課題の把握や目標の設定等においては、労働者の健康状態等を客観的に把握できる数値を活用することが望ましい。

⑸ 健康測定とは、健康指導を行うために実施される調査、測定等のことをいい、疾病の早期発見に重点をおいた健康診断の各項目の結果を健康測定に活用することはできない。

労働生理

問35 テーマ：呼吸（第1章3）

解説 46ページ

呼吸に関する次の記述のうち、正しいものはどれか。

(1) 呼吸は、胸膜が運動することで胸腔（くう）内の圧力を変化させ、肺を受動的に伸縮させることにより行われる。

(2) 肺胞内の空気と肺胞を取り巻く毛細血管中の血液との間で行われるガス交換は、内呼吸である。

(3) 成人の呼吸数は、通常、1分間に16〜20回であるが、食事、入浴、発熱などによって増加する。

(4) チェーンストークス呼吸とは、肺機能の低下により呼吸数が増加した状態をいい、喫煙が原因となることが多い。

(5) 身体活動時には、血液中の窒素分圧の上昇により呼吸中枢が刺激され、1回換気量及び呼吸数が増加する。

問36 テーマ：心臓の働きと血液の循環（第1章2）

解説 47ページ

心臓及び血液循環に関する次の記述のうち、誤っているものはどれか。

(1) 心臓は、自律神経の中枢で発生した刺激が刺激伝導系を介して心筋に伝わることにより、規則正しく収縮と拡張を繰り返す。

(2) 肺循環により左心房に戻ってきた血液は、左心室を経て大動脈に入る。

(3) 大動脈を流れる血液は動脈血であるが、肺動脈を流れる血液は静脈血である。

(4) 心臓の拍動による動脈圧の変動を末梢（しょう）の動脈で触知したものを脈拍といい、一般に、手首の橈（とう）骨動脈で触知する。

(5) 心臓自体は、大動脈の起始部から出る冠動脈によって酸素や栄養分の供給を受けている。

問37 **テーマ：神経系**（第1章**11**）　　解説 47ページ

下の図は、脳などの正中縦断面であるが、図中に▒で示すAからEの部位に関する次の記述のうち、誤っているものはどれか。

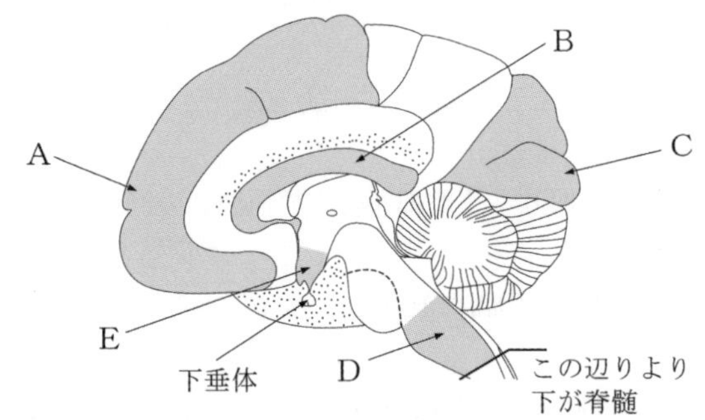

⑴　Aは、大脳皮質の前頭葉で、運動機能中枢、運動性言語中枢及び精神機能中枢がある。

⑵　Bは、小脳で、体の平衡を保つ中枢がある。

⑶　Cは、大脳皮質の後頭葉で、視覚中枢がある。

⑷　Dは、延髄で、呼吸運動、循環器官・消化器官の働きなど、生命維持に重要な機能の中枢がある。

⑸　Eは、間脳の視床下部で、自律神経系の中枢がある

問38 **テーマ：消化器系**（第1章**4**）　　解説 47ページ

摂取した食物中の炭水化物（糖質）、脂質及び蛋白質を分解する消化酵素の組合せとして、正しいものは次のうちどれか。

	炭水化物（糖質）	脂質	蛋白質
⑴	マルターゼ	リパーゼ	トリプシン
⑵	トリプシン	アミラーゼ	ペプシン
⑶	ペプシン	マルターゼ	トリプシン
⑷	ペプシン	リパーゼ	マルターゼ
⑸	アミラーゼ	トリプシン	リパーゼ

問39 テーマ：腎臓・尿（第1章❾） 解説 48ページ

腎臓・泌尿器系に関する次の記述のうち、誤っているものはどれか。

⑴ 糸球体では、血液中の蛋白質以外の血漿成分がボウマン嚢に濾し出され、原尿が生成される。
⑵ 尿細管では、原尿に含まれる大部分の水分、電解質、栄養分などが血液中に再吸収される。
⑶ 尿の生成・排出により、体内の水分の量やナトリウムなどの電解質の濃度を調節するとともに、生命活動によって生じた不要な物質を排出する。
⑷ 尿の約95％は水分で、約5％が固形物であるが、その成分は全身の健康状態をよく反映するので、尿検査は健康診断などで広く行われている。
⑸ 血液中の尿素窒素（BUN）の値が低くなる場合は、腎臓の機能の低下が考えられる。

問40 テーマ：血液（第1章❶） 解説 48ページ

血液に関する次の記述のうち、誤っているものはどれか。

⑴ 血液は、血漿と有形成分から成り、有形成分は赤血球、白血球及び血小板から成る。
⑵ 血漿中の蛋白質のうち、グロブリンは血液浸透圧の維持に関与し、アルブミンは免疫物質の抗体を含む。
⑶ 血液中に占める血球（主に赤血球）の容積の割合をヘマトクリットといい、男性で約45％、女性で約40％である。
⑷ 血液の凝固は、血漿中のフィブリノーゲンがフィブリンに変化し、赤血球などが絡みついて固まる現象である。
⑸ ABO式血液型は、赤血球の血液型分類の一つで、A型の血清は抗B抗体を持つ。

問41 テーマ：感覚・感覚器（第1章**12**） 解説 49ページ

感覚又は感覚器に関する次の記述のうち、誤っているものはどれか。

⑴ 眼軸が短過ぎるために、平行光線が網膜の後方で像を結ぶものを遠視という。
⑵ 嗅覚と味覚は化学感覚ともいわれ、物質の化学的性質を認知する感覚である。
⑶ 温度感覚は、皮膚のほか口腔（くう）などの粘膜にも存在し、一般に温覚の方が冷覚よりも鋭敏である。
⑷ 深部感覚は、筋肉や腱にある受容器から得られる身体各部の位置、運動などを認識する感覚である。
⑸ 中耳にある鼓室は、耳管によって咽頭に通じており、その内圧は外気圧と等しく保たれている。

問42 テーマ：血液（第1章**1**） 解説 49ページ

免疫に関する次の記述のうち、誤っているものはどれか。

⑴ 抗原とは、免疫に関係する細胞によって異物として認識される物質のことである。
⑵ 抗原となる物質には、蛋（たん）白質、糖質などがある。
⑶ 抗原に対する免疫が、逆に、人体の組織や細胞に傷害を与えてしまうことをアレルギーといい、主なアレルギー性疾患としては、気管支ぜんそく、アトピー性皮膚炎などがある。
⑷ 免疫の機能が失われたり低下したりすることを免疫不全と言い、免疫不全になると、感染症にかかりやすくなったり、がんに罹（り）患しやすくなったりする。
⑸ 免疫には、リンパ球が産生する抗体によって病原体を攻撃する細胞性免疫と、リンパ球などが直接に病原体などを取り込んで排除する体液性免疫の二つがある。

問43 テーマ：筋肉（第1章10） 解説 50ページ

筋肉に関する次の記述のうち、正しいものはどれか。

(1) 横紋筋は、骨に付着して身体の運動の原動力となる筋肉で意志によって動かすことができるが、平滑筋は、心筋などの内臓に存在する筋肉で意志によって動かすことができない。
(2) 筋肉は神経からの刺激によって収縮するが、神経より疲労しにくい。
(3) 荷物を持ち上げたり、屈伸運動を行うときは、筋肉が長さを変えずに外力に抵抗して筋力を発生させる等尺性収縮が生じている。
(4) 強い力を必要とする運動を続けていると、筋肉を構成する個々の筋線維の太さは変わらないが、その数が増えることによって筋肉が太くなり筋力が増強する。
(5) 筋肉自体が収縮して出す最大筋力は、筋肉の断面積1㎠当たりの平均値をとると、性差、年齢差がほとんどない。

問44 テーマ：疲労、睡眠（第1章14） 解説 50ページ

睡眠に関する次の記述のうち、誤っているものはどれか。

(1) 入眠の直後にはノンレム睡眠が生じ、これが不十分な時には、日中に眠気を催しやすい。
(2) 副交感神経系は、身体の機能を回復に向けて働く神経系で、休息や睡眠状態で活動が高まり、心拍数を減少し、消化管の運動を亢（こう）進する。
(3) 睡眠と覚醒のリズムは、体内時計により約1日の周期に調節されており、体内時計の周期を外界の24時間周期に適切に同調させることができないために生じる睡眠の障害を、概日リズム睡眠障害という。
(4) 睡眠と食事は深く関係しているため、就寝直前の過食は、肥満のほか不眠を招くことになる。
(5) 脳下垂体から分泌されるセクレチンは、夜間に分泌が上昇するホルモンで、睡眠と覚醒のリズムの調節に関与している。

解答・解説

正解一覧

関係法令（有害業務に係るもの）									
問1	問2	問3	問4	問5	問6	問7	問8	問9	問10
(5)	(5)	(3)	(5)	(4)	(2)	(5)	(1)	(1)	(4)

労働衛生（有害業務に係るもの）									
問11	問12	問13	問14	問15	問16	問17	問18	問19	問20
(5)	(3)	(2)	(4)	(3)	(1)	(2)	(3)	(5)	(3)

関係法令（有害業務に係るもの以外のもの）						
問21	問22	問23	問24	問25	問26	問27
(3)	(4)	(4)	(1)	(1)	(4)	(4)

労働衛生（有害業務に係るもの以外のもの）						
問28	問29	問30	問31	問32	問33	問34
(4)	(2)	(1)	(2)	(3)	(4)	(5)

労働生理									
問35	問36	問37	問38	問39	問40	問41	問42	問43	問44
(3)	(1)	(2)	(1)	(5)	(2)	(3)	(5)	(5)	(5)

関係法令（有害業務に係るもの）

問1　正解　(5)

(1)　**誤り**

一定の有害業務に常時500人以上の労働者を従事させる事業場では**専属の産業医**を選任しなければならない。**深夜業を含む業務**及び**強烈な騒音を発する場所における業務**はこの**有害業務に該当する**が、当該業務に従事する労働者数は430人であり、500人未満のため、専属の産業医を選任する必要はない。

(2)　**誤り**

常時使用する労働者数が**500人を超え1,000人以下の事業場**では、**3人以上の衛生管理者**を選任しなければならない。この事業場の労働者数は800人であり、この要件に該当するので、衛生管理者は3人で足りる。

(3)　**誤り**

衛生管理者の専任が2人以上必要な事業場において、その中に労働衛生コンサルタントがいるときは、その**労働衛生コンサルタントのうち1人については、専属である必要はない**。

(4)　**誤り**

常時500人を超える労働者を使用する事業場で、一定の有害業務に30人以上の労働者を従事させる場合は、衛生管理者のうち少なくとも1人を、衛生工学衛生管理者免許を受けた者のうちから選任する必要があるが、**深夜業を含む業務**及び**強烈な騒音を発する場所における業務**はこの**有害業務に該当しない**。したがって、衛生工学衛生管理者免許を受けた者のうちから衛生管理者を選任する必要はない。

(5)　**正しい**

常時500人を超える労働者を使用する事業場で、**一定の有害業務に30人以上の労働者を従事させる場合**は、専任の衛生管理者を選任する必要がある。**強烈な騒音を発する場所における業務**はこの**有害業務に該当する**ため、当該事業場に専任の衛生管理者が1人もいないことは違反である。

問2　正解　(5)

選択肢**A**から**D**のうち、作業主任者の選任が義務付けられている作業は、「**C**

製造工程において硫酸を用いて行う洗浄の作業」と、「**D　石炭を入れてあるホッパーの内部における作業**」である。**C**は特定化学物質作業主任者、**D**は酸素欠乏危険作業主任者の選任が必要である。したがって、⑸が正しい。

問3　正解　⑶

「**有機溶剤等を用いて行う接着の業務**」は、特別の教育を行わなければならないものに該当しない。

問4　正解　⑸

「**トルエンを重量の10%含有する塗料を用いて塗装する屋内の作業場所に設けた局所排気装置**」は、法令上、定期自主検査の実施義務が規定されている。

問5　正解　⑷

⑴　**正しい**

なお、**外付け式フードの場合**は側方吸引型で**0.5m/sの制御風速**を出しうる能力を有するものでなければならない。

⑵　**正しい**

有機溶剤等の区分の表示を色分けの方法で行う場合、**第２種有機溶剤等**は、**黄色**である。

⑶**正しい**

事業者は、屋内作業場等において有機溶剤業務に労働者を従事させるときは、次の事項を、見やすい場所に掲示しなければならない。

①有機溶剤により生ずるおそれのある疾病の種類及びその症状
②有機溶剤等の取扱い上の注意事項
③有機溶剤による中毒が発生したときの応急処置
④一定の場所にあっては、有効な呼吸用保護具を使用しなければならない旨及び使用すべき呼吸用保護具

なお、問題文では、①の「有機溶剤により生ずるおそれのある疾病の種類及びその症状」を「有機溶剤の人体に及ぼす作用」としているが、⑷が明らかな誤りの問題であるため、両者は同じものと捉えたい。

⑷　**誤り**

有機溶剤等健康診断個人票の保存期間が誤りである。「3年間」ではなく、「**5年間**」である。

⑸　**正しい**

緊急診断についてである。事業者は、労働者が有機溶剤により著しく汚染され、又はこれを多量に吸入したときは、速やかに、当該労働者に医師による診察又は処置を受けさせなければならない。

問6　正解　⑵

⑴　**正しい**

空気中の酸素濃度が18%未満である状態を**酸素欠乏**という。酸素欠乏の空気を吸入することにより生じる症状を酸素欠乏症という。空気中の酸素濃度が6%以下の場合、瞬時に昏倒、呼吸停止、死亡する。

⑵　**誤り**

海水が滞留したことのあるピットの内部における作業は、**第2種酸素欠乏危険作業に該当**する。したがって、「**酸素欠乏・硫化水素危険作業主任者技能講習**」を修了した者のうちから、酸素欠乏危険作業主任者を選任しなければならない。

⑶　**正しい**

酸素欠乏危険作業を行う作業場については、その日の作業を開始する前に、作業場における次の濃度を測定しなければならない。

第1種酸素欠乏危険作業	空気中の酸素濃度
第2種酸素欠乏危険作業	空気中の酸素濃度及び硫化水素濃度

⑷　**正しい**

純酸素は可燃性が高く、換気の際に爆発事故を起こしかねないため、酸素欠乏危険作業を行う場所を換気するときは、使用してはならない。

⑸　**正しい**

事業者は、し尿を入れたことのあるポンプや配管等又はこれらに附属する設備の改造、修理、清掃等を行う場合において、これらの設備を分解する作業に労働者を従事させるときは、硫化水素中毒の防止について必要な知識を有する者のうちから指揮者を選任し、その者に当該作業を指揮させなければならない。

問7 正解 (5)

(1)(2) **正しい**

じん肺管理区分は、管理一から管理四までの5段階に分かれており、**管理一**は「**じん肺の所見がない**」、**管理二**は「**エックス線写真の像が第一型で、じん肺による著しい肺機能の障害がないと認められるもの**」をいう。

(3) **正しい**

じん肺健康診断の実施頻度は、次のようになっている。

	じん肺管理区分	実施頻度
常時粉じん作業に従事する労働者	**管理一**	**3年以内**ごとに1回
	管理二・管理三	**1年以内ごとに1回**
過去に常時粉じん作業に従事し、現に非粉じん作業に従事する労働者	管理二	3年以内ごとに1回
	管理三	1年以内ごとに1回

(4) **正しい**

じん肺管理区分の決定手続等である。**都道府県労働局長**は、事業者等からじん肺健康診断の結果を証明する書面等が提出されたときは、これらを基礎として、**地方じん肺診査医の診断又は審査**により、**じん肺管理区分の決定をする**ものとされている。

(5) **誤り**

じん肺管理区分が「管理三」と決定された者という点が誤りである。**療養を要するもの**は、**じん肺管理区分が「管理四」と決定された者**及び**合併症にかかっていると認められる者**である。

問8 正解 (1)

(1) **誤り**

関係者以外の者が立ち入ることを禁止し、かつ、その旨を見やすい箇所に表示しなければならないのは、**硫化水素濃度**が「5ppm」を超える場所ではなく、

「**10ppm（100万分の10）**」**を超える場所**である。

⑵　**正しい**

その他、騒音については、著しい騒音を発する一定の屋内作業場では、6か月以内ごとに1回、等価騒音レベルを測定しなければいけないという騒音の測定等に関する基準がある。併せて覚えておこう。

⑶　**正しい**

⑷　**正しい**

病原体の処理についてである。病原体により汚染された排気、排液又は廃棄物については、消毒、殺菌等適切な処理をした後に、排出し、又は廃棄しなければならない。

⑸　**正しい**

設問の他に、著しく寒冷の作業場、有害なガス、蒸気又は粉じんを発散する作業場等の有害な作業場においても、坑内等特殊な作業場でやむを得ない事由がある場合を除き、休憩の設備を作業場外に設けなければならない。

問9　正解　⑴

鉛ライニングの業務を行う屋内作業場における空気中の鉛濃度の測定は、「**1年以内ごとに1回**」行わなければならない。「6か月以内ごとに1回」ではない。

問10　正解　⑷

⑴　**正しい**

満18歳未満の者については、**多量の低温物体を取り扱う業務**や**多量の高熱物体を取り扱う業務**に就かせてはならない。

⑵　**正しい**

⑶　**正しい**

満18歳以上で産後8週間を経過したが1年を経過しない女性から、**著しく暑熱な場所における業務**に従事しない旨の**申出**があった場合には、当該業務に就かせてはならない。

⑷ **誤り**

満18歳以上で産後8週間を経過したが1年を経過しない女性から、**さく岩機、鋲(びょう)打機等身体に著しい振動を与える機械器具を用いて行う業務**に**従事したい**旨の**申出**があった場合であっても、当該業務に就かせることができない。

⑸ **正しい**

満18歳以上で産後1年を経過した女性を、多量の低温物体を取り扱う業務に就かせることは禁止されていないため、できる。

労働衛生（有害業務に係るもの）

問11 正解 ⑸

化学物質等による疾病のリスク低減措置を検討する場合の対策は、次の優先順位で行う。

①**化学反応のプロセス等の運転条件の変更等**
②化学物質等に係る機械設備等の密閉化、局所排気装置の設置
③作業手順の改善等
④化学物質等の有害性に応じた有効な保護具の使用

上記より、優先度の最も高いものは**⑸**である。

問12 正解 ⑶

アクリロニトリルは、常温・常圧の状態で、**蒸気**として存在する。

問13 正解 ⑵

高圧の影響又は高圧環境下から常圧に戻る際の**減圧の影響**により、酸素中毒や炭酸ガス（二酸化炭素）中毒、窒素酔い、減圧症を発症させることがあるが、**一酸化炭素中毒は発症しない**。

問14 正解 ⑷

⑴ **誤り**

有機溶剤の蒸気は、一般に**空気より重い**。

⑵ **誤り**

有機溶剤は**脂溶性が高い**ため、脂肪の多い**脳などに入りやすい**。

⑶　**誤り**

ノルマルヘキサンによる障害として顕著なものは、「**末梢神経障害（多発性神経炎）**」である。

⑷　**正しい**

⑸　**誤り**

***N*, *N*-ジメチルホルムアミド**による健康障害として顕著なものは、「**頭痛、肝機能障害**」である。

問15　正解　⑶

⑴　**正しい**

人が聴くことができる音の周波数はおよそ**20～20,000Hz**程度であり、このうち、会話の音域は**500～2,000Hz**程度と言われている。

⑵　**正しい**

⑶　**誤り**

等価騒音レベルは、**ある時間範囲（単位時間）について変動する騒音の騒音レベルをエネルギー的な平均値**として表した量である。

⑷　**正しい**

騒音性難聴には、次のような特徴がある。

①初期には気づかないことが多い。
②通常、会話の音域より**高い音域**から聴力低下が始まる。
③不可逆的な難聴である。

⑸　**正しい**

騒音性難聴は、**内耳の蝸牛の中の有毛細胞が変性する**ことによって起こる。

問16　正解　⑴

⑴　**正しい**

レイノー現象は、チェーンソー等の振動工具によって生じる**局所振動障害**のうち、**末梢循環障害**に該当し、**冬期**に発生しやすい。

⑵　**誤り**

けい肺は、「金属粉じん」ではなく「**鉱物性粉じん**」による肺の線維増殖性変化で、**けい肺結節**という線維性の結節が形成される。

⑶　**誤り**

金属熱は、高温環境により体温調節機能が麻痺することにより発生するのではない。金属熱は、金属が溶融することで生じる**金属ヒュームによって肺の蛋白質の変性が起きることに対するアレルギー反応**である。

⑷　**誤り**

電離放射線による**造血器障害**は、「確率的影響」ではなく「**確定的影響**」に分類される。確定的影響は、被ばく線量がしきい値を超えた段階で障害が発生し、障害の発生率や程度（重症度）が被ばく線量に対応して増加する。

⑸　**誤り**

設問は、「熱けいれん」ではなく、「**熱失神**」である。

問17　正解　⑵

⑴　**誤り**

低濃度による塩素では**粘膜刺激症状**がみられ、**高濃度による塩素**では、**気管支炎**や**肺水腫**などの症状がみられる。

⑵　**正しい**

シアン化水素は、細胞内の呼吸酵素と結合して組織内の酸素欠乏症を引き起こす。その症状は、**呼吸困難**や**けいれん**などである

⑶　**誤り**

弗化水素による慢性中毒では、**骨の硬化**、**斑状歯**、**歯牙酸蝕症**などの症状がみられる。

⑷　**誤り**

酢酸メチルによる慢性中毒では、**視力低下**や**視野狭窄**などがみられる。

⑸　**誤り**

二酸化窒素による慢性中毒では、**慢性気管支炎**や**歯牙酸蝕症**などがみられる。

問18　正解　⑶

⑴　**正しい**

ガス又は蒸気状の有害物質が粉じんと混在している作業環境中で防毒マスクを使用するときは、**防じん機能を有する防毒マスク**を選択することとされている。

⑵　**正しい**

一酸化炭素用の吸収缶の色は**赤色**であり、**有機ガス**用の吸収缶の色は**黒色**である。

⑶　**誤り**

設問は、空気呼吸器の説明である。**送気マスク**は、**清浄な空気をパイプ、ホースなどにより作業者へ供給する呼吸用保護具**である。

⑷　**正しい**

遮光保護具は、紫外線などの有害光線による眼の障害を防ぐ目的で使用するものであるが、**遮光度番号**が定められており、溶接作業などの**作業の種類に応じて適切な遮光度番号のものを使用**する。

⑸　**正しい**

問19　正解　⑸

「特殊健康診断において有害物の体内摂取量を把握する検査として、生物学的モニタリングがあり、**スチレン**については、尿中の［Aマンデル酸］及びフェニルグリオキシル酸の総量を測定し、［B鉛］については、［C尿］中の**デルタアミノレブリン酸**の量を測定する。」

上記より、⑸が正しい。

問20　正解　⑶

⑴　**誤り**

結論が誤りである。ダクトの断面積を大きくするほど、**圧力損失は**減少する。

⑵　**誤り**

フランジを設けると、吸引範囲が狭くなり、気流の整流作用が増すため、**少ない排風量で大きな制御風速**が得られる。

⑶　**正しい**

キャノピ型フードは、**レシーバ式フード**に分類される。

⑷　**誤り**

スロット型フードは、「**外付け式フード**」に分類される。「囲い式フード」ではない。

⑸　**誤り**

排風機は、**空気清浄装置の後ろ**に設ける。

関係法令（有害業務に係るもの以外のもの）

問21　正解　⑶

燃料小売業については、**常時使用する労働者数が300人以上**の事業場において**総括安全衛生管理者**の選任が義務づけられている。

したがって、⑶が正解である。

問22　正解　⑷

⑴　**誤り**

「衛生管理者である委員」という点が誤りである。衛生委員会の議長は、**「総括安全衛生管理者又は総括安全衛生管理者以外の者で当該事業場においてその事業の実施を統括管理する者やこれに準ずる者」**のうちから指名しなければならない。

⑵　**誤り**

結論が誤りである。事業場に**専属でない産業医**を、衛生委員会の委員として**指名することはできる**。

⑶　**誤り**

結論が誤りである。事業場に**専属でない労働衛生コンサルタント**を、衛生委員会の委員として**指名することはできる**。

⑷　**正しい**

衛生委員会の委員として指名することができるのは、**当該事業場の労働者**で、作業環境測定を実施している**作業環境測定士**である。

⑸　**誤り**

記録の保存期間が誤りである。「5年間」ではなく「**3年間**」である。

問23　正解　⑷

⑴　**正しい**

特定業務従事者の健康診断は、**6か月以内ごとに1回**、定期に行わなければならない。ただし、**胸部エックス線検査**については、**1年以内ごとに1回**、定期に行うことができる。なお、対象となる特定業務に、**深夜業が含まれる**点に注意が必要である。

⑵　**正しい**

雇入時の聴力の検査は、**労働者の年齢にかかわらず**、**1,000Hzと4,000Hz**の音について行わなければならない。

⑶　**正しい**

雇入時の健康診断は、法律で定められた一定の検査項目をすべて受診する必要があるが、**医師による健康診断を受けた後3か月を経過しない者**を雇い入れる場合において、その健康診断の結果を証明する書面の提出があったときは、その健康診断の項目に相当する項目は省略することができる。

⑷　**誤り**

健康診断の結果の通知は、「健康診断を実施した日から3か月以内」ではなく、「**遅滞なく**」しなければならない。

⑸　**正しい**

健康診断個人票の保存期間は、**5年間**である。

問24　正解　⑴

⑴　**正しい**

なお、設問の要件を満たした労働者が、**申出**をした場合に、医師による面接指導は行われる。労働者が申出をしない場合、**産業医**は、当該労働者に対して面接指導の申出をするように**勧奨**することができる。

⑵ **誤り**

「監督又は管理の地位にある者を除き」という点が誤りである。労働者の労働時間の状況の把握は、「**監督又は管理の地位にある者を含めて**」行う。

⑶ **誤り**

面接指導を行う医師として事業者が指定することができる医師は、**産業医に限られない**。

⑷ **誤り**

面接指導の実施時期は、「申出の日から３か月以内」ではなく、「**遅滞なく**」行わなければならない。

⑸ **誤り**

面接指導の結果の記録は、**５年間**である。

問25 正解 ⑴

ストレスチェックの実施者のうち、医師及び保健師の者については、「**Ａ公認心理師**」及び「**Ｂ歯科医師**」が該当する。したがって、正しいものの組合せは、**⑴**である。

問26 正解 ⑷

⑴ **誤り**

結論が誤りである。時間外労働や休日労働が認められる方法には、下記の３通りがある。

①時間外労働の協定を締結し、所轄労働基準監督署長に届け出た場合
②災害等による臨時の必要がある場合
③公務のために臨時の必要がある場合

⑵ **誤り**

休憩時間の長さが誤りである。「45分」ではなく、少なくとも「**１時間**」の休憩時間を与えなければならない。

⑶　**誤り**

結論が誤りである。**機密の事務を取り扱う労働者**については、**所轄労働基準監督署長の許可を受けなくても**、労働時間に関する規定の適用除外となる。

⑷　**正しい**

⑸　**誤り**

満20歳未満の者ではない。時間外・休日労働をさせることができない者は、「**満18歳未満の者（年少者）**」である。

問27　正解　⑷

週所定労働時間が25時間で、週所定労働日数が4日である労働者が、雇入れの日から起算して4年6か月継続勤務し、直前の1年間に全労働日の8割以上出勤した場合には、法令上、「**12日**」の年次有給休暇を与えなければならない。

労働衛生（有害業務に係るもの以外のもの）

問28　正解　⑷

選択肢**A**から**D**のうち、記述が誤っているのは、**B**と**C**である。したがって、誤っているものの組合せは**⑷**である。

Bは、心の健康づくり計画の策定にあっては、衛生委員会や安全衛生委員会において十分調査審議を「行うことが必要」であり、**C**は、4つのメンタルヘルスケアに「家族によるケア」は含まれない。

問29　正解　⑵

喫煙専用室の出入口において、室外から室内に流入する空気の気流を6か月以内ごとに1回測定する事項は定められていない。

なお、「喫煙専用室」を設置する場合に満たすべき事項として、ガイドラインにおいて、次の内容が定められている。

①喫煙専用室の出入口において、室外から室内に流入する空気の気流が、**0.2m/s以上**であること。
②喫煙専用室のたばこの煙が室内から室外に流出しないよう、喫煙専用室は、壁、天井等によって区画されていること。
③喫煙専用室のたばこの煙が屋外又は外部の場所に排気されていること。

問30 正解 (1)

(1) **誤り**

データのばらつきの程度は、「**分散や標準偏差**」によって表される。「平均値及び中央値」によって表されるのではない。

(2) **正しい**

(3) **正しい**

有所見率のような「**ある時点**」での集団に関するデータを**静態データ**という。また、発生率のような「**一定期間**」での集団に関するデータを**動態データ**という。両者は意味の異なる指標のため、明確に区別して用いる必要がある。

(4) **正しい**

(5) **正しい**

計数データは、対象人数や受診者数など**個数を数えられる要素のデータ**をいう。また、**計量データ**は、体重など各要素の**量に関するデータ**をいう。

問31 正解 (2)

(1) **正しい**

脳血管障害は、**出血性病変**と**虚血性病変**に分類され、**出血性病変**には、**くも膜下出血**と**脳出血**が該当する。

(2) **誤り**

脳塞栓症と脳血栓症の定義が逆である。**脳血管自体の動脈硬化性病変によるもの**は**脳血栓症**であり、心臓や動脈壁の血栓が剥がれて**脳血管を閉塞するもの**は**脳塞栓症**である。

⑶　**正しい**

高血圧性脳症は、急激な血圧上昇によって、脳に送られる血液が急増し、脳が腫脹（炎症等が原因で、脳の一部に血液成分がたまって腫れあがること）する病気である。頭痛、悪心、嘔吐、意識障害、視力障害、けいれん等の中枢神経症状がみられる。

⑷　**正しい**

虚血性心疾患は、狭心症と心筋梗塞に大別される。**狭心症**は、心筋の一部分に**可逆的虚血**（血流が改善すれば組織が元の状態に戻ること）が起こり、**心筋梗塞**は**不可逆的な心筋壊死**（元の状態に戻らないこと）が起こる。

⑸　**正しい**

運動負荷心電図検査は、運動をして心臓に負荷をかけたときの心電図の変化をみる検査である。この検査は、運動耐容能（どのくらいの運動に耐える能力があるか）の評価に用いられるので、虚血性心疾患の発見に有用である。

問32　正解　⑶

⑴　**正しい**

黄色ブドウ球菌は、食品に付着した菌が食品中で増殖した際に生じる**毒素**により発症する。毒素は熱に強い。

⑵　**正しい**

サルモネラ菌は、**感染型**の食中毒で、鶏卵が発生原因になることが多い。

⑶　**誤り**

腸炎ビブリオ菌は、**熱に弱い**。

⑷　**正しい**

ボツリヌス菌は、缶詰や真空パック食品など酸素のない食品中で増殖し、毒性の強い**神経毒を産生**する。吐き気や嘔吐が起こり、筋肉の麻痺症状を起こし、最終的には呼吸困難となり死亡する場合がある。

⑸　**正しい**

ノロウイルスの失活化には、**煮沸消毒や塩素系の消毒剤が効果的**である。なお、エタノールや逆性石鹸は効果がない。

問33 正解 (4)

(1)(2) 正しい

日和見感染とは、人間の抵抗力が低下した場合に、通常、多くの人には影響を及ぼさない病原体が病気を発症させることをいう。また、**不顕性感染**とは、病原体の感染を受けたにもかかわらず、感染症状が現れない状態が継続することをいう。両者の定義を入れ替えて出題されるため、定義をしっかり押さえておきたい。

(3) 正しい

(4) 誤り

設問は、「空気感染」ではなく「**飛沫感染**」である。空気感染とは、微生物を含む飛沫の水分が蒸発し、5μm以下の小粒子として長時間空気中に浮遊して感染するものをいう。

(5) 正しい

インフルエンザは、インフルエンザウイルスに感染することによって起こる病気である。インフルエンザウイルスには、A型、B型、C型の三つの型があるが、流行の原因となるのは、A型及びB型である。

問34 正解 (5)

(1) 適切である

健康保持増進対策の推進にあたっては、事業者が労働者等の意見を聴きつつ事業場の実態に即した取組みを行うため、衛生委員会等を活用し取り組み、関係者に周知することが必要である。

(2) 適切である

健康測定の結果に基づき行う健康指導の具体的な措置として、運動指導、メンタルヘルスケア、栄養指導、口腔保健指導、保健指導等があり、各事業場の実態に即して措置を実施していくことが必要である。

(3) 適切である

健康保持増進措置は、①個々の労働者に対して実施するものと、②労働者を集団として捉えて実施するものがある。①は、主に生活習慣上の課題を有する労働者の健康状態の改善を目指すためのものであり、②は、生活習慣上の課題の有無に関わらず事業場全体の健康状態の改善や健康保持増進に係る取組みの活性化等である。事業者はそれぞれの措置の特徴を理解したうえで、これらの措置を効果的に組み合わせて健康保持増進対策に取り組むことが望ましいとされている。

⑷ **適切である**

健康保持増進に関する課題の把握や目標の設定等においては、事業場における健康保持増進の問題点についての正確な把握や達成すべき目標の明確化等が可能となることから、労働者の健康状態等を客観的に把握できる数値を活用することが望ましいとされている。

⑸ **適切でない**

結論部分が誤りである。健康測定は、疾病の早期発見に重点を置いた**健康診断を活用しつつ**、追加で生活状況調査や医学的検査、運動機能検査等を実施するものとされている。

労働生理

問35 正解 ⑶

⑴ **誤り**

呼吸は、**横隔膜や肋間筋等の呼吸筋の協調運動**によって胸郭内容積を周期的に増減させて行われる。

⑵ **誤り**

結論が誤りである。「内呼吸」ではなく「**外呼吸**」である。内呼吸（組織呼吸）は、各組織細胞と全身の毛細血管中の血液との間で行われる酸素と二酸化炭素のガス交換のことである。

⑶ **正しい**

⑷ **誤り**

チェーンストークス呼吸とは、呼吸をしていない状態から次第に呼吸が深まり、再び浅くなって呼吸が止まる状態を交互に繰り返す異常呼吸をいう。

⑸　**誤り**

文中の「窒素分圧の上昇」という点が誤りである。身体活動時には、血液中の「**二酸化炭素**分圧の上昇」により呼吸中枢が刺激され、1回換気量及び呼吸数が増加する。

問36　正解　⑴

⑴　**誤り**

「自律神経の中枢」という点が誤りである。心臓は、「**洞結節（洞房結節）**」で発生した刺激が刺激伝導系を介して心筋に伝わることにより、規則正しく収縮と拡張を繰り返す。この働きを拍動という。

⑵　**正しい**

左心房に戻ってきた血液は、**左心室から大動脈に入り**、大静脈を通って右心房に戻る。この血液の循環を、体循環という。

⑶　**正しい**

心臓から出ていく血液が流れる血管は、流れる血液の性質に関係なく動脈という。**肺動脈**には、**静脈血**が流れる。

⑷　**正しい**

⑸　**正しい**

冠動脈は大動脈の起始部から出ている血管であり、**心臓に酸素と栄養を供給**する。

問37　正解　⑵

Bは「**脳梁**」である。「小脳」ではない。脳梁は、脳幹をアーチ状で覆い、左右の大脳半球相互間の神経情報の経路となっている。したがって、誤りは⑵である。

問38　正解　⑴

炭水化物（糖質）の消化酵素は「**マルターゼ**」、**脂質**の消化酵素は「**リパーゼ**」、**蛋白質**の消化酵素は「**トリプシン**」である。したがって、消化酵素の組合せとして正しいものは⑴である。

なお、マルターゼは小腸で分泌される消化酵素であり、唾液中の消化酵素アミラーゼによって分解された糖を、さらに細かくブドウ糖に分解する。

問39 正解 ⑸

⑴ **正しい**

血球（血液の有形成分）、及び**血漿**（血液の液体成分）**中の蛋白質**は、濾し出されない。それ以外の成分や老廃物が、糸球体からボウマン嚢に濾し出される。

⑵ **正しい**

尿細管では、原尿に含まれる大部分の水分、ナトリウムなどの電解質、グルコース（糖）、アミノ酸が、血液中に再吸収される。

⑶ **正しい**

尿は、体内の水分量やナトリウムなどの電解質濃度を調整する。また、尿を排出することで、生命活動によって生じた不要な物質を排出することができる。

⑷ **正しい**

⑸ **誤り**

血液中の尿素窒素（BUN）の値が「**高くなる場合**」は、**腎臓の機能の低下**が考えられる。

問40 正解 ⑵

⑴ **正しい**

血液の成分のうち、**血漿**（液体成分）には**蛋白質**が含まれており、**有形成分**は、**赤血球**、**白血球**及び**血小板**から成っている。

⑵ **誤り**

アルブミンとグロブリンの働きが逆である。**グロブリン**は**免疫物質の抗体**を含み、**アルブミン**は**血液浸透圧の維持**に関与する。

⑶ **正しい**

ヘマトクリットとは、血液中に占める**赤血球の容積の割合**をいい、**男女差がある**。

⑷ **正しい**

血漿中の**フィブリノーゲンがフィブリンに変化**することで、血液を凝固させる働きを**血液の凝固**という。

⑸ 正しい

問41 正解 ⑶

⑴ 正しい

遠視は、**眼軸が短い**ために、平行光線が網膜の後方で像を結ぶものをいう。これに対し、**近視**は、**眼軸が長い**ために、平行光線が網膜の前方で像を結ぶものをいう。

⑵ 正しい

⑶ 誤り

温度感覚は、**温覚よりも冷覚の方が鋭敏**である。なお、温度感覚は、皮膚や口腔などの粘膜に存在するという点は正しい。

⑷ 正しい

深部感覚によって、身体の各部分の感覚情報が脳に伝わり、たとえば、自分の膝がどれくらい曲がっているのかなど身体の状況を把握できる。

⑸ 正しい

鼓室は鼓膜の内側にある空洞で、耳管によって咽頭に続いている。**耳管**は耳と鼻をつなぐ管のことで、耳管により中耳の内圧が外気圧と等しく保たれている。

問42 正解 ⑸

⑴⑵ 正しい

免疫に関係する細胞によって**異物として認識される物質**を**抗原**という。抗原となる物資には、**タンパク質**や**糖質**などがある。

⑶ 正しい

アレルギーは、抗原に対する免疫が人体の組織や細胞に傷害を与えてしまうことをいう。主なアレルギー性疾患には、気管支ぜんそくやアトピー性皮膚炎などがある。

⑷ 正しい

免疫不全とは、免疫の機能が失われたり低下したりすることをいう。
免疫不全になると、細菌やウイルスを排除できないため、感染症にかかりやすくなったり、重症化しやすくなったり、がんに罹患（りかん）しやすくなったりする。

⑸　**誤り**

細胞性免疫と体液性免疫の定義が逆である。**細胞性免疫**は、**リンパ球などが直接病原体などを取り込んで排除する免疫反応**のことであり、**体液性免疫**は、**リンパ球が産生する抗体によって病原体を攻撃する免疫反応**のことである。

問43　正解　⑸

⑴　**誤り**

心筋は、「**横紋筋**」である。したがって、平滑筋は、心筋などの内臓に存在する筋肉という点が誤りである。

⑵　**誤り**

結論が誤りである。筋肉は、神経よりも**疲労しやすい**。

⑶　**誤り**

設問は、等尺性収縮ではなく、「**等張性収縮**」である。

⑷　**誤り**

筋線維の数は増えるという点が誤りである。強い力を必要とする運動を続けていると、**筋線維が太くなる**ことで、筋力が増強する。

⑸　**正しい**

問44　正解　⑸

⑴　**正しい**

睡眠は、レム睡眠とノンレム睡眠に分類されるが、**入眠直後**は、**ノンレム睡眠**が生じる。

⑵　**正しい**

休息や睡眠状態によって、**副交感神経**の活動が高まると、**心拍数は減少**し、胃腸などの**消化管の運動は亢進**する。

⑶ **正しい**

体内時計の周期を外界の24時間周期に適切に同調させることができないために生じる睡眠の障害を**概日リズム睡眠障害**という。

⑷ **正しい**

⑸ **誤り**

「脳下垂体から分泌されるセレクチン」という点が誤りである。正しくは、「**松果体から分泌されるメラトニン**」である。

【問題冊子ご利用時の注意】

「問題冊子」は、この**色紙を残したまま、ていねいに抜き取り**、ご利用ください。

- 抜き取り時のケガには、十分お気をつけください。
- 抜き取りの際の損傷についてのお取替えはご遠慮願います。

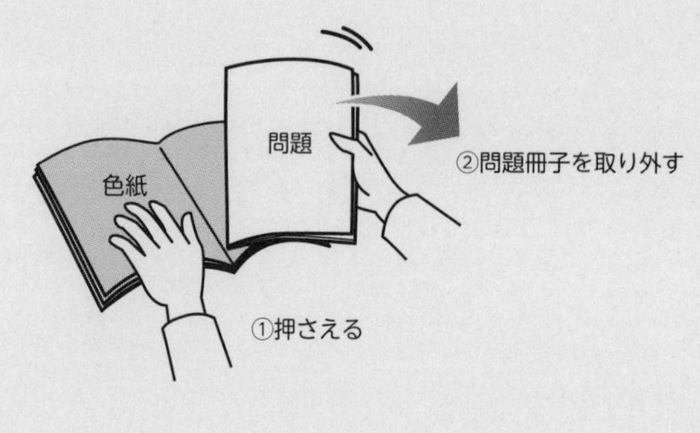

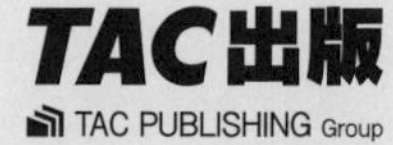

最後の総仕上げ！

第１種衛生管理者試験
2023年10月公表試験問題

- 制限時間は３時間で、問題は問１〜問44までです。
- 試験本番の予行演習として、時間を計って解いてみましょう。
- 解答用紙は、無料で何度もご利用いただける、ダウンロードサービスつきです。Cyber Book Storeの『解答用紙ダウンロードサービス』にアクセスしてください。

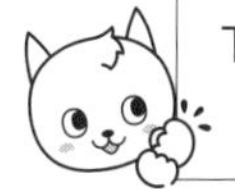

TAC出版の書籍販売サイト　Cyber Book Store
https://bookstore.tac-school.co.jp/

CONTENTS

解答用紙

※実際の本試験はマークシート形式で行われます

関係法令（有害業務に係るもの）										※4問以上
問1	問2	問3	問4	問5	問6	問7	問8	問9	問10	合計
										／10

労働衛生（有害業務に係るもの）										※4問以上
問11	問12	問13	問14	問15	問16	問17	問18	問19	問20	合計
										／10

関係法令（有害業務に係るもの以外のもの）							※3問以上
問21	問22	問23	問24	問25	問26	問27	合計
							／7

労働衛生（有害業務に係るもの以外のもの）							※3問以上
問28	問29	問30	問31	問32	問33	問34	合計
							／7

労働生理										※4問以上
問35	問36	問37	問38	問39	問40	問41	問42	問43	問44	合計
										／10

総合計	／44

目標　各科目**40**%以上、かつ、合計**60**%以上

キリトリ線

2023年10月公表試験問題

関係法令（有害業務に係るもの）

問1 **テーマ：安全衛生管理体制**（第3章**3**、**4**、第5章**1**） 解説 30ページ

常時400人の労働者を使用する製造業の事業場における衛生管理体制に関する(1)～(5)の記述のうち、法令上、誤っているものはどれか。

ただし、400人中には、屋内作業場において次の業務に常時従事する者が含まれているが、その他の有害業務はないものとし、衛生管理者及び産業医の選任の特例はないものとする。

深夜業を含む業務……………………………………200人
多量の高熱物体を取り扱う業務……………………50人
塩素を試験研究のため取り扱う作業を行う業務……30人

(1) 総括安全衛生管理者を選任しなければならない。
(2) 衛生管理者のうち少なくとも1人を専任の衛生管理者としなければならない。
(3) 衛生管理者は、全て第一種衛生管理者免許を有する者のうちから選任することができる。
(4) 産業医は、この事業場に専属でない者を選任することができる。
(5) 特定化学物質作業主任者を選任しなくてよい。

問2 **テーマ：特別教育**（第5章**2**） 解説 31ページ

次の業務に労働者を就かせるとき、法令に基づく安全又は衛生のための特別の教育を行わなければならないものはどれか。

(1) 赤外線又は紫外線にさらされる業務
(2) 有機溶剤等を用いて行う接着の業務
(3) 塩酸を用いて行う分析の業務
(4) エックス線回折装置を用いて行う分析の業務
(5) 廃棄物の焼却施設において焼却灰を取り扱う業務

問3 テーマ:作業主任者(第5章**1**) 解説 31ページ

次の免許のうち、労働安全衛生法令に定められていないものはどれか。

(1) 潜水士免許
(2) 高圧室内作業主任者免許
(3) エックス線作業主任者免許
(4) 石綿作業主任者免許
(5) ガンマ線透過写真撮影作業主任者免許

問4 テーマ:製造許可物質(第5章**4**) 解説 31ページ

次の特定化学物質を製造しようとするとき、労働安全衛生法に基づく厚生労働大臣の許可を必要としないものはどれか。

(1) アルファ-ナフチルアミン
(2) 塩素化ビフェニル(別名PCB)
(3) オルト-トリジン
(4) オルト-トルイジン
(5) ベンゾトリクロリド

問5 テーマ:粉じん障害防止規則(第5章**13**) 解説 31ページ

次のAからEの粉じん発生源について、法令上、特定粉じん発生源に該当するものの組合せは(1)〜(5)のうちどれか。

A 屋内において、耐火物を用いた炉を解体する箇所
B 屋内の、ガラスを製造する工程において、原料を溶解炉に投げ入れる箇所
C 屋内において、研磨材を用いて手持式動力工具により金属を研磨する箇所
D 屋内において、粉状の炭素製品を袋詰めする箇所
E 屋内において、固定の溶射機により金属を溶射する箇所

(1) A, B
(2) A, E
(3) B, C
(4) C, D
(5) D, E

問6 テーマ:有機溶剤中毒予防規則(第5章9) 解説 31ページ

有機溶剤等を取り扱う場合の措置について、有機溶剤中毒予防規則に違反しているものは次のうちどれか。

ただし、同規則に定める適用除外及び設備の特例はないものとする。

(1) 地下室の内部で第一種有機溶剤等を用いて作業を行わせるとき、その作業場所に局所排気装置を設け、有効に稼働させているが、作業者に送気マスクも有機ガス用防毒マスクも使用させていない。

(2) 屋内作業場で、第二種有機溶剤等が付着している物の乾燥の業務に労働者を従事させるとき、その作業場所に最大0.4m/sの制御風速を出し得る能力を有する側方吸引型外付け式フードの局所排気装置を設け、かつ、作業に従事する労働者に有機ガス用防毒マスクを使用させている。

(3) 屋内作業場に設けた空気清浄装置のない局所排気装置の排気口で、厚生労働大臣が定める濃度以上の有機溶剤を排出するものの高さを、屋根から1.5mとしている。

(4) 屋外作業場において有機溶剤含有物を用いて行う塗装の業務に常時従事する労働者に対し、1年以内ごとに1回、定期に、有機溶剤等健康診断を行っている。

(5) 有機溶剤等を入れてあった空容器で有機溶剤の蒸気が発散するおそれのあるものを、密閉して屋内の一定の場所に集積している。

問7 テーマ:電離放射線障害防止規則(第5章12) 解説 32ページ

管理区域内において放射線業務に従事する労働者の被ばく限度に関する次の文中の［　　］内に入れるAからDの語句又は数値の組合せとして、法令上、正しいものは(1)～(5)のうちどれか。

「男性又は妊娠する可能性がないと診断された女性が受ける実効線量の限度は、緊急作業に従事する場合を除き、［A］間につき［B］、かつ、［C］間につき［D］である。」

	A	B	C	D
(1)	1年	50mSv	1か月	5mSv
(2)	3年	100mSv	3か月	10mSv
(3)	3年	100mSv	1年	50mSv
(4)	5年	100mSv	1年	50mSv
(5)	5年	250mSv	1年	100mSv

問8 テーマ：労働安全衛生規則の衛生基準（第5章**8**）　解説 32ページ

労働安全衛生規則の衛生基準について、誤っているものは次のうちどれか。

(1) 炭酸ガス（二酸化炭素）濃度が0.15％を超える場所には、関係者以外の者が立ち入ることを禁止し、かつ、その旨を見やすい箇所に表示しなければならない。
(2) 強烈な騒音を発する屋内作業場においては、その伝ぱを防ぐため、隔壁を設ける等必要な措置を講じなければならない。
(3) 多筒抄紙機により紙を抄（す）く業務を行う屋内作業場については、6か月以内ごとに1回、定期に、等価騒音レベルを測定しなければならない。
(4) 著しく暑熱又は多湿の作業場においては、坑内等特殊な作業場でやむを得ない事由がある場合を除き、休憩の設備を作業場外に設けなければならない。
(5) 屋内作業場に多量の熱を放散する溶融炉があるときは、加熱された空気を直接屋外に排出し、又はその放射するふく射熱から労働者を保護する措置を講じなければならない。

問9 テーマ：作業環境測定（第5章**5**）　解説 33ページ

法令に基づき定期に行う作業環境測定とその測定頻度との組合せとして、誤っているものは次のうちどれか。

(1) 溶融ガラスからガラス製品を成型する業務を行う屋内作業場の気温、湿度及びふく射熱の測定 …… 半月以内ごとに1回
(2) 通気設備が設けられている坑内の作業場における通気量の測定 …… 半月以内ごとに1回
(3) 非密封の放射性物質を取り扱う作業室における空気中の放射性物質の濃度の測定 …… 1か月以内ごとに1回
(4) 鉛ライニングの業務を行う屋内作業場における空気中の鉛濃度の測定 …… 6か月以内ごとに1回
(5) 常時特定粉じん作業を行う屋内作業場における空気中の粉じん濃度の測定 …… 6か月以内ごとに1回

問10 テーマ：年少者・女性の保護（第3章**13**） 解説 33ページ

労働基準法に基づき、満18歳に満たない者を就かせてはならない業務に該当しないものは次のうちどれか。

⑴ さく岩機、鋲（びょう）打機等身体に著しい振動を与える機械器具を用いて行う業務
⑵ 著しく寒冷な場所における業務
⑶ 20kgの重量物を継続的に取り扱う業務
⑷ 超音波にさらされる業務
⑸ 強烈な騒音を発する場所における業務

労働衛生（有害業務に係るもの）

問11 テーマ：化学物質の状態（第4章**1**） 解説 33ページ

化学物質とその常温・常圧（25℃、1気圧）での空気中における状態との組合せとして、誤っているものは次のうちどれか。

ただし、ガスとは、常温・常圧で気体のものをいい、蒸気とは、常温・常圧で液体又は固体の物質が蒸気圧に応じて揮発又は昇華して気体となっているものをいうものとする。

(1) アクリロニトリル ……………………………………… ガス
(2) アセトン ……………………………………………… 蒸気
(3) アンモニア …………………………………………… ガス
(4) ホルムアルデヒド ……………………………………… ガス
(5) 硫酸ジメチル ………………………………………… 蒸気

問12 テーマ：作業環境における有害因子による健康障害（第4章4）　解説 33ページ

労働衛生対策を進めていくに当たっては、作業環境管理、作業管理及び健康管理が必要であるが、次のAからEの対策例について、作業管理に該当するものの組合せは(1)～(5)のうちどれか。

A　座位での情報機器作業における作業姿勢は、椅子に深く腰をかけて背もたれに背を十分あて、履き物の足裏全体が床に接した姿勢を基本とする。

B　有機溶剤業務を行う作業場所に設置した局所排気装置のフード付近の気流の風速を測定する。

C　放射線業務を行う作業場所において、外部放射線による実効線量を算定し、管理区域を設定する。

D　ずい道建設工事の掘削作業において、土石又は岩石を湿潤な状態に保つための設備を稼働する。

E　介護作業等腰部に著しい負担のかかる作業に従事する労働者に対し、腰痛予防体操を実施する。

(1)　A，B
(2)　A，C
(3)　B，C
(4)　C，D
(5)　D，E

問13 テーマ：化学物質等による危険性又は有害性の調査（第4章2）　解説 33ページ

化学物質等による疾病のリスクの低減措置について、法令に定められた措置以外の措置を検討する場合、優先度の最も高いものは次のうちどれか。

(1)　化学物質等に係る機械設備等の密閉化
(2)　化学物質等に係る機械設備等への局所排気装置の設置
(3)　化学反応のプロセス等の運転条件の変更
(4)　化学物質等の有害性に応じた有効な保護具の使用
(5)　作業手順の改善

問14 **テーマ：化学物質による健康被害**（第4章**3**） 解説 34ページ

化学物質による健康障害に関する次の記述のうち、正しいものはどれか。

(1) 一酸化炭素による中毒では、ヘモグロビン合成の障害による貧血、溶血などがみられる。
(2) 弗(ふっ)化水素による中毒では、脳神経細胞が侵され、幻覚、錯乱などの精神障害がみられる。
(3) シアン化水素による中毒では、細胞内の酸素の利用の障害による呼吸困難、けいれんなどがみられる。
(4) 塩化ビニルによる慢性中毒では、慢性気管支炎、歯牙酸蝕(しょく)症などがみられる。
(5) 塩素による中毒では、再生不良性貧血、溶血などの造血機能の障害がみられる。

問15 **テーマ：作業環境における有害因子による健康障害**（第4章**4**） 解説 34ページ

作業環境における騒音及びそれによる健康障害に関する次の記述のうち、誤っているものはどれか。

(1) 騒音レベルの測定は、通常、騒音計の周波数重み付け特性Aで行い、その大きさはdBで表す。
(2) 騒音性難聴は、初期には気付かないことが多く、また、不可逆的な難聴であるという特徴がある。
(3) 騒音は、自律神経系や内分泌系へも影響を与えるため、騒音ばく露により、交感神経の活動の亢(こう)進や副腎皮質ホルモンの分泌の増加が認められることがある。
(4) 騒音性難聴では、通常、会話音域より高い音域から聴力低下が始まる。
(5) 等価騒音レベルは、中心周波数500Hz、1,000Hz、2,000Hz及び4,000Hzの各オクターブバンドの騒音レベルの平均値で、変動する騒音に対する人間の生理・心理的反応とよく対応する。

問16 **テーマ：化学物質による健康被害**（第4章3） 解説 35ページ

金属などによる健康障害に関する次の記述のうち、誤っているものはどれか。

(1) ベリリウム中毒では、接触皮膚炎、肺炎などの症状がみられる。
(2) マンガン中毒では、歩行障害、発語障害、筋緊張亢(こう)進などの症状がみられる。
(3) クロム中毒では、低分子蛋(たん)白尿、歯への黄色の色素沈着、視野狭窄(さく)などの症状がみられる。
(4) カドミウム中毒では、上気道炎、肺炎、腎機能障害などがみられる。
(5) 金属水銀中毒では、感情不安定、幻覚などの精神障害、手指の震えなどの症状がみられる。

問17 **テーマ：レーザー光線** 解説 35ページ

レーザー光線に関する次の記述のうち、誤っているものはどれか。

(1) レーザー光線は、おおむね1nmから180nmまでの波長域にある。
(2) レーザー光線は、単一波長で位相のそろった人工光線である。
(3) レーザー光線の強い指向性や集束性を利用し、高密度のエネルギーを発生させることができる。
(4) 出力パワーが最も弱いクラス１又はクラス２のレーザー光線は、可視光のレーザーポインタとして使用されている。
(5) レーザー光線にさらされるおそれのある業務は、レーザー機器の出力パワーなどに基づくクラス分けに応じた労働衛生上の対策を講じる必要がある。

問18 **テーマ：作業環境における有害因子による健康障害**（第4章❹）　解説 36ページ

作業環境における有害要因による健康障害に関する次の記述のうち、正しいものはどれか。

(1) 潜水業務における減圧症は、浮上による減圧に伴い、血液中に溶け込んでいた酸素が気泡となり、血管を閉塞したり組織を圧迫することにより発生する。
(2) 熱けいれんは、高温環境下での労働において、皮膚の血管に血液がたまり、脳への血液の流れが少なくなることにより発生し、めまい、失神などの症状がみられる。
(3) 全身振動障害では、レイノー現象などの末梢（しょう）循環障害や手指のしびれ感などの末梢（しょう）神経障害がみられ、局所振動障害では、関節痛などの筋骨格系障害がみられる。
(4) 低体温症は、低温下の作業で全身が冷やされ、体の中心部の温度が35℃程度以下に低下した状態をいう。
(5) マイクロ波は、赤外線より波長が短い電磁波で、照射部位の組織を加熱する作用がある。

問19 **テーマ：局所排気装置**（第4章❻）　解説 37ページ

有害物質を発散する屋内作業場の作業環境改善に関する次の記述のうち、正しいものはどれか。

(1) 有害物質を取り扱う装置を構造上又は作業上の理由で完全に密閉できない場合は、装置内の圧力を外気圧より高くする。
(2) 局所排気装置を設置する場合は、給気量が不足すると排気効果が低下するので、排気量に見合った給気経路を確保する。
(3) 有害物質を発散する作業工程では、局所排気装置の設置を密閉化や自動化より優先して検討する。
(4) 局所排気装置を設ける場合、ダクトが細すぎると搬送速度が不足し、太すぎると圧力損失が増大することを考慮して、ダクト径を決める。
(5) 局所排気装置に設ける空気清浄装置は、一般に、ダクトに接続された排風機を通過した後の空気が通る位置に設置する。

問20 **テーマ：生物学的モニタリング**（第4章❽）　解説 37ページ

有害化学物質とその生物学的モニタリング指標として用いられる尿中の代謝物との組合せとして、正しいものは次のうちどれか。

(1) トルエン ……………………………… トリクロロ酢酸
(2) キシレン ……………………………… メチル馬尿酸
(3) スチレン ……………………………… 馬尿酸
(4) *N*,*N*-ジメチルホルムアミド ………… デルタ-アミノレブリン酸
(5) 鉛 ……………………………………… マンデル酸

関係法令（有害業務に係るもの以外のもの）

問21 **テーマ：産業医**（第3章**4**） 解説 37ページ

産業医に関する次の記述のうち、法令上、誤っているものはどれか。
ただし、産業医の選任の特例はないものとする。

⑴ 産業医を選任しなければならない事業場は、常時50人以上の労働者を使用する事業場である。

⑵ 常時使用する労働者数が2,000人を超える事業場では、産業医を2人以上選任しなければならない。

⑶ 重量物の取扱い等重激な業務に常時500人以上の労働者を従事させる事業場では、その事業場に専属の産業医を選任しなければならない。

⑷ 産業医が、事業者から、毎月1回以上、所定の情報の提供を受けている場合であって、事業者の同意を得ているときは、産業医の作業場等の巡視の頻度を、毎月1回以上から2か月に1回以上にすることができる。

⑸ 産業医は、労働者に対する衛生教育に関することであって、医学に関する専門的知識を必要とする事項について、総括安全衛生管理者に対して勧告することができる。

問22 テーマ：衛生委員会（第3章5） 解説 38ページ

衛生委員会に関する次の記述のうち、法令上、誤っているものはどれか。

(1) 衛生委員会の議長を除く委員の半数については、事業場に労働者の過半数で組織する労働組合がないときは、労働者の過半数を代表する者の推薦に基づき指名しなければならない。
(2) 衛生委員会の議長は、原則として、総括安全衛生管理者又は総括安全衛生管理者以外の者で事業場においてその事業の実施を統括管理するもの若しくはこれに準ずる者のうちから事業者が指名した委員がなるものとする。
(3) 事業場に専属ではないが、衛生管理者として選任している労働衛生コンサルタントを、衛生委員会の委員として指名することができる。
(4) 作業環境測定を外部の作業環境測定機関に委託して実施している場合、当該作業環境測定を実施している作業環境測定士を、衛生委員会の委員として指名することができる。
(5) 衛生委員会の付議事項には、長時間にわたる労働による労働者の健康障害の防止を図るための対策の樹立に関することが含まれる。

問23 テーマ：一般健康診断（第3章7） 解説 39ページ

労働安全衛生規則に基づく医師による健康診断に関する次の記述のうち、誤っているものはどれか。

(1) 雇入時の健康診断において、医師による健康診断を受けた後3か月を経過しない者が、その健康診断結果を証明する書面を提出したときは、その健康診断の項目に相当する項目を省略することができる。
(2) 雇入時の健康診断の項目のうち、聴力の検査は、1,000Hz及び4,000Hzの音について行わなければならない。
(3) 深夜業を含む業務に常時従事する労働者に対し、6か月以内ごとに1回、定期に、健康診断を行わなければならないが、胸部エックス線検査については、1年以内ごとに1回、定期に、行うことができる。
(4) 定期健康診断を受けた労働者に対し、健康診断を実施した日から3か月以内に、当該健康診断の結果を通知しなければならない。
(5) 定期健康診断の結果に基づき健康診断個人票を作成して、これを5年間保存しなければならない。

問24 テーマ：労働安全衛生規則の衛生基準、事務所衛生基準規則（第3章❾）

解説 39ページ

事業場の建築物、施設等に関する措置について、労働安全衛生規則の衛生基準に違反していないものは次のうちどれか。

(1) 常時男性35人、女性10人の労働者を使用している事業場で、労働者が臥床することのできる男女別々の休養室又は休養所を設けていない。
(2) 常時50人の労働者を就業させている屋内作業場の気積が、設備の占める容積及び床面から4mを超える高さにある空間を除き450m³となっている。
(3) 日常行う清掃のほか、毎年1回、12月下旬の平日を大掃除の日と決めて大掃除を行っている。
(4) 事業場に附属する食堂の床面積を、食事の際の1人について、0.5m²としている。
(5) 労働衛生上の有害業務を有しない事業場において、窓その他の開口部の直接外気に向かって開放することができる部分の面積が、常時床面積の25分の1である屋内作業場に、換気設備を設けていない。

問25 テーマ：面接指導等、心理的な負担の程度を把握するための検査等（ストレスチェック制度）（第3章❽）

解説 40ページ

労働安全衛生法に基づく労働者の心理的な負担の程度を把握するための検査（以下「ストレスチェック」という。）及びその結果等に応じて実施される医師による面接指導に関する次の記述のうち、法令上、正しいものはどれか。

(1) ストレスチェックを受ける労働者について解雇、昇進又は異動に関して直接の権限を持つ監督的地位にある者は、ストレスチェックの実施の事務に従事してはならない。
(2) 事業者は、ストレスチェックの結果が、衛生管理者及びストレスチェックを受けた労働者に通知されるようにしなければならない。
(3) 面接指導を行う医師として事業者が指名できる医師は、当該事業場の産業医に限られる。
(4) 面接指導の結果は、健康診断個人票に記載しなければならない。
(5) 事業者は、面接指導の結果に基づき、当該労働者の健康を保持するため必要な措置について、面接指導が行われた日から3か月以内に、医師の意見を聴かなければならない。

問26 **テーマ：年少者・女性の保護**（第3章**13**） 解説 41ページ

労働基準法に定める妊産婦等に関する次の記述のうち、法令上、誤っているものはどれか。

ただし、常時使用する労働者数が10人以上の規模の事業場の場合とし、管理監督者等とは、「監督又は管理の地位にある者等、労働時間、休憩及び休日に関する規定の適用除外者」をいうものとする。

(1) 時間外・休日労働に関する協定を締結し、これを所轄労働基準監督署長に届け出ている場合であっても、妊産婦が請求した場合には、管理監督者等の場合を除き、時間外・休日労働をさせてはならない。
(2) フレックスタイム制を採用している場合であっても、妊産婦が請求した場合には、管理監督者等の場合を除き、1週40時間、1日8時間を超えて労働させてはならない。
(3) 妊産婦が請求した場合には、深夜業をさせてはならない。
(4) 妊娠中の女性が請求した場合においては、他の軽易な業務に転換させなければならない。
(5) 原則として、産後8週間を経過しない女性を就業させてはならない。

問27 **テーマ：年次有給休暇**（第3章**12**） 解説 41ページ

週所定労働時間が25時間、週所定労働日数が4日である労働者であって、雇入れの日から起算して5年6か月継続勤務したものに対して、その後1年間に新たに与えなければならない年次有給休暇日数として、法令上、正しいものは次のうちどれか。

ただし、その労働者はその直前の1年間に全労働日の8割以上出勤したものとする。

(1) 12日
(2) 13日
(3) 14日
(4) 15日
(5) 16日

労働衛生（有害業務に係るもの以外のもの）

問28 **テーマ：一般健康診断**（第3章**7**）　解説 41ページ

健康診断における検査項目に関する次の記述のうち、誤っているものはどれか。

(1) HDLコレステロールは、善玉コレステロールとも呼ばれ、低値であることは動脈硬化の危険因子となる。

(2) γ-GTPは、正常な肝細胞に含まれている酵素で、肝細胞が障害を受けると血液中に流れ出し、特にアルコールの摂取で高値を示す特徴がある。

(3) ヘモグロビンA1cは、血液1μL中に含まれるヘモグロビンの数を表す値であり、貧血の有無を調べるために利用される。

(4) 尿素窒素（BUN）は、腎臓から排泄（せつ）される老廃物の一種で、腎臓の働きが低下すると尿中に排泄（せつ）されず、血液中の値が高くなる。

(5) 血清トリグリセライド（中性脂肪）は、食後に値が上昇する脂質で、内臓脂肪が蓄積している者において、空腹時にも高値が持続することは動脈硬化の危険因子となる。

問29 **テーマ：職場における受動喫煙防止対策**（第2章**10**）　解説 42ページ

厚生労働省の「職場における受動喫煙防止のためのガイドライン」に関する次のAからDの記述について、誤っているものの組合せは(1)～(5)のうちどれか。

A　第一種施設とは、多数の者が利用する施設のうち、学校、病院、国や地方公共団体の行政機関の庁舎等をいい、「原則敷地内禁煙」とされている。

B　一般の事務所や工場は、第二種施設に含まれ、「原則屋内禁煙」とされている。

C　第二種施設においては、特定の時間を禁煙とする時間分煙が認められている。

D　たばこの煙の流出を防止するための技術的基準に適合した喫煙専用室においては、食事はしてはならないが、飲料を飲むことは認められている。

(1) A，B
(2) A，C
(3) B，C
(4) B，D
(5) C，D

問30 テーマ：労働衛生管理に用いられる統計（第2章6）

解説 42ページ

労働衛生管理に用いられる統計に関する次の記述のうち、誤っているものはどれか。

(1) 生体から得られたある指標が正規分布である場合、そのばらつきの程度は、平均値や最頻値によって表される。
(2) 集団を比較する場合、調査の対象とした項目のデータの平均値が等しくても分散が異なっていれば、異なった特徴をもつ集団であると評価される。
(3) 健康管理統計において、ある時点での検査における有所見者の割合を有所見率といい、このようなデータを静態データという。
(4) 健康診断において、対象人数、受診者数などのデータを計数データといい、身長、体重などのデータを計量データという。
(5) ある事象と健康事象との間に、統計上、一方が多いと他方も多いというような相関関係が認められたとしても、それらの間に因果関係があるとは限らない。

問31 テーマ：腰痛予防対策（第2章7）

解説 43ページ

厚生労働省の「職場における腰痛予防対策指針」に基づき、腰部に著しい負担のかかる作業に常時従事する労働者に対して当該作業に配置する際に行う健康診断の項目として、適切でないものは次のうちどれか。

(1) 既往歴及び業務歴の調査
(2) 自覚症状の有無の検査
(3) 負荷心電図検査
(4) 神経学的検査
(5) 脊柱の検査

問32 テーマ：脳血管障害及び虚血性心疾患（第2章**15**） 解説 43ページ

脳血管障害及び虚血性心疾患に関する次の記述のうち、誤っているものはどれか。

(1) 虚血性の脳血管障害である脳梗塞は、脳血管自体の動脈硬化性病変による脳血栓症と、心臓や動脈壁の血栓が剥がれて脳血管を閉塞する脳塞栓症に分類される。
(2) くも膜下出血は、通常、脳動脈瘤（りゅう）が破れて数日後、激しい頭痛で発症する。
(3) 虚血性心疾患は、冠動脈による心筋への血液の供給が不足したり途絶えることにより起こる心筋障害である。
(4) 心筋梗塞では、突然激しい胸痛が起こり、「締め付けられるように痛い」、「胸が苦しい」などの症状が、1時間以上続くこともある。
(5) 運動負荷心電図検査は、虚血性心疾患の発見に有用である。

問33 テーマ：食中毒（第2章**5**） 解説 44ページ

食中毒に関する次の記述のうち、正しいものはどれか。

(1) 感染型食中毒は、食物に付着した細菌そのものの感染によって起こる食中毒で、サルモネラ菌によるものがある。
(2) 赤身魚などに含まれるヒスチジンが細菌により分解されて生成されるヒスタミンは、加熱調理によって分解する。
(3) エンテロトキシンは、フグ毒の主成分で、手足のしびれや呼吸麻痺（ひ）を起こす。
(4) カンピロバクターは、カビの産生する毒素で、腹痛や下痢を起こす。
(5) ボツリヌス菌は、缶詰や真空パックなど酸素のない密封食品中でも増殖するが、熱には弱く、60℃、10分間程度の加熱で殺菌することができる。

問34 テーマ：代謝（第1章**6**） 解説 44ページ

身長175cm、体重80kg、腹囲88cmの人のBMIに最も近い値は、次のうちどれか。

(1) 21
(2) 26
(3) 29
(4) 37
(5) 40

労働生理

問35 テーマ：血液（第1章1） 解説 45ページ

血液に関する次の記述のうち、誤っているものはどれか。

(1) 血液は、血漿成分と有形成分から成り、血漿成分は血液容積の約55％を占める。
(2) 血漿中の蛋白質のうち、アルブミンは血液の浸透圧の維持に関与している。
(3) 白血球のうち、好中球には、体内に侵入してきた細菌や異物を貪食する働きがある。
(4) 血小板のうち、リンパ球には、Ｂリンパ球、Ｔリンパ球などがあり、これらは免疫反応に関与している。
(5) 血液の凝固は、血漿中のフィブリノーゲンがフィブリンに変化し、赤血球などが絡みついて固まる現象である。

問36 テーマ：心臓の働きと血液の循環（第1章2） 解説 45ページ

心臓及び血液循環に関する次の記述のうち、誤っているものはどれか。

(1) 心拍数は、左心房に存在する洞結節からの電気刺激によってコントロールされている。
(2) 心臓の拍動による動脈圧の変動を末梢の動脈で触知したものを脈拍といい、一般に、手首の橈骨動脈で触知する。
(3) 心臓自体は、大動脈の起始部から出る冠動脈によって酸素や栄養分の供給を受けている。
(4) 肺循環により左心房に戻ってきた血液は、左心室を経て大動脈に入る。
(5) 大動脈を流れる血液は動脈血であるが、肺動脈を流れる血液は静脈血である。

問37 テーマ：呼吸（第1章3）　　解説 46ページ

呼吸に関する次の記述のうち、誤っているものはどれか。

(1) 呼吸運動は、横隔膜、肋(ろっ)間筋などの呼吸筋が収縮と弛(し)緩をすることにより行われる。
(2) 胸郭内容積が増し、その内圧が低くなるにつれ、鼻腔(くう)、気管などの気道を経て肺内へ流れ込む空気が吸気である。
(3) 肺胞内の空気と肺胞を取り巻く毛細血管中の血液との間で行われるガス交換は、外呼吸である。
(4) 血液中の二酸化炭素濃度が増加すると、呼吸中枢が刺激され、呼吸が速く深くなる。
(5) 呼吸のリズムをコントロールしているのは、間脳の視床下部である。

問38 テーマ：消化器系（第1章4）　　解説 46ページ

摂取した食物中の炭水化物（糖質）、脂質及び蛋(たん)白質を分解する消化酵素の組合せとして、正しいものは次のうちどれか。

	炭水化物（糖質）	脂質	蛋(たん)白質
(1)	マルターゼ	リパーゼ	トリプシン
(2)	トリプシン	アミラーゼ	ペプシン
(3)	ペプシン	マルターゼ	トリプシン
(4)	ペプシン	リパーゼ	マルターゼ
(5)	アミラーゼ	トリプシン	リパーゼ

問39 テーマ：肝臓（第1章5）　　解説 47ページ

肝臓の機能として、誤っているものは次のうちどれか。

(1) コレステロールを合成する。
(2) 尿素を合成する。
(3) ヘモグロビンを合成する。
(4) 胆汁を生成する。
(5) グリコーゲンを合成し、及び分解する。

問40 テーマ：代謝（第1章6）　解説 47ページ

代謝に関する次の記述のうち、正しいものはどれか。

(1) 代謝において、細胞に取り入れられた体脂肪、グリコーゲンなどが分解されてエネルギーを発生し、ATPが合成されることを同化という。
(2) 代謝において、体内に摂取された栄養素が、種々の化学反応によって、細胞を構成する蛋（たん）白質などの生体に必要な物質に合成されることを異化という。
(3) 基礎代謝量は、安静時における心臓の拍動、呼吸、体温保持などに必要な代謝量で、睡眠中の測定値で表される。
(4) エネルギー代謝率は、一定時間中に体内で消費された酸素と排出された二酸化炭素の容積比である。
(5) エネルギー代謝率は、動的筋作業の強度を表すことができるが、精神的作業や静的筋作業には適用できない。

問41 テーマ：筋肉（第1章10）　解説 47ページ

筋肉に関する次の記述のうち、正しいものはどれか。

(1) 横紋筋は、骨に付着して身体の運動の原動力となる筋肉で意志によって動かすことができるが、平滑筋は、心筋などの内臓に存在する筋肉で意志によって動かすことができない。
(2) 筋肉は神経からの刺激によって収縮するが、神経より疲労しにくい。
(3) 荷物を持ち上げたり、屈伸運動を行うときは、筋肉が長さを変えずに外力に抵抗して筋力を発生させる等尺性収縮が生じている。
(4) 強い力を必要とする運動を続けていると、筋肉を構成する個々の筋線維の太さは変わらないが、その数が増えることによって筋肉が太くなり筋力が増強する。
(5) 刺激に対して意識とは無関係に起こる定型的な反応を反射といい、四肢の皮膚に熱いものが触れたときなどに、その肢を体幹に近づけるような反射は屈曲反射と呼ばれる。

問42 **テーマ：感覚・感覚器**（第1章**12**）　解説 48ページ

耳とその機能に関する次の記述のうち、誤っているものはどれか。

(1) 騒音性難聴は、音を神経に伝達する内耳の聴覚器官の有毛細胞の変性によって起こる。

(2) 耳介で集められた音は、鼓膜を振動させ、その振動は耳小骨によって増幅され、内耳に伝えられる。

(3) 内耳は、前庭、半規管及び蝸（か）牛（うずまき管）の三つの部位からなり、前庭と半規管が平衡感覚、蝸（か）牛が聴覚をそれぞれ分担している。

(4) 前庭は、体の回転の方向や速度を感じ、半規管は、体の傾きの方向や大きさを感じる。

(5) 鼓室は、耳管によって咽頭に通じており、その内圧は外気圧と等しく保たれている。

問43 **テーマ：ストレス**（第1章**13**）　解説 48ページ

ストレスに関する次の記述のうち、誤っているものはどれか。

(1) 外部からの刺激であるストレッサーは、その形態や程度にかかわらず、自律神経系と内分泌系を介して、心身の活動を抑圧する。

(2) ストレスに伴う心身の反応には、ノルアドレナリン、アドレナリンなどのカテコールアミンや副腎皮質ホルモンが深く関与している。

(3) 昇進、転勤、配置替えなどがストレスの原因となることがある。

(4) 職場環境における騒音、気温、湿度、悪臭などがストレスの原因となることがある。

(5) ストレスにより、高血圧症、狭心症、十二指腸潰瘍などの疾患が生じることがある。

問44 **テーマ：内分泌系**（第1章7） 解説 49ページ

ヒトのホルモン、その内分泌器官及びそのはたらきの組合せとして、誤っているものは次のうちどれか。

	ホルモン	内分泌器官	はたらき
(1)	ガストリン	胃	胃酸分泌刺激
(2)	アルドステロン	副腎皮質	体液中の塩類バランスの調節
(3)	パラソルモン	副甲状腺	血中のカルシウム量の調節
(4)	コルチゾール	膵臓（すい）	血糖量の増加
(5)	副腎皮質刺激ホルモン	下垂体	副腎皮質の活性化

解答・解説

正解一覧

関係法令（有害業務に係るもの）									
問1	問2	問3	問4	問5	問6	問7	問8	問9	問10
(2)	(5)	(4)	(4)	(5)	(2)	(4)	(1)	(4)	(4)

労働衛生（有害業務に係るもの）									
問11	問12	問13	問14	問15	問16	問17	問18	問19	問20
(1)	(2)	(3)	(3)	(5)	(3)	(1)	(4)	(2)	(2)

関係法令（有害業務に係るもの以外のもの）						
問21	問22	問23	問24	問25	問26	問27
(2)	(4)	(4)	(1)	(1)	(2)	(2)

労働衛生（有害業務に係るもの以外のもの）						
問28	問29	問30	問31	問32	問33	問34
(3)	(5)	(1)	(3)	(2)	(1)	(2)

労働生理									
問35	問36	問37	問38	問39	問40	問41	問42	問43	問44
(4)	(1)	(5)	(1)	(3)	(5)	(5)	(4)	(1)	(4)

関係法令（有害業務に係るもの）

問1 正解 (2)

(1) **正しい**

常時使用する労働者数が**300人以上**の**製造業**の事業場では、**総括安全衛生管理者**を選任しなければならない。この事業場では400人の労働者を使用しておりこの要件に該当するので、正しい。

(2) **誤り**

専任の衛生管理者を選任すべき事業場は、「**常時500人を超える労働者を使用する事業場**で、**一定の有害業務に30人以上の労働者を従事させる場合**」である。設問では、労働者数が400人の事業場であるため、この要件に該当しない。したがって、専任の衛生管理者を選任する必要はない。なお、多量の高熱物体を取扱う業務は、一定の有害業務に該当する。

(3) **正しい**

第一種衛生管理者資格を有する者は、**すべての業種**に対応できる。したがって、製造業の事業場において、すべて第一種衛生管理者免許を有する者から専任できる。また、設問の事業場は、衛生管理者のうち1人を、衛生工学衛生管理者免許を有する者から専任しなければならない事業場には該当しない。

(4) **正しい**

次の①又は②に該当する事業場では、専属の産業医を選任しなければならない。設問の事業場はこの要件に該当しないため、事業場に専属でない者を産業医として選任することができる。

①常時**1,000人以上**の労働者を使用する事業場
②**一定の有害業務に常時500人以上**の労働者を従事させる事業場

(5) **正しい**

特定化学物質を製造又は取り扱う作業では、**特定化学物質作業主任者**の選任が必要であるが、**試験研究のために取り扱う場合は除かれる**。

問2　正解　⑸

「**廃棄物の焼却施設において焼却灰を取り扱う業務**」は、特別教育を行わなければならない。

問3　正解　⑷

石綿作業主任者は、**技能教習を修了**することにより取得できる資格であって、労働安全衛生法令に定める免許ではない。

問4　正解　⑷

「**オルト - トルイジン**」は、製造の際に厚生労働大臣の許可を必要とする**製造許可物質に該当しない**。なお、**オルト - トリジン**は、**製造許可物質に該当する**。物質の名称が似ているので、両者を比較学習してほしい。

問5　正解　⑸

選択肢**A**から**E**のうち、**特定粉じん発生源**に該当するのは、「**D　屋内において、粉状の炭素製品を袋詰めする箇所**」と、「**E　屋内において、固定の溶射機により金属を溶射する箇所**」である。したがって、⑸が正しい。

問6　正解　⑵

⑴　**違反していない**

作業者に送気マスクや有機ガス用防毒マスクを使用させなければならないのは、**密閉設備や局所排気装置、プッシュプル型換気装置を設けていない場合**である。設問のように、局所排気装置を設け、有効に稼働させている場合は、送気マスクや有機ガス用防毒マスクを使用させていなくても、規則に違反していない。

⑵　**違反している**

作業場所に設ける局所排気装置の制御風速が違反している。**外付け式フードの場合**は側方吸引型で**0.5m/s の制御風速**を出しうる能力を有するものでなければならない。0.4m/s の制御風速では基準を満たさない。

⑶　**違反していない**

空気清浄装置を設けていない屋内作業場に設けた**局所排気装置の排気口の高さ**は、**屋根から1.5m 以上**としなければならない。設問の局所排気装置の排気口の高さはこの基準を満たすので、規則に違反していない。

⑷ **違反していない**

屋外作業場における有機溶剤業務については、有機溶剤等健康診断の実施は義務づけられていないため、規則に違反していない。有機溶剤等健康診断の対象は、**屋内作業場等（第３種有機溶剤等にあっては、タンク等の内部に限る。）**における有機溶剤業務である。

⑸ **違反していない**

問7 正解 ⑷

電離放射線障害防止規則に基づく管理区域内において放射線業務に従事する労働者の被ばく限度については、男性又は妊娠する可能性がないと診断された女性が受ける実効線量の限度は、緊急作業に従事する場合を除き、A5年 間につき B100mSv 、かつ、C1年 間につき D50mSv である。したがって、⑷が正しい。

問8 正解 ⑴

⑴ **誤り**

炭酸ガスの濃度が誤りである。立入禁止等の対象となるのは、炭酸ガス濃度が「**1.5％を超える場所**」である。「0.15％を超える場所」ではない。

⑵ **正しい**

⑶ **正しい**

「**多筒抄紙機により紙を抄（す）く業務を行う屋内作業場**」は、騒音の測定の対象となる著しい騒音を発する屋内作業場に該当する。したがって、**6か月以内ごとに1回**、定期に、**等価騒音レベルを測定**しなければならない。

⑷ **正しい**

著しく暑熱、寒冷又は**多湿の作業場**、有害なガス、蒸気又は粉じんを発する作業場など有害な作業場においては、坑内等特殊な作業場でやむを得ない事由がある場合を除き、休憩の設備を作業場外に設けなければならない。

⑸ **正しい**

問9 正解 (4)

「鉛ライニングの業務を行う屋内作業場における空気中の鉛濃度の測定」は、法令上、**「1年以内ごとに1回」**、作業環境測定の実施が義務づけられている。したがって**(4)**の組合せが誤りである。

問10 正解 (4)

「超音波にさらされる業務」は、満18歳に満たない者を就かせてはならない業務に該当しない。

労働衛生（有害業務に係るもの）

問11 正解 (1)

アクリロニトリルは、常温・常圧の状態で、**蒸気**として存在する。

問12 正解 (2)

選択肢**A**から**E**のうち、作業管理にあたるものは、「**A　座位での情報機器作業における作業姿勢は、椅子に深く腰をかけて背もたれに背を十分あて、履き物の足裏全体が床に接した姿勢を基本とする。**」と「**C 放射線業務を行う作業場所において、外部放射線による実効線量を算定し、管理区域を設定する。**」である。したがって、**A**と**C**の組合せである**(2)**が正しい。

問13 正解 (3)

化学物質等による疾病のリスク低減措置を検討する場合の対策は、次の優先順位で行う。

> **①化学反応のプロセス等の運転条件の変更**
> ②化学物質等に係る機械設備等の密閉化、化学物質等に係る機械設備等への局所排気装置の設置
> ③作業手順の改善
> ④化学物質等の有害性に応じた有効な保護具の使用

上記より、優先順位の最も高いものは、**(3)化学反応のプロセス等の運転条件の変更**である。

問14 正解 (3)

(1) 誤り

ヘモグロビン合成の障害による貧血、溶血ではない。血液中の**ヘモグロビンと一酸化炭素が強く結合**し、**体内組織が**酸素欠乏状態**を起こす**ことにより、**一酸化炭素中毒**が発生する。

(2) 誤り

弗化水素による（慢性）中毒では、**骨の硬化**、**斑状歯**、**歯牙酸蝕症**などの症状がみられる。

(3) 正しい

シアン化水素は、細胞内の呼吸酵素と結合して組織内の酸素欠乏症を引き起こす。その症状は、**呼吸困難**や**けいれん**などである

(4) 誤り

慢性気管支炎、歯牙酸蝕症ではない。**塩化ビニルによる慢性中毒**では、**肝血管肉腫**の症状がみられる。

(5) 誤り

塩素による中毒では、低濃度の場合は**粘膜刺激症状**が、高濃度の場合は**気管支炎**や**肺水腫**などがみられる。

問15 正解 (5)

(1) 正しい

騒音レベルの測定は、聴覚の特性を補正している**特性A**で行う。また、音の大きさは、**dB**で表す。

(2)(4) 正しい

騒音性難聴には、次の特徴がある。

> ① **初期には気づかないことが多い。**
> ② 通常、会話音域よりも**高い音域から聴力低下が始まる。**
> ③ **不可逆的な難聴である。**

⑶ **正しい**

騒音下では、精神的疲労が生じたり、自律神経系や内分泌系にも影響を与える。騒音にばく露されたことにより、**交感神経の活動が亢進**され、内分泌腺の働きが活発になり、**副腎皮質ホルモンの分泌の増加**が認められることがある。

⑸ **誤り**

等価騒音レベルは、**ある時間範囲（単位時間）について変動する騒音レベルをエネルギー的な平均値として表した量**である。

問16 正解 ⑶

⑴ **正しい**

ベリリウムは、急性中毒では、**接触皮膚炎**、**肺炎**などの症状がみられ、急性中毒では、**ベリリウム肺**が発生する。

⑵ **正しい**

マンガン中毒では、**歩行障害**、**発語障害**、**筋緊張亢進**（身体のこわばり）などの症状がみられる。

⑶ **誤り**

クロム中毒では、**皮膚の潰瘍**、**鼻の粘膜の潰瘍**、**鼻中隔穿孔**などの症状がみられる。

⑷ **正しい**

カドミウム中毒では、**上気道炎**、**肺炎**、**腎機能障害**などがみられる。

⑸ **正しい**

金属水銀中毒では、**感情不安定**、**幻覚などの精神障害**や**手指の震え**などの症状がみられる。

問17 正解 ⑴

⑴ **誤り**

レーザー光線は、可視光線よりも広領域で、**180nmから1mmの波長の電磁波**である。

⑵　**正しい**

レーザー光線は、**単一波長の人工光線**であり、波長に応じた色がある。

⑶　**正しい**

レーザー光線は、**指向性**（電波などの強さが、方向によって異なる性質のこと）や**集束性**（まとまって集まりがつきやすいこと）**が強く、高密度のエネルギーを発生させる**という特徴がある。

⑷　**正しい**

レーザー光線は、そのパワーによりクラスが分類されており、出力パワーが**最も弱いクラス１又はクラス２のレーザー光線**は、**可視光のレーザーポインタとして使用**されている。また、出力パワーが最も強いクラス４のレーザー光線は、金属の溶断に使用されている。

⑸　**正しい**

問18　正解　⑷

⑴　**誤り**

「酸素」ではなく「**窒素**」である。**減圧症**は、血液中に溶け込んでいた**窒素**が気泡となり、血管を閉塞したり組織を圧迫することにより発生する。

⑵　**誤り**

設問は、熱失神の症状である。**熱痙攣**（けいれん）は、高温（暑熱）環境下で多量に発汗したとき、水分だけが補給されて、**血液中の塩分濃度が低下することにより、筋肉痙攣がみられる症状**である。

⑶　**誤り**

問題文の前半が誤りである。**レイノー現象**などの**末梢循環障害**や、手指のしびれ感などの**末梢神経障害**は、「全身振動障害」ではなく「**局所振動障害**」である。なお、関節痛などの筋骨格系障害が**局所振動障害**であるという点は、正しい。

⑷　**正しい**

低体温症は、体の中心部の温度が**35℃程度以下**に低下した状態をいい、**意識消失**や**筋の硬直**などの症状がみられる。

⑸　**誤り**

マイクロ波は、赤外線よりも**波長が「長い」**電磁波である。

問19　正解　⑵

⑴　**誤り**

有害物質を取り扱う装置を構造上又は作業上の理由で完全に密閉できない場合は、**装置内の圧力を外気圧よりも**「高く」するのではなく、「**低く**」するのである。

⑵　**正しい**

⑶　**誤り**

優先順位が逆である。有害物質を発散する作業工程では、**設備の構造上又は作業上の理由で完全に密閉できない場合に、局所排気装置を設置**する。

⑷　**誤り**

局所排気装置を設ける場合、**ダクトが細すぎると「圧力損失が増大」**し、**太すぎると「搬送速度が不足」**することを考慮して、ダクト径を決める。

⑸　**誤り**

空気清浄装置は、**排風機を通過する「前」の位置**に設置する。

問20　正解　⑵

キシレンの生物学的モニタリング指標は、**尿中メチル馬尿酸**である。したがって、⑵が正しい。

関係法令（有害業務に係るもの以外のもの）

問21　正解　⑵

⑴　**正しい**

産業医は、**全業種**、**常時50人以上の労働者を使用する事業場**において、選任義務がある。

⑵　**誤り**

産業医は、**常時使用する労働者数が3,000人を超える事業場**において、2人以上選任しなければならない。

⑶　**正しい**

「**一定の有害業務に常時500人以上の労働者を使用する事業場**」においては**専属の産業医**を選任する必要があり、この一定の有害業務に「**重量物の取扱い等重激な業務**」**は該当**する。したがって、専属の産業医の選任が必要である。

⑷　**正しい**

なお、所定の情報とは、次の情報をいう。

①　衛生管理者が行う巡視の結果 ②　労働者の健康障害を防止し、又は労働者の健康を保持するために必要な情報であって、衛生委員会又は安全衛生委員会における調査審議を経て事業者が産業医に提供することとしたもの

⑸　**正しい**

なお、**産業医**は、労働者の健康を確保するため必要があると認めたときは、**事業者**に対し、労働者の健康管理等について**必要な勧告**をすることができる。比較して押さえておこう。

問22　正解　⑷

⑴　**正しい**

衛生委員会の議長を除く委員の半数（労働者側の委員）は、労働者の過半数で組織する労働組合がない場合は、**労働者の過半数を代表する者の推薦に基づき、事業者が指名**しなければならない。

⑵　**正しい**

衛生委員会の議長は、**総括安全衛生管理者**又は**総括安全衛生管理者以外の者で当該事業場においてその事業の実施を統括管理する者**や**これに準ずる者**のうちから指名しなければならない。

⑶　**正しい**

事業場に専属でないが、衛生管理者として選任している労働衛生コンサルタントを、衛生委員会の委員として指名することができる。

(4) **誤り**

衛生委員会の委員として指名することができるのは、**その事業場の労働者で、作業環境測定を実施している者**である。外部の作業環境測定機関の作業環境測定士を、衛生委員会の委員として指名することはできない。

(5) **正しい**

設問の他、**労働者の精神的健康の保持増進を図るための対策の樹立に関すること**も、衛生委員会の付議事項に含まれる。

問23 正解 (4)

(1) **正しい**

雇入時の健康診断は、法律で定められた一定の検査項目をすべて受診する必要があるが、**医師による健康診断を受けた後3か月を経過しない者**を雇い入れる場合において、その健康診断の結果を証明する書面の提出があったときは、**その健康診断の項目に相当する項目は省略**することができる。

(2) **正しい**

雇入時の聴力の検査は、**労働者の年齢にかかわらず**、1,000Hzと4,000Hzの音について行わなければならない。

(3) **正しい**

特定業務従事者の健康診断の対象となる事業に、**深夜業が含まれる**点に注意が必要である。

(4) **誤り**

健康診断の結果の通知は、健康診断を実施した日から3か月以内ではなく、「**遅滞なく**」しなければならない。

(5) **正しい**

健康診断個人票の保存期間は、**5年間**である。

問24 正解 (1)

(1) **違反していない**

設問の事業場は、**労働者数が常時50人以上**でなく、また、**女性労働者数が30**

人以上でないため、労働者が臥床することのできる休養室又は休養所を男性用と女性用に区別して設ける必要はない。

⑵ **違反している**

設問の場合は、屋内作業場の気積を「**500㎥以上**」としなければならない。

⑶ **違反している**

大掃除は、「**6か月以内ごとに1回**」、定期に統一的に行わなければならない。

⑷ **違反している**

事業場に附属する食堂の床面積は、食事の際の1人について、「**1㎡以上**」となるようにしなければならない。

⑸ **違反している**

設問の事業場においては、窓その他の開口部の直接外気に向かって開放することができる部分の面積が、常時床面積の「**20分の1以上**」になるようにしなければならない。25分の1では基準を満たせない。

問25 正解 ⑴

⑴ **正しい**

⑵ **誤り**

ストレスチェックの結果は、**衛生管理者に通知する必要はない**。

⑶ **誤り**

面接指導を行う医師として事業場の産業医を指名するという規定はない。したがって、事業者は、事業場の産業医以外の医師を、面接指導を行う医師として指名することもできる。

⑷ **誤り**

健康診断個人票に記載しなければならないという点が誤りである。

事業者は、面接指導の結果の記録を作成しなければならないが、**健康診断個人票に記録するという規定はない**。

⑸　**誤り**

面接指導の結果に基づく医師の意見聴取は、「面接指導が行われた日から３か月以内」ではなく「**遅滞なく**」行わなければならない。

問26　正解　⑵

⑴　**正しい**

なお、**管理監督者等である妊産婦**は、この規定の**対象から除かれる。**

⑵　**誤り**

フレックスタイム制は、始業及び終業の時刻を労働者自身で決定することができるため、設問のような**妊産婦に対する保護規定は設けられていない**。

⑶　**正しい**

なお、**管理監督者等である妊産婦**であっても、この規定は**対象に含まれる。**

⑷　**正しい**

なお、**管理監督者等である妊婦**も、この規定の**対象に含まれる**。

⑸　**正しい**

使用者は、原則として**産後８週間を経過しない女性**を就業させてはならない。ただし、**産後６週間を経過した女性が請求した場合**において、**医師が支障がないと認めた業務に就かせること**は差支えない。

問27　正解　⑵

週所定労働時間が25時間で、週所定労働日数が４日である労働者が、雇入れの日から起算して５年６か月継続勤務し、直前の１年間に全労働日の８割以上出勤した場合には、法令上、「**13日**」の年次有給休暇を与えなければならない。

労働衛生（有害業務に係るもの以外のもの）

問28　正解　⑶

⑴　**正しい**

HDLコレステロールは、善玉コレステロールともよばれ、**低値**であることは**動脈硬化の危険因子**となる。

⑵　**正しい**

⑶　**誤り**

ヘモグロビンA1cは、**ヘモグロビンに糖が結合した糖化ヘモグロビンの１つ**で、**糖尿病の過去１～２か月のコントロール状態の評価を行う**ために用いられる。

⑷　**正しい**

尿素窒素（BUN）は、腎臓から排泄（せつ）される老廃物の一種である。**血液中の値が高くなる**と、**腎臓の働きが低下する**と考えられる。

⑸　**正しい**

血清トリグリセライド（中性脂肪）は、食後に異常な高値となることや**空腹時にも高値が持続すること**が**動脈硬化の危険因子**となる。

問29　正解　⑸

選択肢**A**から**D**のうち、記述が誤っているのは、CとDである。したがって、誤っているものの組合せは**⑸**である。

Cは、**第二種施設**においては、特定の時間を分煙とする**時間分煙が認められていない**、Dは、**喫煙専用室**では、**飲食をすることが認められていない**。

問30　正解　⑴

⑴　**誤り**

データのばらつきの程度は、「**分散や標準偏差**」によって表される。「平均値及び最頻値」によって表されるのではない。

⑵　**正しい**

集団を比較する場合、平均値が異なれば、異なった特徴をもつ集団と評価されるが、平均値が等しくても分散が異なっていれば、異なった特徴をもつ集団と評価される。

⑶　**正しい**

有所見率のような「**ある時点**」の集団に関するデータを**静態データ**という。また、**発生率**のような「**一定期間**」の集団に関するデータを**動態データ**という。両者は意味の異なる指標のため、明確に区別して用いる必要がある。

⑷ **正しい**

計数データは、対象人数や受診者数など**個数を数えられる要素のデータ**をいう。また、**計量データ**は、身長、体重など**各要素の量に関するデータ**をいう。

⑸ **正しい**

ある事象と健康事象との間に、統計上、一方が多いと他方も多いというような相関関係が認められても、それらの間に因果関係がないこともある。

問31 正解 ⑶

「職場における腰痛予防対策指針」に基づき、腰部に著しい負担のかかる作業に常時従事する労働者に対して作業配置の際に行う健康診断項目に、**「負荷心電図検査」は該当しない**。なお、健康診断項目は、次のとおりである。

- 既往歴及び業務歴の調査
- 自覚症状の有無の検査
- 脊柱の検査
- 神経学的検査
- 脊柱の検査
- 画像診断と運動機能テスト等（医師が必要と認める者のみ実施）

問32 正解 ⑵

⑴ **正しい**

脳梗塞は、脳血栓症と脳塞栓症に分類される。**脳血栓症**は、**脳血管自体の動脈硬化性病変によるもの**であり、**脳塞栓症**は、**心臓や動脈壁の血栓が剥がれて脳血管を閉塞するもの**である。

⑵ **誤り**

脳動脈瘤(りゅう)が破れて数日後に発症するのではない。**くも膜下出血**は、脳動脈瘤(りゅう)が突然破れてくも膜下腔に出血し脳を圧迫する病気で、**突然の頭痛で発症**する。

⑶ **正しい**

虚血性心疾患は、**冠動脈**による心筋への血液の供給が不足したり、途絶えることにより起こる心筋障害である。

⑷ **正しい**

心筋梗塞は、狭心症と同じように突然激しい胸痛が起こるが、**その発作時間は長く**、1時間以上続くこともある。

⑸ **正しい**

運動負荷心電図検査は、運動をして心臓に負荷をかけたときの心電図変化をみる検査で、**虚血性心疾患の発見に有用**である。

問33 正解 ⑴

⑴ **正しい**

感染型食中毒には、**サルモネラ菌**による食中毒がある。

⑵ **誤り**

ヒスタミンは、**加熱調理によって分解されない**。

⑶ **誤り**

エンテロトキシンは、**黄色ブドウ球菌の毒素**である。**フグ毒**の主成分は、**テトロドトキシン**である。両者を比較して覚えよう。

⑷ **誤り**

カンピロバクターは、**感染型の食中毒**であって、鳥や牛などの腸に住み、食品や飲料水を通して感染する。毒素型の食中毒ではない。

⑸ **誤り**

ボツリヌス菌の芽胞は**熱に強く**、設問にあるように60℃、10分間程度の加熱で殺菌することはできない。ボツリヌス菌の芽胞を死滅させるためには、120℃で4分間以上、又は100℃で6時間以上の加熱をする必要があるとされている。

問34 正解 ⑵

BMIの値は、次の計算式から算出される。

BMI＝体重(kg)÷身長(m)^2
＝80÷(1.75×1.75)
＝26.122449　≒26

したがって、**⑵26**が最も近い値となる。

労働生理

問35 正解 (4)

(1) **正しい**

血液の成分は、**血漿（液体成分）**と**血球（有形成分）**からなっている。血液の容積のうち**血漿**が約**55%**を、血球が約45%を占めている。

(2) **正しい**

血漿の蛋白質には、**アルブミン**、**グロブリン**、**フィブリノーゲン**が含まれている。このうち、**アルブミン**は**血液の浸透圧の維持**に関与している。

(3) **正しい**

好中球は、**白血球**の一部である。体内に侵入してきた細菌や異物を貪食する働きがある。

(4) **誤り**

「血小板」という点が誤りである。**リンパ球**は、「**白血球**」の一部である。

(5) **正しい**

血漿中の蛋白質である**フィブリノーゲン**は、**血液の凝固**に関与している。**フィブリノーゲンがフィブリンに変化**することで血液を凝固させる。

問36 正解 (1)

(1) **誤り**

心拍数は、「**右心房**」に存在する**洞結節（洞房結節）**からの電気刺激によってコントロールされている。

(2) **正しい**

脈拍とは、心臓の拍動による動脈圧の変動を末梢の動脈で触知したものであり、一般に、手首の**橈骨動脈で触知**する。

(3) **正しい**

冠動脈は、大動脈の起始部から分枝している**心臓に酸素と栄養を供給する血管**である。

⑷　**正しい**

肺循環により**左心房**に戻ってきた血液は、**左心室を経て大動脈**に入り、大静脈を経て右心房に戻る。この血液の循環を、**体循環**という。

⑸　**正しい**

大動脈を流れる血液は、酸素を多く含む**動脈血**であり、**肺動脈**を流れる血液は、二酸化炭素を多く含む**静脈血**である。

問37　正解　⑸

⑴ **正しい**

呼吸運動は、**横隔膜や肋間筋などの呼吸筋の協調運動**によって行われる。

⑵　**正しい**

吸気は息を吸うことである。吸気によって、肋間筋や横隔膜が下がり、胸郭内容積が増し、内圧が低くなるため、鼻腔や、気管などの気道を経て肺内に空気が流れ込む。

⑶　**正しい**

外呼吸とは、**肺胞内の空気**と肺胞を取り巻く毛細血管中の血液との間で行われるガス交換である。また、**内呼吸（組織呼吸）**は、**各組織細胞**と全身の毛細血管中の血液との間で行われる酸素と二酸化炭素のガス交換のことである。

⑷　**正しい**

血液中の二酸化炭素濃度が増加することにより呼吸中枢が刺激され、呼吸が速く深くなる。

⑸　**誤り**

呼吸のリズムをコントロールしているのは、間脳の視床下部ではなく、「**脳幹の最下部にある延髄**」である。

問38　正解　⑴

炭水化物（糖質）の消化酵素は「**マルターゼ**」、**脂質**の消化酵素は「**リパーゼ**」、**蛋白質**の消化酵素は「**トリプシン**」である。したがって、消化酵素の組合せとして正しいものは⑴である。

なお、マルターゼは小腸で分解される消化酵素であり、唾液中の消化酵素アミラーゼによって分解された糖を、更に細かくブドウ糖に分解する。

問39 正解 ⑶

肝臓には、**ヘモグロビンを合成する機能**はない。したがって、⑶が誤っている。

問40 正解 ⑸

⑴⑵ 誤り

同化と異化の定義が逆である。細胞に取り入れられた体脂肪やグリコーゲンなどが分解されて**エネルギーを発生**する過程を「**異化**」という。一方、体内に摂取された栄養素が、種々の化学反応によって、細胞を構成する蛋白質などの**生体に必要な物質に合成**されることを「**同化**」という。

⑶ 誤り

基礎代謝量は、睡眠中ではなく、「**覚醒時**」の測定値で表される。

⑷ 誤り

エネルギー代謝率は、**作業中の総消費エネルギー量から安静時消費エネルギー量を引き、基礎代謝量で割った値**である。

⑸ 正しい

問41 正解 ⑸

⑴ 誤り

心筋は、「**横紋筋**」である、したがって、平滑筋は、心筋などの内臓に存在する筋肉という点が誤りである。

⑵ 誤り

結論が誤りである。**筋肉**は、神経よりも**疲労しやすい**。

⑶ 誤り

設問は、等尺性収縮ではなく、「**等張性収縮**」である。

⑷　**誤り**

筋繊維の数は増えるという点が誤りである。強い力を必要とする運動を続けていると、**筋繊維が太く**なることで、筋力が増強する。

⑸　**正しい**

問42　正解　⑷

⑴　**正しい**

騒音性難聴は、音を神経に伝達する**内耳の聴覚器官である蝸牛の有毛細胞の変性**によって起こる。

⑵　**正しい**

耳介で集められた空気の振動は、鼓膜を振動させ、耳小骨によって増幅され、内耳の**蝸牛**に伝えられる。また、蝸牛の有毛細胞が蝸牛神経に接触し大脳へ伝えることによって、音として認識される。

⑶　**正しい**

内耳は蝸牛、半規管、前庭からそれぞれ構成されている。**蝸牛**が**聴覚**を、**前庭**と**半規管**が**平衡感覚**を保つ役割を持っている。

⑷　**誤り**

半規管と前庭の役割が逆である。**半規管**は、**体の回転の方向や速度**を感じ、**前庭**は、**体の傾きの方向や大きさ**を感じる。

⑸　**正しい**

鼓室は、鼓膜の内側にある小さな空洞で耳管によって咽頭に通じている。**耳管**は、鼓室の内圧を外気圧と等しく保つはたらきをしている。

問43　正解　⑴

⑴　**誤り**

ストレッサーは、その強弱や質に応じて、自律神経系と内分泌系を介して、**心身の活動を亢(こう)進したり抑圧したりする**。

⑵　**正しい**

ストレッサー（外部からの刺激）により、自律神経系の交感神経が働き、副腎髄質から**ノルアドレナリン、アドレナリン**などの**カテコールアミンの分泌が亢進**され、内分泌系からは、コルチゾールなどの**副腎皮質ホルモンの分泌が亢進**される。

⑶⑷　**正しい**

昇進や**昇格**、**転勤**、**配置替え**等や、職場環境における**騒音**、**気温**、**湿度**、**悪臭**等がストレスの原因となることがある。

⑸　**正しい**

問44　正解　⑷

コルチゾールは、**副腎皮質**から分泌されるホルモンで、ストレスを受けると分泌が亢進し、**血糖量を増加**させるはたらきがある。したがって、誤りの組合せは、**⑷**である。